实用
颈肩痛
骨伤科
治疗学

主编 贾育松

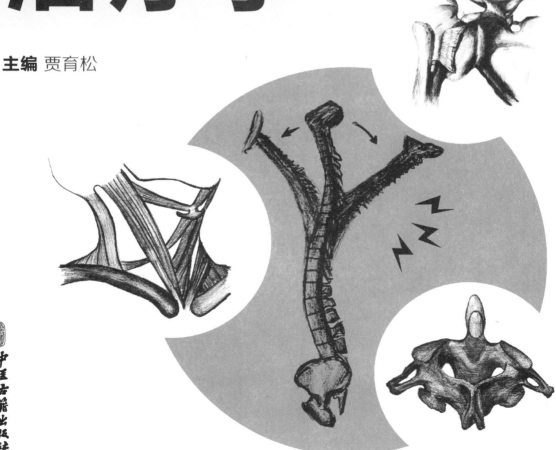

中医古籍出版社

Publishing House of Ancient Chinese Medical Books

图书在版编目（CIP）数据

实用颈肩痛骨伤科治疗学 / 贾育松主编 .—北京：中医古籍出版社，2022.9
ISBN 978-7-5152-1822-9

Ⅰ．①实…　Ⅱ．①贾…　Ⅲ．①颈肩痛—中医伤科学　Ⅳ．① R274.915

中国版本图书馆 CIP 数据核字（2021）第 247522 号

实用颈肩痛骨伤科治疗学

主编　贾育松

策划编辑　郑　蓉
责任编辑　李美玲
封面设计　蔡　慧
绘　　图　刘美晨　杜　渐
摄　　影　谭建盛
出版发行　中医古籍出版社
社　　址　北京市东城区东直门内南小街 16 号（100700）
电　　话　010-64089446（总编室）010-64002949（发行部）
网　　址　www.zhongyiguji.com.cn
印　　刷　廊坊市鸿煊印刷有限公司
开　　本　787mm×1092mm　1/16
印　　张　18.75
字　　数　389 千字
版　　次　2022 年 9 月第 1 版　2022 年 9 月第 1 次印刷
书　　号　ISBN 978-7-5152-1822-9
定　　价　78.00 元

编 委 会

前　言

颈肩痛是骨伤科常见的疾病，其所包含的病种较多，临床上多以疼痛为主诉，主要有颈椎病、肩关节周围炎等，直接影响人们的日常工作并导致生活质量的下降。随着手机、电脑等电子产品的广泛应用，越来越多的人承受颈肩痛疾病的折磨，并且本病呈现大众化和年轻化的趋势。中西医结合治疗颈肩痛疾病方法多样，既能发挥中医与西医各自的优势，又能保证保守治疗与手术治疗的疗效贯穿疾病治疗的全过程，使中西医结合治疗可以发挥更好的治疗效果。

本书系统地介绍了颈肩痛疾病的基础知识与治疗方法。全书分为总论与各论两部分，总论部分侧重于颈肩痛疾病的基础知识与治疗方法的共同之处，各论侧重于具体疾病的诊疗方法。以总论为经、各论为纬，将颈肩痛疾病的诊疗方法介绍给大家。通过本书，初学者可系统地学习颈肩痛疾病知识，高年资的医师可直接参考疾病的治疗方案，对临床治疗帮助良多。

本书的编写工作是在科里医生的临床实践经验与硕士生、博士生查阅最新的医学文献资料的基础上，由我指导完成的。在编写过程中尚存在不足和纰漏之处，望各位同仁予以批评指正。所用文字资料，均来自国内外期刊或书籍公开发表的文献，谨向文献作者致以衷心的感谢。

清华大学中西医结合医院　贾育松教授

2022 年 6 月

目 录

总 论

各　论

第一章 颈部解剖及体表触诊

第一节 颈部功能解剖

脊柱由全部椎骨、骶骨和尾骨以及它们之间的骨连接构成，形成头颅的支柱、躯干的中轴，并参与胸腔、腹腔及盆腔后壁的构成。各椎骨的椎孔连接起来（椎体之间、椎弓之间分别借软骨和韧带封闭）则构成椎管，容纳脊髓及其被膜。

成年人脊柱长度约 70 cm，女性及老年人稍短。脊柱的长度可因姿势不同而略有差异。由于站立时椎间盘受压缩可变薄，所以长期卧床者与长期站立者相比，一般可相差 2～3 cm。

脊柱的正面观：椎体由上向下逐渐增大，至骶骨底最宽阔，这是与人体直立时脊柱下部负重较上部大相适应的。骶骨以下，由于重力骤减，骶骨和尾骨的形态也随之迅速变小。

脊柱的后面观：棘突在背部正中形成纵嵴，两侧有纵行的背侧沟，容纳背部的肌肉。颈部棘突短，近水平位。胸部棘突向后下方倾斜，呈覆瓦状。腰部棘突又趋于水平位。

脊柱的侧面观（图 1.1.1）：可见颈、胸、腰、骶四个生理弯曲，其中颈曲和腰曲向前凸，而胸曲及骶曲向后凸。脊柱的弯曲使其具有良好的弹性，可缓解震荡，并与人体重心的维持有关。

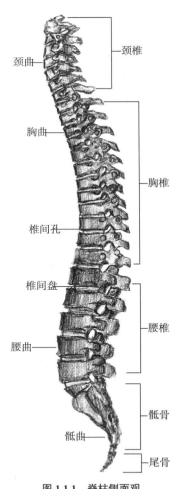

颈曲 —— 颈椎

胸曲 —— 胸椎

椎间孔

椎间盘

腰曲 —— 腰椎

—— 骶骨

骶曲

—— 尾骨

图 1.1.1 脊柱侧面观

一、颈椎椎体

颈椎（C）是颅骨以下、胸椎（T）以上的部位。颈椎共7块，是脊柱椎骨中体积最小，但灵活性最大、活动频率最高、负重较大的节段。除第1颈椎外，每个颈椎都由1个椎体、1个椎弓及几个突起（1对棘突、1对横突、2对关节突）所构成，之间由韧带、椎间盘连接形成颈椎。

第1颈椎：又名寰椎（图1.1.2），位于脊柱最上端，与枕骨相连，呈环状，无椎体、棘突和关节突，由前后弓及2个侧块组成。前弓较短，前面凸隆，中央有小结节称前结节，后面凹陷，有一小关节面称齿突凹，与枢椎的齿突相关节。后弓较长，上面有横行的椎动脉沟，前后弓均较细，与侧块相连处更为脆弱，可因暴力发生骨折。侧块是寰椎两侧骨质肥厚部分，连接两弓，其上面有肾形凹陷的关节面，向内上方，称上关节凹，与枕髁相关节，下面有一圆形凹陷关节面，称下关节面，与枢椎相关节。

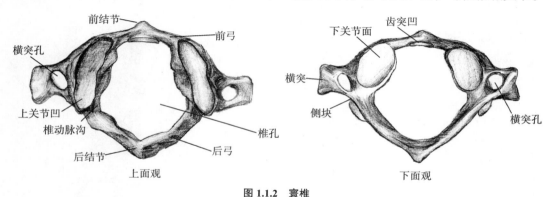

图1.1.2　寰椎

第2颈椎：又名枢椎（图1.1.3），是颈椎中最肥厚的，形状与其他颈椎相似，但自枢椎体的上面向上发出一指状突起，称为齿突，其长度约1.5 cm，根部较狭窄，可与寰椎的齿突凹相关节。齿突原为寰椎的椎体，发育过程中脱离寰椎面与枢椎体融合。

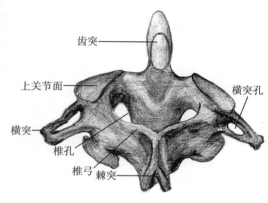

图1.1.3　枢椎

第 7 颈椎：又名隆椎，其形态、大小与上部胸椎相似，其特点为：棘突细而长，近水平位，末端不分叉而稍膨隆，于皮下往往形成一隆起，故称为隆椎，常作为临床计数椎骨序数的重要标志。

第 3、4、5、6 颈椎是普通颈椎，锥体较小，呈椭圆形，上面的横径凹陷，上位颈椎位于下位颈椎的凹陷处，互相嵌入增加了颈椎的稳定性。（图 1.1.4）

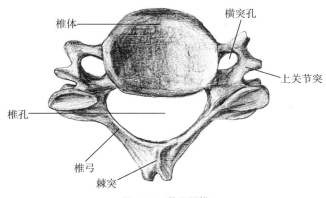

椎体
横突孔
上关节突
椎孔
椎弓
棘突

图 1.1.4　普通颈椎

二、颈部肌肉

颈部是头颅与躯干的连接处，活动范围大，因而周围的肌肉也比较丰富。颈部肌肉根据位置的不同可分为前侧、外侧和后侧肌群；根据功能不同可分为与头颈活动及稳定性相关的肌群和与上肢及运动性相关的肌群。（图 1.1.5）

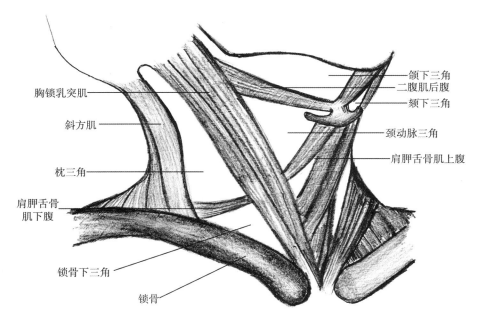

胸锁乳突肌
斜方肌
枕三角
肩胛舌骨肌下腹
锁骨下三角
锁骨
颌下三角
二腹肌后腹
颏下三角
颈动脉三角
肩胛舌骨肌上腹

图 1.1.5　颈部肌肉的分布

1. 胸锁乳突肌

胸锁乳突肌为颈部的重要标志之一，是颈前区和颈外侧区的分界。胸锁乳突肌的前缘自乳突尖至胸骨头起点内侧，后缘自乳突尖至锁骨头起点外侧。双侧胸锁乳突肌同时收缩时，肌肉合力作用线在寰枕关节额状轴的后面使头伸，肌肉合力作用线在寰枕关节额状轴的前面使头屈；可控制颈椎的过度后伸，防止发生车祸事故时的挥鞭伤；头颈直立或过伸位置使之上端固定时，胸锁乳突肌可上提肋骨，成为吸气辅助肌；胸锁乳突肌还参与吞咽动作。当单侧胸锁乳突肌收缩时可使头面转向对侧，头颈向同侧屈曲。因此，当一侧胸锁乳突肌痉挛时，可引发斜颈。

2. 斜角肌

斜角肌（图 1.1.6）有前、中、后三组，均在胸锁乳突肌深面。前斜角肌由 4 条肌束组成，起于第 3 ～ 6 颈椎横突前结节，止于第 1 肋内侧缘和斜角肌结节。中斜角肌起于第 1 或第 2 颈椎至第 6 颈椎横突后结节，止于第 1 肋上面，锁骨下动脉沟之后。后斜角肌位于中斜角肌深面，起于第 4 ～ 6 颈椎横突后结节，止于第 2 肋外侧面肋骨粗隆。前斜角肌的下部基本腱化，质地坚韧，中斜角肌起始部 75% 为腱性结构，因此，从前、中斜角肌间穿过的肩胛背神经和胸长神经较易受卡压而引起肩背痛。前斜角肌也会挤压锁骨下动脉和臂丛神经从而导致前斜角肌综合征，主要表现为疼痛，上肢感觉过敏、异常或者消失。胸廓出口综合征也是斜角肌易引发的疾病，临床上多行斜角肌切断手术进行治疗。

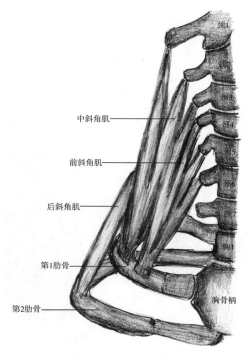

图 1.1.6　斜角肌的分布

3. 舌骨上、下肌群

舌骨上附着了很多肌肉（图 1.1.7），对吞咽动作、下颌骨的运动及喉的支持有很重要的意义。舌骨下肌群位于前正中线两侧，为扁条肌，由胸骨舌骨肌、肩胛舌骨肌、胸骨甲状肌和甲状舌骨肌组成。舌骨上肌群位于舌骨、下颌骨、颞骨茎突和乳突之间，由二腹肌、茎突舌骨肌、下颌舌骨肌和颏舌骨肌组成。

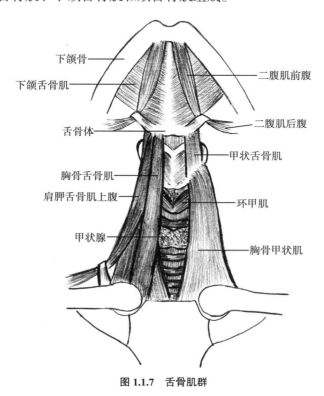

下颌骨

下颌舌骨肌

舌骨体

胸骨舌骨肌

肩胛舌骨肌上腹

甲状腺

二腹肌前腹

二腹肌后腹

甲状舌骨肌

环甲肌

胸骨甲状肌

图 1.1.7　舌骨肌群

4. 颈深肌群

颈深肌群位于颈椎的前方深面，数量较少，肌小。分别为颈长肌、头长肌、头前直肌和头侧直肌。

颈长肌位于颈椎和上 3 个胸椎体前。上外侧起于第 3 ～ 6 颈椎横突前结节，止于寰椎前结节。下内侧起于上 3 个胸椎体和下 3 个颈椎体，止于第 2 ～ 4 颈椎椎体和第 5 ～ 7 颈椎横突前结节。颈长肌双侧收缩可使颈前屈，单侧收缩使颈侧屈。

头长肌在颈长肌上方，起于第 3 ～ 6 颈椎横突前结节，止于枕骨基底部下面。双侧收缩使头前屈，单侧收缩使头向同侧屈。

头前直肌和头侧直肌位于寰椎与枕骨之间。

5. 斜方肌和肩胛提肌

斜方肌和肩胛提肌位于项部和胸背部，此二者合作使肩胛骨上提而帮助上肢上举。上肢持重时，力量经此二者传导至颈椎。

6. 夹肌和半棘肌

夹肌和半棘肌位于斜方肌深面。半棘肌分布在颈椎棘突的两侧，而夹肌位于半棘肌的后外方。

7. 枕骨下肌群

枕骨下肌群位于枕骨和寰枢椎之间，包括头后大直肌、头后小直肌、头上斜肌和头下斜肌，具有使头颅旋转和后仰的作用。头后大直肌起于枢椎棘突，止于枕骨下项线骨面外侧。头后小直肌起于寰椎后结节，止于枕骨下项线下骨面的外侧，其外侧部被头后大直肌覆盖。头上斜肌起于寰椎横突，止于枕骨上下项线间骨面的外侧。头下斜肌起于枢椎棘突，止于寰椎横突。头后小直肌、头上斜肌和头下斜肌形成的三角形间隙，为枕下三角，枕动脉和枕下神经由此间隙穿出，第二颈脊神经的后支由头下斜肌的下方穿出。因此该组肌肉痉挛，会刺激和卡压枕下神经、枕大神经和椎动脉，从而引起头和椎动脉供血不足等头晕症状。

三、颈椎骨之间的连接

各颈椎之间借椎间盘、韧带（前纵韧带，及后纵韧带，及其他辅助韧带如黄韧带、棘间韧带）连接。

颈椎的连接主要有三种方式：第一，椎间盘。即椎间纤维软骨盘，是椎体之间的主要连接方式。第二，颈椎的椎间关节。包括普通颈椎的关节突关节、钩椎关节。第三，颈椎的韧带。在颈椎椎体及椎弓周围有一系列韧带对颈椎的固定及限制颈椎的运动有重要作用。

后纵韧带较细长，虽亦坚韧，但较前纵韧带（人体内最长的韧带）弱，位于椎体的后方，为椎管的前壁。在颈部脊柱、椎体的侧后方有钩椎关节，为椎间孔的前壁。钩椎关节的后方有颈脊神经根、根动静脉和窦椎神经，其侧后方有椎动脉、椎静脉和椎神经。

椎弓由椎间关节和韧带所联结。相邻椎骨的上下关节面构成椎间关节，由薄而松弛的关节囊韧带联结起来，其内有滑膜。横突之间有横突间肌，对颈脊柱的稳定性所起的作用很小。椎板之间有黄韧带，呈扁平状，黄色，弹性大，很坚韧，由弹力纤维组成。棘突之间有棘间韧带和棘上韧带，使之相互联结。棘上韧带发育很好，形成项韧带。

四、活动范围

颈椎的活动范围要比胸椎和腰椎大得多，如前屈后伸，左右侧屈，左右旋转以及上述运动综合形成的环转运动。

五、颈部深筋膜

颈部各个结构之间有疏松的结缔组织填塞，形成筋膜和筋膜间隙。

1. 颈深筋膜

颈深筋膜包裹着颈部肌肉、咽、食管、淋巴结、大血管和神经，分为浅、中、深三层。

（1）浅层：浅层在颈部形成一个完整的被膜，包裹着颈部浅层的神经、血管和颈阔肌等所有颈部软组织。其上方附于下颌骨下缘，并沿下颌角走行，包裹腮腺，继附于颧弓、乳突、上项线和枕外隆凸，后侧可达颈椎诸棘突。其向前分为两层，包裹胸锁乳突肌和斜方肌。

（2）中层：中层为气管前层，也称为气管前筋膜或内脏筋膜，位于气管和舌骨下肌群前面。此层筋膜包绕颈部脏器，前层包围肩胛舌骨肌和胸骨舌骨肌，后层包裹胸骨甲状肌，并在甲状腺区包绕甲状腺形成甲状腺鞘。

（3）深层：也称为椎前筋膜，位于咽和食管的后方，覆盖椎前肌和前纵韧带，并于两者之间形成椎前间隙。其向外覆盖斜角肌，向下与胸内筋膜相续，深面有颈交感干、膈神经、臂丛神经和锁骨下动脉等，并下行在外侧包绕腋血管和臂丛，形成腋鞘。颈动脉鞘是颈筋膜包绕颈部的大血管和迷走神经周围形成的血管神经鞘。

2. 颈部筋膜间隙

颈部深筋膜将颈部分成 3 个间隙：①脏器间隙，椎前筋膜和气管前筋膜之间，内含喉、气管、咽下部、食管颈段、甲状腺和大血管；②舌骨上间隙；③椎前间隙。

3. 项部深筋膜

项部深筋膜可分为深浅两层，包裹斜方肌，属封套筋膜的一部分。其浅层覆盖在斜方肌表面，深层位于斜方肌深面，称为项筋膜，包裹夹肌和半棘肌，内侧附于项韧带，上方附于上项线，下方移行为胸腰筋膜后层。

六、脊柱颈段的动脉

颈段动脉主要来自椎动脉的脊支。脊支一般由神经根前面进入椎管，在椎间孔内分为 3 支：①脊膜支，沿神经根向内侧延续，最终与脊髓前、后动脉吻合；②椎管后支，在椎管后壁的前面发出数条小支，分布于临近椎弓板及其周围软组织；③椎管前支，在椎体后面分为 2 支，供给椎体前方及内部。至椎体的动脉又分 2 支，一支走在椎弓根和侧块的下方，靠近或在钩椎关节外侧关节囊上，到达椎体前方，分出 2 侧支，在侧块下进入椎体内；另一支在后纵韧带的深面跨过椎体，与对侧支吻合后发出升、降支，沿中线两侧向上、下走行，在后纵韧带的深面形成背侧动脉丛。在中线附近，该动脉丛发出 1 支较大的营养动脉，从椎体后面中央部穿入椎体，并向上、下发出放射状的细小分支。

横突前区的动脉主要来自椎动脉、甲状腺下动脉和颈升动脉的细小分支。横突后方的动脉大多来自颈深动脉。

齿突的动脉供应：由椎动脉发出的前升动脉、后升动脉和咽升动脉发出的前水平动脉、后水平动脉供应。这4对动脉在齿突顶吻合成顶弓。前、后升动脉各发出一营养动脉于齿突基底部进入齿突内，是齿突的主要动脉。齿突尖部由顶弓分支供应，经齿突尖韧带、翼状韧带进入齿突。

七、脊柱颈段的静脉

脊柱的静脉数量多，广泛吻合成静脉丛。按部位分为椎管内、外静脉丛，特点是无瓣膜，血液可以双向流动；管壁薄，同一段血管可口径不一，呈局部膨大；不与动脉密切伴行。因此在俯卧位手术时，应避免腹部受压，以免脊柱静脉丛压力增高，使手术出血量增多。

八、脊神经

人体的脊神经共有31对，包括颈神经8对，胸神经12对，腰神经5对，骶神经5对和尾神经1对。每条脊神经都由前根和后根构成。前、后根在脊髓同一节段相连，并于椎间孔附近合成一个干，即脊神经。

（一）脊神经根

脊神经根分为前根和后根。脊神经前根又称腹侧根，其纤维来自脊髓前角细胞，分布于横纹肌，起运动作用。各节段前根所含成分有明显不同。胸部和上腰部神经前根内，含有来自脊髓灰质侧柱内的交感性内脏运动纤维。第2～4骶神经前根内有来自脊髓灰质中间带细胞的副交感性内脏运动纤维。前根内纤维主要为粗大和细小的有髓纤维，粗大纤维为躯体运动纤维，细小纤维有自主神经的节前纤维和维持横纹肌张力的运动纤维。

脊神经后根又称背侧根，以排列成行的根丝附着于脊髓的后外侧沟。后根粗大，3倍于前根。后根纤维约100万根。纤维可有鞘，也可无鞘。粗大有鞘纤维为来自肌腱内的触、压觉感受器传入纤维；细小的无鞘纤维为冷、热、痛觉感受器传入纤维。脊神经节为位于脊神经后根上的神经节，又称后根节，该节呈纺锤形膨大。脊神经节通常位于椎间孔内，后根鞘之外，但骶尾的脊神经节位于椎管内。

（二）神经根及其周围结构

脊神经的前后根发出后，向椎间孔走行。当穿过软脊膜和蛛网膜时，这两层膜分别形成鞘状包绕在前后根的周围。蛛网膜下隙也存在于两鞘之间。两根继续前行，硬脊膜也分别成鞘包绕。至后根脊神经节处，两根合二为一，硬脊膜鞘也随之变为一个鞘，成为脊神经被膜，即神经外膜。神经根穿越椎间孔时，附着于椎间孔周围的骨膜上。

全部脊神经根自上而下顺序排列。颈脊神经根均较短，近水平方向走行。在颈脊神经由脊髓发出至穿出椎间孔的过程中，任何解剖结构的变化均可使其受到压迫和刺激。胸椎以下脊神经走行的倾斜度越来越大；至脊髓下端，胸12椎体和腰1椎体处的神经根，几乎以垂直位下降，形成了脊髓下端的神经根束，即马尾神经，不管行走多远，最终均在相应的椎间孔穿出。腰椎间孔较其他部位的大。椎间孔的上下壁为椎弓根，前面为椎体、椎间盘和后纵韧带，后部为关节突及其关节囊，神经根穿越椎间孔的上 1/3 处。上腰椎间孔最大，往下越来越小，而神经根越来越粗。第 4～5 腰椎椎管外侧为一狭窄的凹陷，即侧隐窝。其前方为椎体后缘、椎间盘，外侧为椎弓根内面，后方为上关节及黄韧带，内侧为硬膜囊。

（三）脊神经

脊神经穿出椎间孔后即分为 4 支：前支、后支、脊膜支及交通支。前、后支均为混合性。

1. 交通支

交通支为连接于脊神经前支和交感干之间的细支。其中第 1～12 胸神经和第 1～3 腰神经的前支发出白交通支连于交感干，而来自交感干的灰交通支连于每条脊神经。

2. 脊膜支

脊膜支又称返神经，为一极细小支，在脊神经分为前支和后支之前分出，反向走行，再经椎间孔进入椎管，分布于脊髓的被膜、椎骨、关节囊和脊柱的韧带，又称窦椎神经。其在椎管内分成较大升支和较小降支。各脊膜支的升、降支相互吻合形成脊膜前丛和脊膜后丛。脊膜支内含有一些脊神经的感觉纤维，并有小支与交感干神经节连接，或连于灰交通支，同时有血管运动纤维进入脊膜支内。

3. 后支

后支细小，穿横突间后行，主要分布于项、背、腰、臀部的皮肤和深层肌，有明显的节段性分布。

（1）颈神经后支：第 1、第 2 颈神经的后支较为粗大，而其余的脊神经后支都较相应的前支细小，后支分出之后，从后方绕过椎间关节，再由横突间穿出并分为内侧、外侧支，分布于附近的骨、关节和肌肉，其末梢穿至皮下形成皮神经。

（2）腰神经后支：在腰横突间内侧肌的内侧向后方走行，分为内侧支和外侧支。第 1～3 腰神经后支的外侧支斜向外，发出分支支配邻近的肌肉；皮支穿过背阔肌的腱膜，下行至臀部皮下，即为臀上皮神经。第 1 腰神经外侧支分布于臀中肌表面；第 2 腰神经外侧支是上位腰椎最大分支，至臀大肌；第 4、第 5 腰神经外侧支分布于骶棘肌。

（3）骶神经后支：骶神经有 5 对，其后支自上而下逐渐变得细小。第 1 ～ 4 骶神经后支经骶后孔穿出，第 5 骶神经后支自骶管裂孔穿出，分布于髂后上棘至尾骨尖端，统称为臀中皮神经。

4. 前支

前支粗大，支配颈、胸、腹（脊神经后支支配范围以外的）以及四肢的肌肉并分布于相应区域的皮肤。前支除第 2 ～ 11 胸神经外，其余各支分别组成丛，即颈丛、臂丛、腰丛和骶丛。

颈脊神经前支相互交织成颈丛和臂丛。

（1）颈丛：由第 1 ～ 4 颈神经的前支构成，位于胸锁乳突肌上部的深面，中斜角肌和肩胛提肌起始处的前方。其分支可分为皮支和肌支。皮支由胸锁乳突肌后缘中点处自深面穿出，位置表浅，散开行向各方，向上分布于耳后和枕部皮肤，向前分布于颈部皮肤，向外下分布至颈下部和肩部皮肤，其穿出部位是颈部皮肤组织浸润麻醉的一个阻滞点。皮支主要的分支有枕小神经、耳大神经、颈横神经和锁骨上神经。肌支主要支配颈部深层肌、舌骨下肌群、肩胛提肌和膈。肌支主要有膈神经。膈神经由第 3、4、5 对颈神经的前支组成，先在前斜角肌上端的外侧，继而沿该肌前面下降至其内侧，在锁骨下动、静脉之间经胸廓上口进入胸腔，经过肺根前方，在纵隔胸膜与心包之间下行达膈肌。膈神经的运动纤维支配膈肌，感觉纤维分布于胸膜、心包、膈下面的部分腹膜。右膈神经的感觉纤维尚分布到肝、胆囊和肝外胆道等。副膈神经大多发自第 4、5、6 颈神经，多为单侧，并常在锁骨下静脉后侧加入膈神经。膈神经损伤可引起同侧的膈肌瘫痪，腹式呼吸减弱或消失，严重者可有窒息感。膈神经受刺激时可发生呃逆。

（2）臂丛：由第 5 ～ 8 颈神经前支和第 1 胸神经前支的大部分组成，偶有第 4 颈神经和第 2 胸神经分支参与组成。这些神经根从椎间孔穿出，经由颈椎横突前后结节形成的沟槽，后经斜角肌间隙穿出，出现在颈外侧区的下部。各前支在中斜角肌汇合形成神经干，其中第 5 ～ 6 颈神经的前支合成上干，第 7 颈神经的前支单独成中干，第 8 颈神经和第 1 胸神经的前支形成下干，每干又分为前后二股，在锁骨后下外走行的过程中，集合成致密的神经束。上、中二干的前股构成外侧束，下干的前股形成内侧束，三干的后股共同形成后束，三束包绕腋动脉。臂丛经斜角肌间隙走出后，走行于锁骨下动脉后上方，经锁骨后方进入腋窝。臂丛的分支分布于胸上肢肌、上肢带肌、背浅部肌肉（斜方肌除外）以及上臂、前臂、手的肌肉、关节、骨和皮肤。臂丛神经的分支按发出部位可分为锁骨上、下两部分。

1）锁骨上部分的分支是较短的神经，发自臂丛的根和干，分布于颈深肌、背部浅肌（斜方肌除外）、部分胸上肢肌和上肢带肌等。其主要分支有胸长神经、肩胛背神经、肩胛上神经。

胸长神经：经臂丛后方进入腋窝，沿前锯肌的外侧面下降，支配此肌。损伤此神经会导致前锯肌瘫痪，上肢前推动作时，病侧肩胛骨内侧缘和下角离开胸廓而耸起，形成"翼状肩胛"；上臂外展至水平位时不能再上举。

肩胛背神经：穿中斜角肌向后，支配菱形肌和肩胛提肌。

肩胛上神经：向后经肩上切迹入冈上窝，再绕经肩峰的前方至冈下窝，支配冈上、下肌和肩关节。

2）锁骨下部分的分支都发自臂丛的 3 个束。

胸内侧神经和胸外侧神经：分别支配胸小肌和胸大肌。

肩胛下神经：支配肩胛下肌和大圆肌。

胸背神经：起于后束，沿肩胛骨外缘伴肩胛下血管下降，支配背阔肌。

肌皮神经（$C_{5\sim7}$）：自外侧束发出，斜穿喙肱肌，在肱二头肌和肱肌之间下行，发出肌支支配这 3 块肌肉，终支为皮支，在肘关节下方穿出深筋膜，沿前臂外侧下行，称前臂外侧皮神经，分布于前臂外侧的皮肤。

正中神经（$C_5 \sim T_1$）：内侧根和外侧根分别起于内侧束和外侧束，两根夹腋动脉向下合成一干，伴肱动脉沿肱二头肌内侧沟降至肘窝。从肘窝向下穿旋前圆肌，下行于指浅、深屈肌间达腕管，在桡侧腕屈肌腱和掌长肌腱间进入腕管，在掌腱膜的深面至手掌，分成终支，沿手指的相对缘至指尖。

尺神经（$C_7 \sim T_1$）：发自内侧束，在臂部先与肱动脉及正中神经伴行而位于动脉的内侧，继而向后下行，穿内侧肌间隔至臂后面，继续向下至肱骨内上髁后方的尺神经沟，自尺神经沟向下，穿尺侧腕屈肌至前臂内侧，循指深屈肌和尺侧腕屈肌间于尺动脉内侧下降，到前臂中、下 1/3 交界处分出手背后支，本干经屈肌支持带的浅面入掌。

桡神经（$C_5 \sim T_1$）：发自后束，在肱动脉后方下行，伴肱深动脉入桡神经沟，至肱骨外上髁上方，穿外侧肌间隔出肱桡肌和肱肌之间，分为浅、深两支。浅支在肱桡肌深面伴行于桡动脉的外侧，至前臂中、下 1/3 交界处离开动脉转向背面，在肱桡肌后缘穿出深筋膜继续下行至腕和手背。深支穿旋后肌至前臂背面，行于浅、深伸肌间。

腋神经（C_5、C_6）：发自后束，自腋窝向后，伴旋肱后血管穿四边孔向后外绕肱骨外科颈，至三角肌深面。其肌支支配三角肌和小圆肌，皮支在三角肌后缘浅出分布于肩部、臂外侧上部的皮肤。

第二节　颈椎的生物力学特性

一、脊柱运动

脊柱功能单位（functional spinal unit，FSU），即活动节段，由相邻的两个椎体及其间的连接结构（包括椎间盘、韧带和关节突等）构成的一个能显示脊柱生物力学特性的最小功能单位。脊柱功能单位的本质是运动节段，是能显示与整个脊柱相似的生物力学特性的最小功能单位。一个活动节段可分为前部和后部两部分，前部包括两个相邻的椎体、椎间盘、前纵韧带和后纵韧带；后部包括椎弓、关节突关节、横突、棘突和其间的韧带。各个节段的运动综合起来，便构成脊柱的三维六自由度运动，三维即三个运动轴：冠状轴、矢状轴、垂直轴，六自由度运动即三个角度位移量和三个线位移量。

三个角度位移量即围绕三个运动轴的旋转，包括前屈后伸运动、左右侧屈运动、左右旋转和环转运动；三个线位移量包括沿冠状轴方向的左右平移，沿矢状轴方向的前后平移以及沿垂直轴方向的压缩拉伸位移。

运动节段的运动是这样产生的：肌肉收缩推动椎体上的杠杆，做以椎间盘及小关节为轴的旋转运动，韧带组织提供稳定性以及限制运动节段在生理范围内运动。尽管每一运动节段只有有限的运动范围，但所有运动节段彼此叠加，脊柱就具有很大的屈伸性和广泛的运动范围。具体来讲，脊柱可进行屈、伸、侧屈、旋转和环转运动。

其中，颈椎是脊柱活动度最大的部分，颈椎的运动可分为前屈后伸、左右侧屈、左右旋转以及上述运动综合形成的环转运动。根据功能解剖特点，颈椎分为上颈椎（枕-寰-枢复合体）、中颈椎（第2～5颈椎）、下颈椎（第5颈椎～第1胸椎）三部分。

枕-寰-枢复合体（图1.2.1）是人体最复杂的关节之一，解剖结构、运动性能都较独特，包括枕寰关节和寰枢关节。两个关节参与屈伸活动范围基本相同，分别为13°和10°，两者结合使该复合体的总屈伸度约为23°，其运动轴是以齿突为中心；侧屈活动发生在枕寰关节，约8°，寰枢关节无侧屈活动，其运动轴位于齿突上方；旋转运动只发生于寰枢关节，枕寰关节的解剖特点决定其没有旋转特点，第1～2颈椎节段的旋转运动范围相当大，占整个颈椎旋转度的40%～50%，虽旋转轴靠近脊髓，但因上部颈椎管相对较大，所以一般不会损伤脊髓，其余50%～60%由下颈段提供。通常是最初旋转的45°发生在寰枢关节，然后是下颈椎参与旋转。第1～2颈椎间广泛旋转时，可引起头晕、恶心、耳鸣、视物模糊等症状，主要原因是旋转时，位于其间的椎动脉受到挤压或扭曲，在临床整脊时尤应注意角度和幅度。上颈椎在各个运动方向上有明显的共轭现象，旋转运动伴有上下方向的移动，侧屈运动伴有一定程度的旋转运动，这与寰枢关节的双凸型关节面和齿突方向有关。

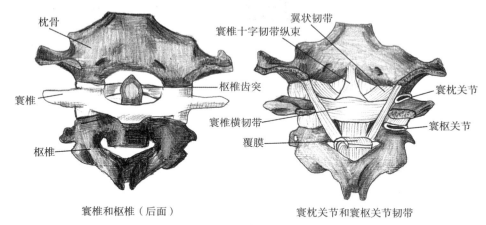

图 1.2.1　枕 – 寰 – 枢复合体

寰椎和枢椎（后面）　　　　　　寰枕关节和寰枢关节韧带

中段颈椎的侧屈运动范围基本相同，下段颈椎侧屈运动范围则从上到下逐渐减小，侧屈运动的运动轴位于下位颈椎椎体中部，屈伸运动和旋转运动以第 4 ～ 5 颈椎和第 5 ～ 6 颈椎节段范围最大，向下逐渐减小，其运动轴位于下位椎体的前部，但第5 ～ 6 颈椎和第 6 ～ 7 颈椎在半屈—中立—半伸范围内的活动度明显大于第 3 ～ 4 颈椎和第 4 ～ 5 颈椎，这一活动范围恰好在日常生活中使用最多，这或许是第 5 ～ 6 颈椎与第 6 ～ 7 颈椎退行性改变发生最早、最重的原因。

在中、下部颈椎，各种运动形式存在着共轭现象，尤其是侧屈运动伴随旋转运动，即侧屈时棘突转向凸侧，如做头向左的侧屈活动时（或脊柱侧弯时），棘突必然转向右侧。这种共轭现象对了解颈椎小关节错位或脱位有重要意义。当外伤暴力导致关节超越正常活动范围时，将使一侧小关节突过分移向尾侧，另一侧的关节突过分移向头侧并导致单侧小关节错位或脱位。颈椎整脊手法复位时可根据此现象来进行操作。不同节段颈椎侧屈时所伴随的旋转角度不同，在第 2 颈椎每侧屈 3°，伴有 2°旋转，在第 7颈椎每侧屈 7.5°，伴 1°旋转；第 2 ～ 7 颈椎伴随侧屈的旋转度从上到下逐渐降低，这可能与小关节面倾斜度从上而下逐渐增加有关。

二、脊柱稳定

脊柱是由椎骨、椎间盘和韧带连接在一起组成。从正面看，它是直立的、对称的，个别人有轻度向右侧弯，这是由于主动脉的位置或右手活动过多所导致，从侧面看，可见颈、胸、腰、骶 4 个生理性弯曲，颈和腰曲凸向前，胸和骶曲凸向后，脊柱就像一根能调节的弹性曲杆。其 4 个生理弯曲有利于维持椎间关节的强度和稳定性，增加了脊柱的适应性和吸收冲击的能力，从而减轻走路及跳跃时从下方传来的震荡，缓和脑和脊髓受到的冲击，这是保证脊柱3个基本生物力学功能的基础——即保证将头和躯干的载荷传递到骨盆，保证机体头、躯干、骨盆间充分的生理活动并且保护脊髓。

维持脊柱生理弯曲，是保持脊柱稳定性的基础。脊柱生理性曲度易受到椎间盘形状、椎体形状、脊柱周围肌肉、人体姿势、骨盆倾斜度以及病理因素的影响。

（一）椎骨在脊柱稳定中的作用

除第1颈椎（寰椎）之外，每个椎骨都主要由前面的椎体和后面的椎弓所构成。椎弓从椎体后面的两侧发出，并和椎体共同围成椎孔，椎弓包括前方缩细的椎弓根和后方比较宽大的椎弓板，自椎弓上还发出7个突起：向后方的1个棘突、两侧各1个横突，及上方和下方各1对上、下关节突。相邻两椎体间以椎间盘相连接，两椎骨上、下关节突形成关节突关节。因此，脊柱的稳定及其对重量的支持和传递实际上是通过3个柱来实现的，即1个由椎体和椎间盘形成的前柱和2个由上、下关节突形成的后柱。椎弓根在前柱和后柱之间载荷的动态平衡中起到杠杆作用。因此，椎体、椎弓根和关节突关节相互之间的位置关系不同，对于脊柱稳定性的维持和重力传递有着不同的意义。由于人体脊柱在直立姿势时使凸向前的颈、腰段距离重力线较近，而凸向后的胸段距离重力线较远，因此胸段椎骨的棘突较长，而且在中下胸段和上腰段的两侧椎弓根间的夹角较其他区域要小，使两侧关节突关节的连线到椎体后缘的距离相对较远，有利于增强脊柱前后方向的平衡和保持重心稳定。但两侧椎弓根间夹角的减小，使两侧关节突关节的距离相对较近，降低了该区段脊柱的侧向稳定性，这可能是胸段脊柱容易发生侧凸的形态学基础之一。

1. 脊柱后部结构

由于关节突关节的形成以及横突、棘突和椎弓板上有许多肌肉和韧带附着，所以关节突关节、椎板、棘突等脊柱的后部结构对脊柱稳定具有重要作用。临床上常采用后部结构切除术来治疗椎管内肿瘤、椎间盘突出及各种原因造成的椎管狭窄等脊柱疾病，但有实验研究证明后部结构被切除后，前部结构及后部结构剩余部分的应力水平有上升趋势，有关韧带所承受的拉力也明显增大，同时可引起椎骨的过度活动，降低脊柱的稳定性，而且切除范围的大小与过度活动幅度呈正相关，尤其关节突关节的切除对脊柱稳定性的影响更为明显。脊柱的失稳增加了损伤和退变的可能性，所以在施行后部结构切除术时，应严格掌握指征，特别注意后部结构的切除位置和范围，并采取必要的措施对脊柱进行固定。

2. 人体的姿势

人体正确的姿势可以保证人体正常的重心，维持正常重心是保持脊柱生理曲度的基础。当站立时，脊柱生理曲度正常者，其重心线沿乳突向下经髋关节的中心横轴、第2骶椎、膝和脚踝前，最后落在负重足上。此重力垂线通过了颈、胸、腰3个变曲的交界处，即使各部曲度有所改变，重力线位置也不会发生改变。根据生物力学特点，坐下时采取略后靠、微伸展的姿势，这样能减小椎间盘的压力。所以，保持正确的姿势，可以维持脊柱正常生理曲度，继而增加脊柱抵抗纵向压缩载荷的能力。故生理曲度明显的脊柱是动力型的，而较直的脊柱是静态型的。当脊柱生理曲度不正常时，躯干重力的传导将失去平衡，例如腰段脊柱的前凸消失时，重心前移，椎体载荷增加，会导致椎间盘向后偏移，纤维环后部受到应力加剧，甚至会引起椎间盘向后膨出或突出，关节突关节面的分离、错位，降低脊柱的稳定性。同时腰背部肌肉会代偿性增厚，而出现腰背痛。

3. 骨盆倾斜度

骨盆犹如基石，脊柱的许多肌肉对称的止于或起于骨盆，起着支持脊柱、维持脊柱稳定和平衡的作用。在正常情况下，这些肌肉的平衡收缩，将骨盆倾斜角度维持在30°左右，若骨盆前倾角度增大，将使腰曲前凸增大，甚至导致病理性凹背。若骨盆有冠状位不正，可导致脊柱诸肌失衡和不稳，形成脊柱侧凸，使脊柱处于不稳定状态。在脊柱侧凸未被完全代偿情况下，会导致脊柱侧凸畸形进行性加重，久之会引起椎间盘应力改变，向侧方膨出或突出。因此，在临床整脊治疗过程中，必须首先整髋、整骶，保证骨盆在冠状位和矢状位处于生理倾斜角度，使脊柱达到新的平衡状态。

（二）椎骨间的连接在脊柱稳定中的作用

1. 椎间盘

椎间盘（图1.2.2）为一密闭性弹性垫，由相邻椎体上下面的软骨板、纤维环和髓核组成。纤维环外层主要成分为胶原纤维，内层是纤维软骨带，各层间有黏合样物质黏合。纤维层内纤维平行排列，层间纤维相互交叉，相邻纤维层与椎间盘平面成±30°夹角。椎间盘在椎体间起缓冲垫的作用，在各种不同载荷下，它产生相应的变形来吸收冲击、缓冲载荷，并使载荷均匀分布，稳定脊柱。椎间盘的解剖结构决定了椎间盘有利于对抗压缩力。

在椎间盘垂直受压时，主要表现为纤维环向四周膨出，去除载荷，由于其弹性基质作用恢复原形，即使在很高的载荷下产生永久变形时，也没有出现任何方向的纤维环破裂，这是因为载荷能够均匀分布到椎体的上下面和周围的纤维环上，这一点符合帕斯卡定律的特点。由于椎间盘的弹性模量远远小于椎体，易发生变形，当载荷增加到一定程度时，首先破坏的是椎体而不是椎间盘。这说明，临床上椎间盘突出不只是由于受压，更主要的原因是椎间盘内的应力分布不均匀。

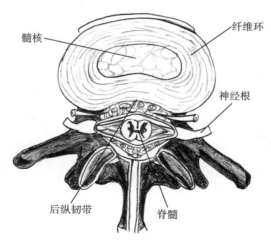

髓核　纤维环　神经根　后纵韧带　脊髓

图 1.2.2　椎间盘

随着年龄的增加，椎间盘对抗压缩能力逐渐降低，髓核由于脱水变得不饱满，将轴向压力分布到内层纤维环的能力下降，使大部分载荷由纤维环直接承担，可引起纤维环膨出，使椎间盘高度减小，韧带松弛，从而影响脊柱的内源性稳定。

椎间盘的运动轴在髓核处，其运动学作用就像轴承一样，由于椎间盘的存在，脊柱可沿冠状轴、矢状轴、纵轴做平移和旋转活动，其屈伸活动主要靠椎间盘和椎间韧带的支持，屈伸范围取决于椎间盘的大小、形态、生化特性。髓核的位置可随脊椎运动的方向而改变，脊柱前屈时，椎间隙前方变窄，髓核向后移动，后方纤维环随压力增加；脊柱后伸时，后方椎间隙减小，髓核向前移位，前方纤维环压力增加；脊柱侧屈时，髓核移向凸侧；脊柱旋转时，纤维环中斜行方向的纤维受到运动相反方向作用力而被牵张，而与此方向相反的纤维则得到松弛。

脊柱在各方向的运动幅度不超过 6°～ 8°时并不发生椎间盘破坏，也就是说扭转暴力和过度弯曲是椎间盘受损伤的主要原因。也有人证实，脊柱轻度屈伸活动时，髓核并不改变其形状和位置，这或许是卧平板床或轻度屈曲脊柱作为治疗和预防腰痛的机制。

椎间盘由黏弹性材料构成，在退变过程中其弹性功能逐渐减退，丧失传递和扩散应力的能力，进而使对抗冲击和吸收震荡能力减弱。其弹性蠕变、松弛、滞后等黏弹性质也会发生改变，在这一过程中椎间盘蠕变变形相对较快，在很短时间内达到最大变形，这说明椎间盘吸收震荡及冲击力能力减退；椎间盘的滞后性与人的年龄有关，年轻人的滞后性较好，中年以后滞后性小，同一椎间盘在第 2 次加载后的滞后性比第 1 次加载时下降，这表明，反复冲击对椎间盘有一定损害。汽车驾驶员的腰椎间盘脱出发病率高，可能是由反复承受轴向震动所致。

2. 关节突关节

关节突关节（图 1.2.3）是由相邻椎骨的上下关节突连接而成，自第 2 颈椎至第 1 骶椎，每 2 个相邻椎骨间左右各有 1 个关节突关节。颈椎的关节囊较松弛，胸椎则较紧张，腰椎关节囊肥厚。脊柱各部关节突关节的关节面朝向不同，因而各部脊柱具有不同的运动功能。关节突关节的关节面方向决定了不同区域脊椎的运动特点。在颈部，除第 1、第 2 颈椎间的关节面呈水平位外，其余颈椎之间的关节面都与水平面呈 45°角，与冠状面平行，两侧关节突关节联合活动，可做前屈、后伸、侧屈和旋转运动。胸椎关节面与水平面呈 60°角，与冠状面呈 20°角，可做侧屈、旋转和少许屈伸运动。腰椎关节面则与水平面呈直角，与冠状面呈 45°角，可做前屈、后伸和侧屈运动，几乎不能旋转。

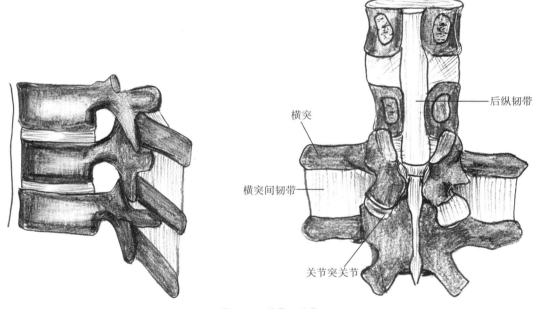

图 1.2.3　关节突关节

关节突关节与相应节段的椎间盘共同组成一个运动节段，具有引导和限制运动节段的运动方向的作用。脊柱节段的活动性能取决于关节突关节面在水平面和冠状面的朝向。上颈椎的关节突关节面基本与水平面平行，因此以旋转活动为主。下颈椎（第 3 ～ 7 颈椎）的关节突关节面呈卵圆形，上关节突关节面朝向后上，下关节突关节面朝向前下，与水平面呈 45°角且与冠状面平行，从而保证了颈部的六自由度运动，同时也不易发生脱位。在胸椎，关节突关节面几乎呈冠状位，比较稳定，加之胸廓的稳定作用，因此限制了胸椎的屈伸活动，不容易发生脱位。但是，由于活动度较小，受外力作用容易发生关节突骨折，一旦关节脱位出现交锁，复位非常困难，常需手术处理。在腰椎，关节突关节面几乎呈矢状位，上关节突关节面朝向后内，下关节突关节面朝向前外，该位置允许自如屈伸活动，同时允许一定程度的侧屈，其他活动则明显受限制。腰椎的关节突关节非常稳定，受外力作用后极少发生脱位，但容易导致关节突或峡部骨折。

关节突关节除了引导脊柱节段的运动以外，还具有承受负荷的作用。脊柱运动和对重量或载荷的传递中，椎体和椎间盘承受了大部分重量或载荷，而关节突关节仅承受 0%～33% 的重量或载荷。小关节与椎间盘的载荷分配随脊柱姿势改变而不同，过伸位时，小关节承担的压缩载荷最大达 33%，在最大前屈时，其压缩载荷最小降至 0。在中立位时小关节约承担 18% 的载荷。在扭转试验中，椎间盘、前后纵韧带与关节突关节、韧带各承担 45% 的扭转载荷，其余 10% 则由椎间韧带承担。当椎间盘退变后，黏弹性能发生改变，大部分载荷由关节突关节承担，使关节突关节活动被动增加，继而出现小关节错位或半脱位，造成关节囊及周围软组织损伤，使椎体间不稳定。

3. 韧带

脊柱韧带（图 1.2.4）的功能主要是为相邻脊椎提供恰当的生理活动，同时也可产生所谓"预应力"以维持脊柱的稳定。脊柱体外标本在牵拉负荷作用下仍保持一定的椎间盘内压，这种预应力在相当程度上来源于韧带的张力，以黄韧带最为突出。由于黄韧带主要由弹性纤维构成，故允许较大范围的活动而不发生永久变形。在所有脊柱韧带中，黄韧带在静息时的张力最大，动态运动条件下尤其是屈曲和后伸时其确切的作用尚不清楚。研究发现，单独切除黄韧带不会引起脊柱不稳，但脊柱不稳定可促进黄韧带的退变及骨化。

脊柱的韧带和肌肉维持脊柱内部的稳定，所有韧带均具有抗牵张力的作用，承担着脊柱大部分的牵张载荷，但在压缩力作用下疲劳很快。韧带强度与韧带的截面积密切相关。实验研究发现，韧带的疲劳曲线呈典型的三相改变。在初始时，施加轴向载荷就很容易牵拉韧带，此相是韧带的中性区，阻力很小就可以出现较大形变；随着载荷增大，韧带出现形变的阻力也增大，此相为弹性区；最后，在第三相，随着载荷增大，韧带迅速出现形变，此相发生于临近破坏之前。对于脊柱韧带，腰椎活动所带来的破坏强度最高。另外，必须考虑韧带与骨界面，界面部的破坏由这两种结构的相对强度决定。对于严重骨质疏松患者，骨质破坏比韧带破坏更容易出现。

脊柱的韧带承担脊柱的大部分牵张载荷，它们的作用方式犹如橡皮筋，当载荷方向与纤维方向一致时，韧带承载能力最强。当脊柱运动节段承受不同的力和力矩时，相应的韧带被拉伸，并对运动节段起稳定作用。脊柱韧带有多种功能：首先，韧带的存在既允许两椎体间有充分的生理活动，又能保持一定姿势，并使维持姿势的能量消耗至最低程度；其次，通过将脊柱运动限制在恰当的生理范围内以吸收能量，对脊柱提供保护；最后，在高载荷、高速度加载外力下，通过限制位移、吸收能量来保护脊髓免受损伤。上述功能特别是能量吸收能力随年龄的增长而减退。

　　一般认为，前纵韧带最坚韧，其强度是后纵韧带的2倍，对稳定椎体起着重要作用，与后纵韧带一起能够阻止脊柱过度屈伸，单纯的屈伸运动不能撕裂它们，但限制轴向旋转、侧屈的作用不明显。小关节囊韧带在抵抗扭转和侧屈时起作用。棘间韧带对控制节段运动的作用不明显，而棘上韧带具有制约屈曲活动的功能，此韧带在脊柱稳定性方面发挥重大的作用。横突间韧带在侧屈时承受最大应力。当脊柱前屈时黄韧带处于拉紧状态而变薄，此时应变最大；当侧弯和扭转时，黄韧带变化最大，此时应变最小；后伸时黄韧带缩短。这种性能，限制脊柱过度前屈，维持脊柱正常的生理曲度和人体直立姿势，并使其在脊柱运动过程中能保持恒定的张力，该张力可使椎间盘内出现持续的预应力，是影响人体身高早晚不同的主要因素；由于失重的影响，该预应力使宇航员从太空返回地球后，身高可增高5 cm。

　　脊柱不同的运动方式影响着韧带所承受载荷的大小。脊柱旋转中心位于椎间盘内，离旋转中心越近的韧带所承担的负荷越小，越远的韧带则越大。脊柱前屈时，棘间韧带牵拉最大，其次是黄韧带和关节囊韧带。脊柱后伸时，前纵韧带牵拉最大。脊柱侧屈时，对侧的横突间韧带牵拉最大，其次是关节囊韧带和黄韧带。旋转时关节囊韧带牵拉最大。

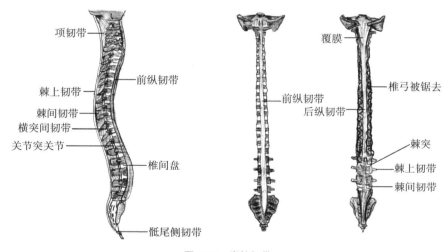

图 1.2.4　脊柱韧带

（三）脊柱周围的肌肉对脊柱稳定的作用

　　脊柱的稳定性系统包括被动亚系统、主动亚系统和神经亚系统。被动亚系统是由相关椎体、椎间盘、小关节和周围韧带等组成的系统，又称为内源性稳定。主动亚系统又称为外源性稳定，是指围绕脊柱的相关肌肉和肌腱等组成的系统；而神经亚系统主要是反馈和控制系统。大量研究发现脊柱外源性稳定较内源性稳定更加重要，所以脊柱的稳定性主要取决于主动亚系统，即脊柱肌肉的状态，躯干肌肉是维持脊柱稳定的重要因素。

主动亚系统主要由脊柱区域肌肉和肌腱组成，发挥维持脊柱稳定的作用。根据肌肉的功能和解剖位置的不同，脊柱周围核心肌群可分为整体运动肌群和局部稳定肌群两类。整体运动肌群包括位于浅层的竖脊肌、腹直肌、腹内斜肌、腹外斜肌等肌群（图1.2.5、图1.2.6），具有较长的力臂，通过向心收缩可产生较大的力矩和躯体运动，控制脊柱的运动方向，主要用于产生运动及辅助维持脊柱稳定性。局部稳定肌位于躯干深层，主要包括多裂肌和横突间肌等，多分布在单关节或者单一腰椎节段内部，直接与椎体连接，可产生较小的力及轻微运动，通过离心收缩控制椎体活动，具有静态保持能力，直接固定相邻椎体，主要用于维持身体姿势和脊柱稳定性。

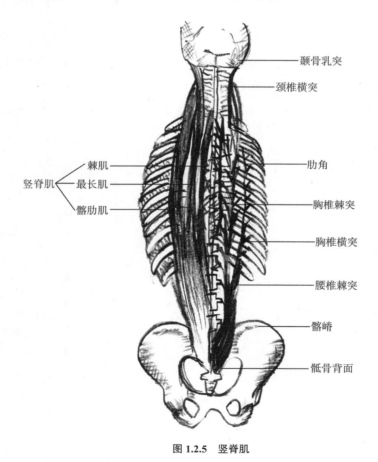

图1.2.5　竖脊肌

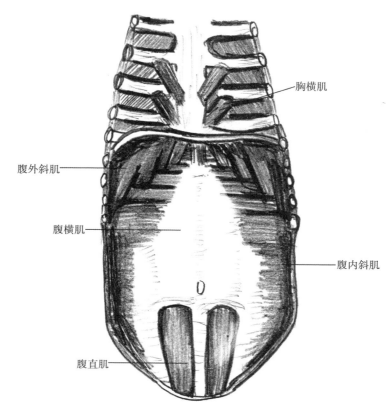

图 1.2.6 胸腹壁肌层内面

胸横肌

腹外斜肌

腹横肌

腹内斜肌

腹直肌

  脊柱后方的肌肉群产生"张力作用",用来维持直立姿势及保持人体矢状面和冠状面的平衡,这些肌肉群被称为"张力带"。任何前柱或后柱结构的破坏均可打破脊柱在骨盆及髋关节上的平衡,导致后方肌肉群的疲劳和疼痛。同样后方肌肉群的损伤也可使脊柱失去矢状面的平衡。

  1. 头和脊柱平衡

  相关的肌肉包括:①前侧,枕下肌、头长肌、颈长肌、斜角肌、胸锁乳突肌、腹直肌、腹内斜肌、腹外斜肌和腰大肌;②后侧,枕下肌、横突棘肌和竖脊肌;③外侧,斜角肌、胸锁乳突肌、腰方肌、腰大肌、腹内斜肌和肋间肌。放松坐位或直立位时,这些肌肉仅有与姿势摆动相关的小量周期性活动。头部、躯干、上肢的重心移动或推拉躯干时可直接激活这些肌肉收缩使躯干恢复平衡。

  2. 躯干运动和椎骨稳定

  横突棘肌和竖脊肌的主要功能是脊柱后伸时协同稳定脊柱。闭链运动中腰大肌是主要动作肌和躯干固定肌。躯干肌的重要功能是固定胸廓、骨盆和脊柱,使肢体运动时可稳定颈部、肩部和髋部肌肉的起点。

（1）前屈运动：当人站立屈髋去触脚趾时，发生伸髋肌（主要是腘绳肌）和竖脊肌的离心收缩来控制屈髋和脊柱向前弯曲。这些肌肉向心收缩，使躯干恢复直立位。

（2）蹲起运动：从地面上提起物体的一种方法是屈膝、屈髋以及背屈踝关节。蹲起时常见骨盆和脊柱的位置：①腰部脊柱前凸位的骨盆前倾；②脊柱后凸位的骨盆后倾。根据躯干的位置，在提物时竖脊肌的肌电活动是不同的。当躯干在脊柱前凸位，肌电活动大于屈曲位，最大肌电活动发生在提物开始时。蹲下则需小腿三头肌、股四头肌和伸髋肌的离心收缩，当腰部脊柱前凸位时还伴有竖脊肌的等长收缩，当腰部脊柱在后凸位膝伸直屈髋时，竖脊肌的肌电活动减弱或抑制。

3. 肢体功能性活动

用上肢来抬高身体的动作有引体向上、俯卧撑等。这些运动的主动肌包括肘关节屈肌（引体向上）、肘关节伸肌（推起）、肩关节内收肌和伸肌以及降肩胛骨肌等，腹肌和躯干伸肌的等长收缩在运动时也同样重要。当脊髓损伤造成腹肌和躯干肌麻痹时，不管患者的手臂有多强健也不能抬高躯体。

此外，胸腰筋膜是非常强健的结缔组织，连结肋、椎骨、髂骨、骶骨以及韧带系统和躯干肌，作用是于提举重物越过头和高速投掷物体时稳定躯干。

（四）功能训练对脊柱稳定的作用

腰椎间盘是人体组织中最易发生退行性病变的部位。腰椎间盘突出后破坏了原来脊柱及椎间力的平衡，造成脊柱内外平衡失调。椎间盘和关节突关节是脊柱运动的基础。在脊柱处于任何体位时，椎间盘髓核的张力、关节突关节的压力和周围韧带的张力，都相互制约，平衡地保持椎间关节的稳定，构成脊柱的内平衡。脊柱前后侧方的肌群是控制脊柱活动的主要力量，可使脊柱在各个体位维持协调与稳定，称为脊柱的外平衡。脊柱内外平衡的协调一致是维持人体各种功能活动的重要前提。

脊柱周围的肌力低下，对脊柱保护作用不足是腰椎间盘突出症发生的重要因素。由于脊柱周围的韧带和肌肉具有很大的可塑性，通过功能锻炼可增强腰背肌和韧带的强度，纠正不良姿势，改善腰背柔韧性和调整局部肌肉的肌张力，并能加速韧带损伤后的愈合过程，加强了脊柱关节的稳定性，特别是对脊柱维持内外平衡起到较好的保护作用，有助于恢复脊柱的生理曲度，促进损伤组织的恢复，改善肌肉萎缩、肌力下降等病理现象，使腰背肌起到肌肉夹板的作用，有利于腰背功能的恢复。腰背肌的继发性功能失调绝大多数是可逆的，绝大多数腰椎间盘突出症患者的腰背功能可以通过非手术疗法（如正确的功能锻炼）而得到恢复。运动和训练可以防止驼背和异常的侧曲，也是消除已有缺陷的有效方法。同时，运动对胸廓的形状，尤其对其活动性也有很大的影响，可提高肋骨的活动性而加大胸段脊柱的活动范围。因此，功能锻炼对发展脊柱的稳定性和运动性均具有重要作用。

（五）脊柱组织结构的可塑性

在生理负荷下，正常脊柱有两个很重要的特征：①限制脊柱结构位移以保证神经组织不受损伤或刺激。②出现或潜在的神经损伤及因无法承担生理负荷而出现疼痛畸形时，脊柱出现不稳定。

具体来说，负荷在脊柱上产生的应力，会使脊柱的骨组织进行重建，导致脊柱的组织结构发生变化。过大的应力将破坏骨组织的正常稳定性，刺激骨质的异常生长。人体椎骨的大小和组织结构因年龄和性别的不同而有明显差异，如老年女性的椎骨形态细小，骨质疏松多孔，承载能力较弱，因此同样的载荷和屈伸位下，应力较大，而且骨质弹性模量高，强度低，屈伸载荷不明显，在应力刺激作用下，容易产生骨质增生导致椎体表面凹凸不平，压迫周围脊神经、血管等，发生脊椎病的各种疼痛现象。应力也影响着脊柱周围韧带组织结构及其重建，使韧带的形态特征及其纤维的排列方向均与其受力情况一致。

三、脊柱的生物力学

（一）脊柱力学概况

脊柱为人体的中轴支柱，是躯干的活动中心和力的传递枢纽，能够承受挤压、牵拉、弯曲、旋转应力。由于人体的直立姿势产生了脊柱的生理性弯曲，即颈曲、胸曲、腰曲、骶曲，使脊柱的负载和灵活性都相应增加，这样脊柱就成为人体力学结构上一个极其重要的部位。当作用于脊柱的力的规律发生变化时，就会发生脊柱相关疾病。因此分析和研究脊柱生物力学对脊柱相关疾病的预防、诊断、治疗具有非常重要的意义。

我们将椎体细分为皮质骨壳、松质骨核及终板，以此来分析椎体各部分的生物力学特性。完整椎体的强度随着年龄的增加而减低。从 20 岁到 40 岁，椎体的强度降低明显，40 岁以后强度改变不大。在对椎体松质骨强度测试中，载荷－形变曲线显示椎体的松质骨核可以承受很大的压缩载荷，断裂前其形变率高达 9.5%，而相应的皮质骨的形变率还不足 2%；说明椎体损伤首先发生皮质骨断裂，而不是松质骨的显微骨折。终板在脊柱的正常生理活动中承受着很大的压力。终板的断裂有三种形式：中心型、周围型、全板断裂型。其中，中心型在没有退变的椎间盘中最多见；周围型多见于有退变的椎间盘；全板断裂多发生于高载荷时。这是由于无退变的椎间盘受压，在髓核内产生压力，终板的中心部位受压；而退变的椎间盘由纤维环传递压力，终板边缘承受载荷。

脊柱在矢状面有两个曲线，即后凸和前凸，分别为颈椎前凸、胸椎后凸、腰椎前凸和骶椎后凸。脊柱的生理曲度可增加脊柱的弹性，使脊椎能承受比笔直状态时更高的负荷量。脊柱矢状面的正常曲度使得脊柱在灵活运动、承受轴向负荷的同时维持相应的强度及站立姿势的稳定性。矢状面曲度的改变会在很大程度上影响脊柱的力学行为。

脊柱的生理性弯曲使脊柱具有良好的弹性，可以增加脊柱抵抗纵向压缩载荷的能力，有效减轻震荡，保护重要脏器。椎体承载躯干及上肢主要的轴向负荷，椎体所需承载的重量从上到下逐渐增加，椎体本身也逐渐增大，从而保证腰椎能够承受较大的负荷。椎体组成脊柱的前柱，承载80%体重的轴向负荷。后方结构（主要是关节突关节）组成脊柱后柱，向下肢传递20%的轴向负荷。（图1.2.7）当直立时，人体躯干、头部和手臂的质量可对下腰椎产生相当于55%体重的垂直作用力。

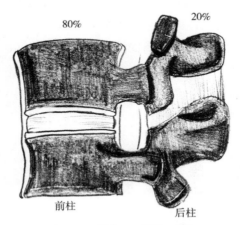

图 1.2.7　椎体所承载轴向负荷

（二）不同体位对脊柱受力的影响

脊柱对外力的承受主要来自肌肉的收缩及脊柱本身的刚性，但主要的稳定来源还是脊柱附近的肌群。若是没有肌群来协助脊柱承受外力，而仅有胸椎及腰椎，则只能承受20～40 N的力，过大的外力则会造成脊柱的折屈。即使人体的肌群及脊柱可抵抗外力，却会因不同的姿势或不同负荷状态而导致脊柱受力的改变。

在人体直立位时，重心线经过第4腰椎的前缘。竖脊肌收缩及脊柱韧带群协助稳定脊柱，腹直肌也会有少许的收缩以支撑脊柱。脊柱周围腰大肌的收缩会改变骨盆的角度，进而影响姿势的变化，最后造成脊柱受力的改变。直立时，骨盆与骶椎的夹角约30°，当人体放松站立时，该夹角低于30°，腰椎前凸曲线变得比较平坦，此时经改变重心线使人体的能量消耗达到最小值，以减少肌群的收缩。

这样的变化主要源于人体姿势的改变而影响重心的变化，而人体为了达到静态的平衡，势必通过肌群的收缩变化来抵抗外力。因此，姿势的调整与脊柱受力分布有密切的关系。在腰椎前凸曲线较平的状态下，给一个较大的垂直压力负荷，所产生的椎间盘纤维应变较小，且不会产生较大的椎间盘压力及韧带张力。但若是给予腰椎一个较大的屈曲角度，则会造成椎间盘髓核压力增加、纤维环应力增加、关节突关节接触力及韧带张力增加。因此，过度的屈曲会导致脊柱结构的变化。但即使如此，腰椎曲线仍不能太直，否则也会导致腰背平直的腰背痛症状。

椎间盘髓核内压力随着人体动作或外在受力的影响而发生改变。一个轻松无负荷的坐姿，其髓核内压力低于站立的姿势；人体在直立时，脊柱受力约 800 N，但改变到端坐时，脊柱受力则增加到 996 N。在人体屈曲时，也会造成重心前移，导致作用力矩的增加，最高达到直立位数倍以上，而在卧位时，髓核内压则明显下降。髓核内压除了反映脊柱受力的变化外，也会造成脊柱在前屈动作下，椎间盘纤维环在前方呈凸出状态，而后方呈张力状态，因此造成内部的髓核往后方挤压。所以一旦椎间盘纤维环破裂或髓核内压力太大，都会导致椎间盘后侧方突出。若在此状态下，再加入扭转动作，则会使椎间盘后侧方突出更加明显。

放松站立时，椎体后部肌肉的活动性很低，特别是颈、腰段。支持躯体重量的脊柱在中立位具有内在的不稳性，躯体重心在水平面的移动，要求对侧有一有效的肌肉活动以维持平衡。因此，躯体重心在前、后、侧方的移位分别需要有背肌、腹肌和腰大肌的活动来保持平衡。

前屈包括脊柱和骨盆两部分运动，开始 60°屈曲由腰椎运动节段完成，此后 25°屈曲由髋关节提供。躯干由屈曲位伸展时，其顺序与上述相反，先是骨盆后倾，然后伸直脊柱。腹肌和腰肌可使脊柱的屈曲开始启动，随着屈曲力矩的增加，竖脊肌的活动逐渐增强，便于控制这种屈曲活动，而骶部肌肉可有效地控制骨盆前倾。脊柱完全屈曲时，竖脊肌不再发挥作用，被抻长而绷紧的脊柱后部韧带使向前的弯矩获得被动性平衡。在后伸的开始和结束时，背肌显示有较强活动，而在中间阶段，背肌的活动很弱，而腹肌的活动随着后伸运动逐渐增加，以控制和调节后伸动作。但做极度或强制性后伸动作时，需要伸肌的参与。（图 1.2.8）脊柱侧屈时竖脊肌及腹肌都产生动力，并由对侧肌肉加以调节。在腰椎完成轴向旋转活动时两侧的背肌和腹肌均产生活动，同侧和对侧肌肉产生协同作用。

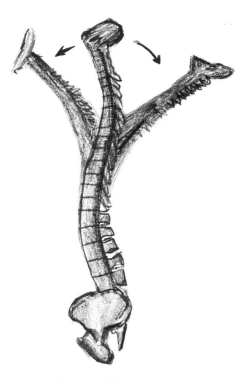

图 1.2.8 脊柱的前屈、后伸

腰椎是脊柱的主要承重部位。放松直立位时，椎间盘压力来自椎间盘内压、检测部位以上的体重和作用在该运动节段的肌肉应力。躯干屈曲和旋转时椎间盘的压应力和拉应力均增加。腰椎载荷在放松坐位状态高于放松直立位状态，有支撑坐位小于无支撑坐位。仰卧位时脊柱承载最小。仰卧位膝伸直时，腰肌对脊柱的拉力可以在腰椎上产生载荷。髋和膝关节有支撑屈曲时，由于腰肌放松使腰椎前凸变直，载荷减小；附加牵引时载荷可以进一步减小。患者仰卧、髋和膝关节支撑下屈曲，脊柱前凸变平，牵引力可更为均匀地分布到整个脊柱。携带重物时，物体重心与脊柱运动中心之间的距离越短，阻力臂越短，脊柱载荷越小。身体前屈位拿起重物时，除了物体重力外，上身重量也产生脊柱剪力，增加脊柱载荷。（表 1.2.1）

　　抬重物和携带物品行走活动时对脊椎负荷的影响因素包括：①物体的位置与脊柱运动中心的关系；②物体的性质，大小、形状、重量和密度；③脊柱前屈或旋转的程度。由于腰椎对弯曲载荷的抵抗能力小于对压缩载荷的抵抗能力，因此抬重物时姿势应尽可能使重物直接以压缩负荷的形式作用于腰椎。重物离脊柱活动中心越近，腰椎所受载荷越低。正确的抬重物方式应为贴身持物、屈膝起立并保持背部的平直，这种姿势可使脊椎所受负荷减小。

　　仰卧位时，脊柱负荷最低，因为体重产生的负荷不用脊柱承受。但仰卧位将膝伸直时，由于髂腰肌的牵拉而对腰椎产生一些负荷。若屈髋屈膝，将髂腰肌放松，腰椎所受负荷将进一步减小。因此牵引治疗时，屈髋屈膝的仰卧位更有利于将牵引力均匀作用于整个脊柱。坐位时腰椎承受的负荷要大于站立位。松弛又无支持的坐姿状态下，腰椎承受的负荷要大于直腰坐位姿势状态。原理在于直腰坐位时，骨盆的前倾和腰椎前凸的增加可使重力的屈曲力矩减小，从而降低腰椎负荷。

表 1.2.1　腰（L3）椎间盘所受的力（Jayson，1987）

体位	所受力（N）
仰卧位	
仰卧清醒	250
半卧位	100
腰麻或截瘫	80
被动牵引 30 秒	250
被动牵引 3 分钟	<100
自体牵引	500
仰卧上肢练习（手握 20 N 重物）	600
仰卧起坐（大范围）	1200
双腿抬起	800
仰卧起坐（小范围，等长收缩）	600
头低位床面倾斜 10°	300
坐位	
直坐（无支持）	700
坐位 100°，腰部靠垫厚 4 cm	450

续表 1.2.1

体位	所受力（N）
坐位 100°，有扶手	400
坐位 100°，有靠背和脚踏板	500
坐办公椅内	500
起坐无扶手	1000
起坐有扶手	700
坐办公椅握 20 N 重物	700
腰前屈每手握 100 N 重物	1400
上举 50 N 重物	1400
站立位	
放松站立	500
咳嗽	700
挺胸大笑	700
平跳	700
腰椎前屈 20°	700
腰椎前屈 40°	1000
腰椎前屈 20°，每手握 100 N 重物	1200
腰椎前屈 20°，旋转 20°，每手握 50 N 重物	2100
上举 100 N，跪、躯干挺直	1700
前平举 100 N，腰椎前屈屈膝伸直	1900
前平举 100 N	1900
腰椎前屈 30°，前平举每手 40 N 重物	1700
腰围支持下腰椎前屈 30°，每手举 40 N 重物	1200

多数脊柱疾患可影响脊柱矢状面的平衡，从而增加脊柱肌肉负荷，产生肌肉疲劳和背痛。人体重心前移可增加脊柱后方肌肉负荷，是导致矢状面失衡的主要原因。

第三节　肩臂部功能解剖

一、肩臂部的骨骼

肩关节是肩部的主要结构，由肩胛骨的关节盂与肱骨上端的肱骨头组成。

（一）锁骨

锁骨（图 1.3.1）为 S 状弯曲的长骨，但无髓腔，锁骨的粗细及外形在不同部位均不相同：外侧端（肩峰端）粗糙而扁宽，末端有卵圆形关节面，向外下，称为肩峰关节面，与肩胛骨的肩峰相接；中间为锁骨体，呈圆柱形而且最窄；内侧端（胸骨端）最为粗大，其末端近似三棱形，有关节面向内下方并稍偏前，称为胸骨关节面，与胸骨柄的锁骨切迹相关节。从外形上看，锁骨内侧部曲度凸向前侧，内侧部占全长的2/3～3/4，前缘中部钝圆，前后缘分别构成锁骨下动脉沟的前、后界，下面的内侧有卵圆形粗面称为肋粗隆，有肋锁韧带附着，下面的外侧有浅纵沟，有锁骨下肌附着；外侧部曲度凸向后侧占全长的1/3～1/4，前缘锐薄凹陷，后缘粗糙凸隆，下面靠近后缘处有一结节，称为喙突粗隆，有喙锁韧带附着，自粗隆有向前外方的粗线，有斜方肌附着。

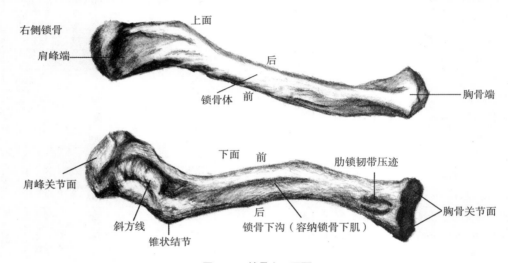

图 1.3.1　锁骨上、下面

锁骨上有 5 条肌肉附着，在外侧，前上面有斜方肌，前下面有三角肌，在内侧，前上缘有胸锁乳突肌锁骨部，前下缘有胸大肌锁骨部，在锁骨中 1/3 下面有锁骨下肌附着。另外，在内侧部后面，尚有部分胸骨舌骨肌附着。（图 1.3.2）

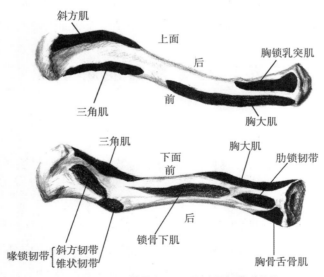

图 1.3.2　锁骨上、下面肌肉及韧带附着处

锁骨骨折常发生于外中 1/3 交界处，即前后曲交界处，该处锁骨最窄，骨折后，内侧骨折端因胸锁乳突肌胜过胸大肌的牵引力向后上方移位，而外侧骨折端在收缩的肌肉及上肢重力的作用下移向前下方。（图 1.3.3）

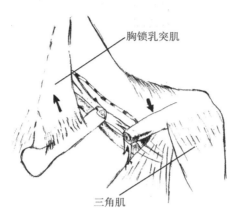

图 1.3.3 锁骨骨折后移位情况

（二）肩胛骨

肩胛骨 (图 1.3.4，图 1.3.5) 属于扁骨，呈不规整三角形，分二面三缘。前面微凸，与胸后上壁相适应，儿童的肩胛骨在平面上没有弯曲，这个弯曲是随上肢功能的增强而逐渐发生的。朝向胸廓的肩胛骨肋面有两三条粗糙的肌附着线，是相当强大的肩胛下肌起始处。

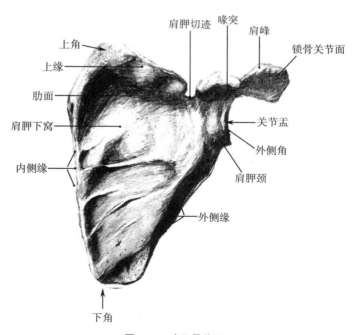

图 1.3.4 肩胛骨前面

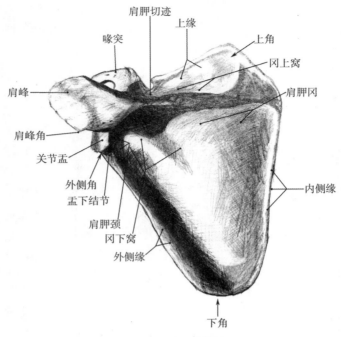

图 1.3.5　肩胛骨背面

　　肩胛骨上缘最薄也最短，其上有一小而深的半圆形切迹，称为肩胛切迹。肩胛切迹之上横过一条短而坚韧的肩胛上横韧带，架于喙突基部和肩胛切迹内侧端之间，合为一孔，其间通过肩胛上神经，有时该韧带可骨化形成骨桥。肩胛骨的内侧缘（脊柱缘）最长，且稍弯向脊柱。外侧缘（腋缘）向下后，最厚，腋缘上有强大的肌肉附着。

　　在肩胛骨的外侧角有一卵圆形的关节盂，向外前，同时微向上，形成肩肱关节的一部分，与髋骨的髋臼相比较，则显得很浅。肩胛骨背面有肩胛冈，向外并微向上，其外端为肩峰，较坚固，朝上的扁平面向外后下倾斜，借位于内侧缘的长卵圆形肩峰关节面与锁骨相关节。

　　肩胛冈外侧缘呈弧形，上端与肩峰下面相续，根部向外移行于肩胛颈，与关节盂的边缘形成一沟，名冈盂切迹。

　　喙突由肩胛颈伸出，位于关节盂的内侧，向前外下。喙突之上是锁骨的外 1/3，借坚强的喙锁韧带相连。喙突由前面遮盖肱骨头，强大而宽阔的喙肩韧带的内侧端附于喙突上面的外侧，该韧带紧张于肩关节上方，能限制肩关节向上运动。喙突上有喙肱肌、胸小肌及肱二头肌短头附着，肌肉猛烈收缩可引起撕裂性横行骨折。肩胛骨除借锁骨与胸骨相连外，与其他躯干骨无任何直接联系，它在胸后壁遮盖第 2～7 肋骨。上肢下垂时，其内侧角（上角）对第 2 肋骨的上缘，肩胛冈的内侧对第 3 肋骨，下角对第 7 肋间隙或第 8 肋骨。

肩胛骨的结构在不同部位有所不同，在肩胛颈、肩峰和肩胛冈基底，骨松质发育良好，但在肩胛骨的内、外侧缘全长则较差。冈上、下窝是肩胛骨最薄的地方，仅由骨密质构成，老年人该处有时具有或大或小的裂孔，系因骨质萎缩所致。肩胛骨骨膜非常明显，特别在靠近肩胛颈处更显著增厚，但除肩胛骨边缘及肩胛骨前面粗糙处外，骨膜较易剥离，这点对施行骨膜下部分肩胛骨切除术有很大便利。

（三）肱骨上端

肱骨头的关节面呈半圆形，朝上、内、后。肱骨头轴与肱骨下端滑车的轴所形成的角度称为扭转角。肱骨头与肱骨干之间有 130°～135° 内倾角，肱骨头内翻时，此角度可以减小至 100° 以下。肱骨头还有后倾角，约 15°。与肩胛骨的关节盂比较，肱骨头的软骨面积较大，在不同运动中，仅有一部分与关节盂相接。在肱骨头的关节面边缘与肱骨结节间有一浅沟，即解剖颈，而外科颈在其下，相当于圆形的骨干与两结节交接处，此处骨皮质突然变薄，骨折好发生于此处。（图 1.3.6）

在肱骨头的前外有大、小结节，大结节上有冈上肌、冈下肌及小圆肌附着，大结节靠外，向下移行为大结节嵴。小结节居前，相当于肱骨头的中心，有肩胛下肌附着，向下移行为小结节嵴。在结节间沟内有肱二头肌的长头腱经过，中年以后肌腱帽逐渐退化。在大结节嵴有胸大肌附着，小结节嵴有背阔肌及大圆肌附着。

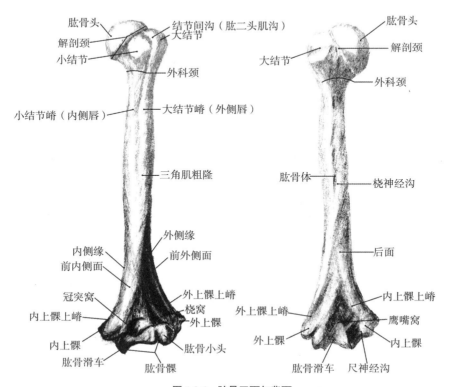

图 1.3.6　肱骨正面与背面

二、肩臂部的关节

肩胛骨通过锁骨及其联结（肩锁关节及胸锁关节）与躯干骨相连，通过肩（肱）关节与自由上肢骨相连，通过周围肌肉（肩胛胸壁关节）将其附连在胸廓上。从而使其自身具有一定的活动性，并增大了上肢的活动范围。

（一）肩肱关节

肩肱关节（图 1.3.7，图 1.3.8）即狭义肩关节，是人体最灵活的关节，主要决定于两个解剖因素：首先，两个关节面显著不相称；其次，关节韧带装置薄弱，对关节稳定作用甚小，而被具弹力的肌肉所代替，使上臂内旋、外旋肌群的肌腱附着于肱骨大、小结节，犹如支持关节的韧带装置。肩肱关节的主要功能为运动，支持重力仅占次要，关节囊松弛，肩胛骨关节盂的关节面很小、很浅，此种结构使肱骨头的运动具有很大灵活性，但其稳固性则远不如髋关节。

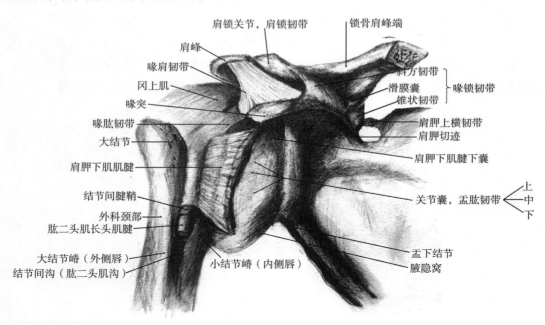

图 1.3.7　肩肱关节（前面观）

1. 支持肩肱关节重力及动力的组织

（1）肩胛骨的关节盂：呈梨状，上窄下宽，关节面浅小，向前、外、下，与肱骨头的关节面极不相称。关节盂的表面覆以一层透明软骨，中央较边缘薄，关节盂的边缘镶以一层纤维软骨，名盂缘，以增加关节盂的深度。有学者认为，盂缘仅是关节囊的延续部分，附着于关节盂，其软骨是一种过渡性组织。关节盂缘切面呈三角形，在儿童，此结构的基底仅与关节盂的边缘相附着，并与透明软骨相混，而在关节囊边缘则与纤维性关节囊相续。在老年人，盂唇的上部游离似软骨盘。关节盂唇前缘如脱落、缺损或关节囊从关节盂唇边缘撕破，可引起习惯性肩肱关节脱位。关节盂的上下各有一突起，名盂上、盂下粗隆，分别为肱二头肌长头及肱三头肌长头附着处。

（2）肱骨头：呈球状，占圆球面积的 1/3，关节面向上、内、后，较肩胛骨关节盂大，故仅有一部分与其接触。肱骨头的后外部如有缺损，亦可引起习惯性肩关节脱位。如将肱骨头与股骨头做比较，后者占圆球面积的 2/3，关节面朝上、内、前。

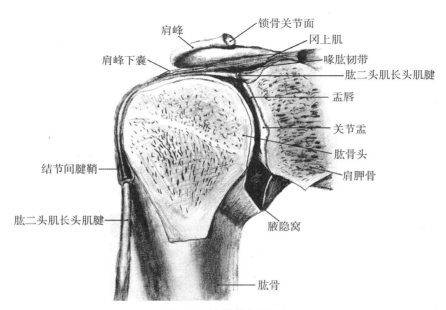

图 1.3.8　肩关节冠状切面

（3）肩峰：位于肱骨头的上后方，朝外、后、下，是防止肱骨头向上脱位的重要结构。当肱骨头上抬时，肱骨大结节正位于肩峰之下，除非肩肱关节在后伸位，外力直接朝向肩前及肩顶，否则不易引起肱骨头的损伤。

（4）喙突：呈臂状，向前、外、下，呈拥抱肱骨头的姿势。在喙突与锁骨外 1/3 之间有坚强的喙锁韧带相连，形成喙锁机制。在喙突与肩峰之间有喙肩韧带，甚为坚强，其内侧起于喙突上面的外侧，组成喙肩弓，为第二肩关节的上界，也是防止肱骨头向上、向内脱位的结构。

2. 保持肩肱关节完整的组织

（1）关节囊（图 1.3.9，图 1.3.10）：关节囊的纤维层由斜行、纵行及环行纤维构成，关节囊的后下部起于关节盂唇的周缘及相邻关节盂的骨质，其前部起点随滑膜隐窝的有无及大小而不同，如有较大滑膜隐窝，纤维性关节囊前部不与盂唇相续，而向内伸展至喙突基底，以后借一薄层纤维组织沿肩胛颈前面反折至盂唇；如无滑膜隐窝，关节囊则起于关节盂唇的周缘及邻近骨质。在远侧，纤维性关节囊的上部止于解剖颈的上部，下部止于肱骨干的骨膜，距肱骨头关节软骨一定距离，纤维性关节囊的内部衬以滑膜，向下沿肱骨解剖颈反转至肱骨头关节软骨的周围，其纤维与关节软骨相混。

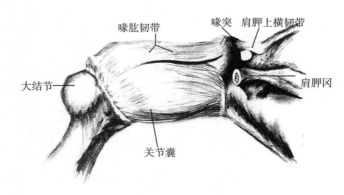

图 1.3.9　肩肱关节的关节囊（后面观）

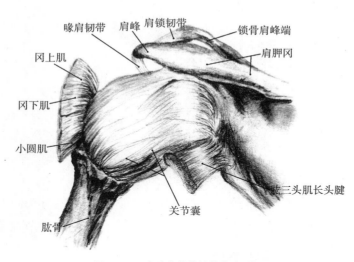

图 1.3.10　肩肱关节的关节囊（后面观）

在关节的前部，滑膜较松弛。在结节间沟部亦向下延长，并反转至肱二头肌长头腱。由于关节囊在上附着于关节盂的周缘，在下附着于肱骨解剖颈，只有在内侧向下至外科颈，因此大、小结节以及外科颈的骨折常是关节囊外骨折。肩肱关节囊内收时呈皱襞状，但在外展时，皱襞逐渐减少并消失，其向下延长部分越过骺线，故在肱骨骨骺分离时，肩肱关节常受影响。

纤维性关节囊甚为松弛，其面积较肱骨头大 2 倍。三角肌或冈上肌萎缩或瘫痪时，肩肱关节因上臂重力关系，自动形成半脱位。

关节囊的前部有盂肱韧带三束加强，关节囊的上部一般不附着于盂唇，此处有短的旋转肌，即小圆肌，冈上、下肌及肩胛下肌组成的肌腱帽加强。这些肌腱长约 2.5 cm，肌腱与关节囊纤维彼此紧密融合，一般很难分开，特别在肱骨结节间沟，更是如此。各肌腱的纤维亦彼此相混，肌腱帽可使肱骨头保持原位。在关节囊下方，有腋神经及旋肱后动脉通过。

（2）韧带

1）喙肩韧带：虽非肩肱关节本身韧带，但为构成第二肩关节上界喙肩弓的组成部分，是肩肱关节上部强有力的屏障，其前后部较厚，宽广的基底起自喙突外缘，以后缩窄，在肩锁关节前止于肩峰尖部的前缘，中部纤维很薄，因此形成两个坚强纤维束。此韧带将肩峰下滑膜囊自肩锁关节隔开，其下面做成肩峰下滑膜囊后部之顶。上臂抬起时，肱骨大结节位于喙肩弓之下，作为肱骨头外展时的支点，喙肩弓与其下的滑膜囊及疏松组织便利肩部浅、深层肌肉滑动。

2）喙肱韧带：为一坚强的纤维束，贴于关节囊上面，可以视作胸小肌的游离部。此韧带起于喙突水平部的外缘，向前下经冈上肌及肩胛下肌之间，其纤维至关节囊并与大、小结节间的肱骨横韧带相连。喙肱韧带如同肱骨头的悬吊韧带，其近侧纤维在外旋时紧张，有约束外旋的作用，并可使肱骨头不致往上脱位。肩关节周围炎时因韧带挛缩，肱骨头处于内旋位，限制肩肱关节的外展外旋。

3）盂肱韧带：为关节囊比较致密的部分，增强关节囊的前部，起于肱骨解剖颈的前下部，向上向内，止于关节盂的盂上粗隆及关节盂唇，与肱二头肌腱相续，分为上、中、下 3 束，称为盂肱上韧带、盂肱中韧带（盂肱内韧带）及盂肱下韧带。这些韧带仅能在关节囊内部看到，有约束肩肱关节外旋的作用。

盂肱上韧带在盂肱韧带中最常存在，较细，与肱二头肌长头腱平行，上部附着于关节盂上极及喙突根部。盂肱上韧带的位置虽属恒定，但其大小常有变异，并随年龄而增厚。

盂肱中韧带在盂肱韧带中，其位置、附着点、长度、宽度及厚度变异最多。

盂肱下韧带呈三角形，其尖附着于盂唇，基底与位于肩胛下肌及肱三头肌间的关节囊相混，因而加厚关节囊的前下部。

在上述韧带中，盂肱中（内）韧带最为重要，位于关节囊的前下部，在肩胛下肌和肱三头肌长头起始部之间的裂隙中，该处构成腋隐窝。如果此韧带缺失，关节囊这部分就会变成薄弱点，容易引起肩肱关节脱位。由于肩肱关节脱位经常发生于上肢外展及外旋时，所以肩胛下肌常为脱位的肱骨所撕裂，行经关节囊前下部内方的腋神经亦常遭受损伤。3 个韧带在引起前方盂唇脱落及骨赘的产生上均起重要作用。

（3）骨骼肌：在不剧烈运动时，骨骼肌对于维持关节稳定方面并不起多大作用，其主要功能仅为供给关节动力。对其他关节来说，尽管关节周围的肌肉发生瘫痪或萎缩，关节本身并不致引起脱位，但在肩肱关节则不然，骨骼肌对于关节的稳定起很重要作用。

肩肱关节肌肉可分为三类：①专供动力的肌肉，如胸大肌、斜方肌等，肌纤维较长。此类肌肉瘫痪时，肩肱关节失去一部分运动功能，但不致引起脱位。②主要作用为稳定关节的位置，次要作用为供给关节动力的肌肉，如冈上肌、冈下肌、小圆肌及肩胛下肌，组成肌腱帽，这类肌肉的纤维较短，肌腱与纤维性关节囊紧密相连，二者不能分开。由于肌腱止于肱骨结节，如同肩肱关节本身有收缩力能控制的韧带。这类肌肉瘫痪时，肩肱关节脱位现象比较显著，同时亦失去部分动力。肩肱关节前脱位时，肩胛下肌腱及冈上肌腱亦往往撕裂。引起肩关节不稳的主要因素是肩胛下肌的长度，如长度加大而显松弛，就有可能引起肩关节不稳。③稳定关节及供给动力并重的肌肉，如三角肌。在此类肌肉瘫痪时，肩关节一面失去部分动力，同时亦略有脱位现象。

如第二、三类肌肉同时瘫痪，不仅肩肱关节的动力失去大半，而且脱位的现象更显著。

肱二头肌长头起于盂上粗隆及关节盂的后唇，它向下越过肱骨头，进入结节间沟。肱二头肌长头腱分三部分：①关节内部分，由盂上粗隆至结节间沟上界；②管状部分，为滑膜鞘包围部分；③关节外部分，由结节间沟下界至腱与肌的移行部。结节间沟前有肱骨横韧带，防止肱二头肌长头腱向外脱位。肱骨外旋时，肱二头肌长头腱横过肱骨头的上部，因而是肱骨头良好的悬挂韧带，同时也是手术时判断肱骨大小结节的良好标志。前臂旋后及肘关节屈曲时，其张力增加，借助于肌腱帽及喙肩韧带，此肌腱可防止肱骨头向外向上移位。

临床及解剖观察，在肩肱关节运动中，肱二头肌腱固定于结节间沟，仅肱骨头在腱的上下滑动，使前臂旋后并使肘屈曲，肱二头肌长头腱紧张，但在结节间沟内并不引起活动。肩肱关节内旋时，肱二头肌长头腱与沟的内侧壁贴紧，此位置对肱二头肌长头腱的作用甚为不利；但当肩肱关节外旋时，肱二头肌长头腱位于肱骨头之顶及中心，并位于沟之底，此位置对肌腱之作用则有利，可压制肱骨头并使上臂外展。在结节间沟处，肱二头肌长头腱非常容易被摩擦。进化过程中，随肱骨扭转及结节间沟前移，手在身体前侧操作，因此使肱二头肌长头腱向结节间沟内侧壁及其附着软组织挤压（如关节囊、肩胛下肌、喙肱韧带），容易遭受损伤。肩部肌腱帽破裂时，肱二头肌长头腱直接与肱骨头及喙肩弓接触，亦可引起损伤。肱二头肌长头容易脱位并能引起肩部疼痛，这种脱位一般朝向内侧。肱二头肌长头腱自结节间沟滑出，可为不完全性，朝向小结节；或为完全性，位于小结节之上。

（二）胸锁关节

胸锁关节由锁骨的胸骨端与胸骨柄的锁骨切迹组成，为球窝状关节。锁骨的胸骨端较大，呈球形，而胸骨的锁骨切迹与第 1 肋软骨形成的关节面呈鞍形，可以摸到，上肢运动时更为明显。胸骨与锁骨的关节面大小很不相称，接触面也很不合适。关节囊围绕关节，上下部较薄，但其余部分为韧带装置所加强，其前后加厚部做成胸锁前、后韧带，十分坚强，胸锁后韧带较前韧带薄而紧张。此外尚有连接对侧锁骨胸骨端的锁骨间韧带及连接锁骨内侧端的肋粗隆与第 1 肋骨和肋软骨间的肋锁韧带（或菱形韧带），这些韧带能稳定胸锁关节，后者并使锁骨连于胸壁上，有限制锁骨胸骨端向上的作用。

关节的韧带装置说明关节囊前下部是较薄弱部分，锁骨的胸骨端容易向前方脱位，有时成为习惯性。如果胸锁韧带或肋锁韧带慢性松弛，可发生胸锁关节半脱位或全脱位。胸锁关节的后部解剖关系十分重要，不但有大血管、气管及食管，同时尚有丰富的静脉网及胸膜顶，但因此处有胸骨甲状肌及胸骨舌骨肌附着于关节囊之后，对其下经过的大血管起一定保护作用。如后脱位，有时可压迫其后的大血管、气管及食管，必须立即复位。在胸骨、锁骨之间存在坚而厚的纤维软骨性关节盘，周围较厚，中心较薄，将关节腔分为上部和下部。

胸锁乳突肌的胸骨头位于关节囊前部的上内侧，与其相贴近。在关节之后有胸骨舌骨肌及胸骨甲状肌，均能辅助加强关节的稳定。锁骨下肌则在其下外侧，对于行经锁骨及第 1 肋骨间的血管、神经起保护作用，同时可以防止锁骨突然向上。在关节的前下部，尚有胸大肌的胸骨头及锁骨头与其相贴近，加强前部稳定。

胸锁关节是肩带与躯干相连的唯一关节，肩肱关节无论向何方向运动，均需要胸锁关节的协同，在肩部抬高时，可使锁骨旋转。此关节因病变而固定时，肩肱关节的运动就会受限制，但此关节因病变所引起的功能障碍远比肩锁关节少。

（三）肩锁关节

肩锁关节由肩胛骨肩峰关节面与锁骨肩峰关节面构成，位于皮下，可以摸到，抬高肩部时，在两骨连接之间可以看到小凹陷。其稳定靠下列装置维持：①关节囊及其加厚部分形成的肩锁韧带；②三角肌及斜方肌的腱性附着部分；③喙锁韧带的锥状韧带及斜方韧带，由喙突至锁骨。此两韧带对于维持肩锁关节的完整性甚为重要，如两韧带完整，只能引起肩锁关节半脱位（图 1.3.11），而完全脱位多伴有此两韧带的断裂（图 1.3.12）。锁骨及肩峰的关节面的方向朝下外，呈卵圆形，易引起锁骨向上脱位；但有时可垂直，或斜行向上外，较为稳定。

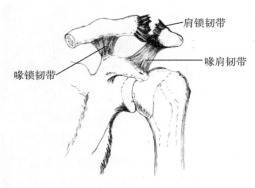

图 1.3.11　肩锁关节半脱位

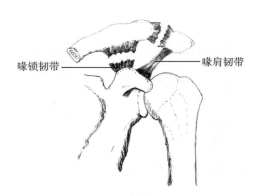

图 1.3.12　肩锁关节全脱位

对肩锁关节稳定性起主要作用的喙锁韧带朝内下，可以防止肩胛骨向内。喙锁韧带按形状分为两部，前外侧部名斜方韧带，后内侧部名锥状韧带，在两韧带之间有时形成小滑膜囊，这两个韧带使锁骨固定于肩胛骨。

（四）肩胛胸壁关节

肩胛胸壁关节虽不具关节的结构，但在功能上应视为肩关节的一部分。肩胛骨与胸壁间的负压对于保持肩胸连接也有很大作用。

肩胛前间隙为位于肩胛骨前面的肩胛下筋膜及胸壁间的狭窄间隙，肩胛骨即沿此间隙而活动，此间隙又被前锯肌分为彼此独立的两个间隙。后肩胛前间隙位于覆盖肩胛下肌的肩胛下筋膜及前锯肌之间，是腋窝的直接延续，该处充填有大量疏松蜂窝组织，腋窝脓肿可蔓延至此间隙。在此间隙内通行的血管、神经有肩胛下动脉及其分支、肩胛下静脉、肩胛下神经及胸背神经。

前肩胛前间隙有两个常见的滑膜囊：①前锯肌内滑膜囊，位于前锯肌深处，在肩胛骨下角的内侧缘，占 5%；②前锯肌下滑膜囊，位于前锯肌和胸廓上外侧部之间的蜂窝组织中。肩胛骨的运动可分为上提、下降、外旋、内旋、外展及内收六种运动。锁骨除在旋转运动时发生在肩锁关节处，大都随肩胛骨一起运动。向上旋转时，肩胛骨下角较内角更向外前，至关节盂朝上；向下旋转时相反，关节盂朝下。正常时肩胛骨与肱骨一起运动，当上臂外展超过 90°时，肩胛骨必须向上旋转。上臂外展并非沿冠状面，而在其前 30°～ 45°，称为肩胛面，如上臂前屈，关节盂必须朝前。

肩关节的运动实际上由肩肱关节、胸锁关节、肩锁关节及肩胛胸壁关节四者互相配合协调，共同作用，形成一个统一体。

上臂的外展与前屈，是由肩肱关节及肩胛胸壁关节作用，在最初 30°外展及 60°前屈时，肩胛骨保持稳定或内外摆动，系肩肱关节作用，其作用范围为 120°，肩胛胸壁间连接运动范围为 60°。肩胛骨如固定不动，上臂只能主动抬起至 90°，被动抬起至

120°，其外展减少 1/3。

在上臂抬起时，锁骨亦起一定作用，肩胛骨在胸壁上的正常旋转有赖胸锁关节及肩锁关节的完整，它们如受到限制，必然影响上臂的外展。胸锁关节在上臂抬起时，可以允许锁骨抬高 40°。由于锁骨肩峰端借坚强的喙锁韧带及肩锁韧带分别与喙突及肩峰相连，锁骨外 1/3 弯曲，旋转时因喙锁韧带延长，关节可做较大程度的活动。

肩肱关节在功能位融合后，依靠肩胛骨与胸壁间连接的代偿，活动幅度仍可达到90°。这主要依靠斜方肌、前锯肌、肩胛提肌和大、小菱形肌的作用，如这些肌肉瘫痪，肩肱关节融合效果就不好。锁骨两端的疾患必然影响上臂抬起，因此在治疗上，对胸锁关节及肩锁关节从不做固定，做肩肱关节融合术，同时切除锁骨的肩峰端，可以增加上臂的外展范围。

三、肩臂部活动功能

上肢通过肩带，前侧以胸锁关节，后侧以强大的肌肉与躯干相连。这种结构使肩部活动范围极大，使上肢极具灵活性。

（一）肩带的运动

当胸锁、肩锁关节及肩胛胸壁间的联合运动，其运动的轴心点在胸锁关节，可做三轴的运动。

（1）前后运动：以胸锁关节为轴心，锁骨连同肩胛做前后运动。此种运动发生在胸锁关节的下腔，即纤维软骨盘与胸骨之间，以此为中心，锁骨带动肩胛前后滑动，其范围可达 10 cm。

（2）上下运动：运动发生在该关节的上腔，即锁骨的胸骨端与纤维软骨盘之间。以此为中心，锁骨可做上下各 20° 的活动，并通过肩锁关节带动肩胛上下运动，其范围可达 8 cm。

（3）旋转运动：以胸锁关节为轴心，锁骨可做前后旋转运动，其旋转范围为 60°，与肩胛骨沿胸壁的旋转度一致。

（二）上臂的运动

（1）臂外展运动：是肩带各关节与盂肱关节联合运动的结果。当肱骨内旋时，臂的外展仅 90°，这是由于此种位置肱骨大结节与肩峰相抵触的结果。如肱骨外旋位，则臂的外展可达 180°，每外展 15°，盂肱关节的运动为 10°，而肩胛的外旋为 5°，两者之比为 2∶1，故臂外展的 180° 中肩胛外旋占 60°。在臂外展的前 90° 中，每外展 10°，锁骨肩峰端上移 4°，同时伴有锁骨的旋后运动。

（2）臂内收运动：范围为 5°～10°，此过程锁骨有旋前运动。

（3）臂前屈运动：范围为 0°～180°。但如肱骨外旋位，臂前屈仅 135°。前屈运动时锁骨有旋后，同时肩胛外移。单纯盂肱关节的前屈仅为 110°。

（4）臂的后伸运动：范围为 0°～60°，伴随有锁骨的旋前及肩胛的内移。

（5）臂的内旋运动：发生在盂肱关节，范围为 0°～90°。如臂在外展位，避开肱骨小结节与肩盂前缘的抵触，则内旋可达 110°。

（6）臂的外旋运动：发生在盂肱关节、臂垂在体侧时，其外旋范围为 45°，这是由于此种位置肱骨大结节与肩盂后缘相抵触。如臂在外展 90°位，外旋范围可达 90°。

（三）肩部肌肉

肩部肌肉众多，有大而有力的肌肉，亦有短小扁平的肌肉，它们联合作用使肩关节既能快速、灵活地多方位运动，又能在运动中保持相当的稳定性。它们或协同，或拮抗，而肩关节处于不同位置时，它们的作用也不相同。

肌腱袖，或称肩袖、旋转袖，为一重要结构，由冈上肌、冈下肌、小圆肌、肩胛下肌构成。肌纤维与关节囊交织紧密，不可分割，共同包绕肱骨头的上方、后方和前方，而止于肱骨解剖颈的上半部，填充在头颈间沟中。其作用是把持肱骨头，紧紧抵住肩盂，成为盂肱关节运动的支点。如其损伤断裂，将影响肩的外展运动。

第四节　颈肩部体表触诊

随着医学的发展和学科的分门别类，解剖学在研究方法、研究重点和研究目的等方面也产生了些许差异，逐渐形成了若干独具特色的分支学科，如系统解剖学、局部解剖学、运动解剖学、手术解剖学以及触诊解剖学等。长久以来，中医学独具特色的治疗手段——手法，一直是中医师，尤其是骨伤科医师治疗疾病的重要方法。因此，中医骨伤科医师学习解剖学知识，做手法的医师学习生物力学的知识，就显得尤为必要。

一、颈部

（一）骨学（骨性标志）

颈椎可触诊的主要骨性标志包括：寰椎后结节及横突、枢椎棘突及横突、第 7 颈椎棘突、第 6 颈椎棘突、第 3 至第 7 颈椎横突以及颈椎的关节突关节。（图 1.4.1）

枕外粗隆位于枕部，是枕骨向后最突出的隆起，是脑部解剖的重要骨性标志。沿此向下，有一凹陷，再向下推摸，可触及一骨突，即为第 2 颈椎棘突。

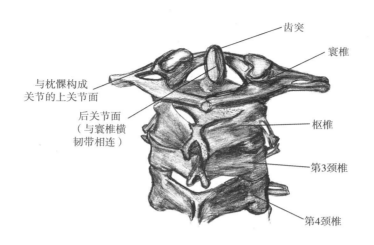

图 1.4.1 颈椎上位椎体后上面观

1. 寰椎后结节及横突

寰椎后结节位于枕后粗隆正中直下。

触诊方法：术者一手扶额部，使颈部略后伸，另一手拇指触及枕骨大孔的后缘及正下方凹陷处，稍加用力即可触及寰椎后结节。（图 1.4.2）

寰椎横突位于下颌骨的下颌头、颈和乳突之间的凹陷处。

触诊方法：嘱患者头部转向左侧约45°，以突显胸锁乳突肌，术者一手食指于右侧颈部上述凹陷处可触及一明显骨性突起，即为寰椎右侧的横突所在。同理可触诊左侧。

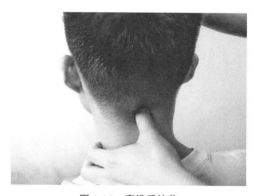

图 1.4.2 寰椎后结节

2. 枢椎棘突及横突

枢椎棘突位于寰椎后结节下方。

触诊方法：触及寰椎后结节后，一手拇指顺势向下滑动，触到的骨性结构即为枢椎棘突，因枢椎棘突较寰椎后结节大，且末端通常分叉，故触诊较明显。（图 1.4.3）枢椎横突位于下颌骨的下颌角后方，胸锁乳突肌前缘。（图 1.4.4）触诊方法与寰椎横突触诊法类似，只不过枢椎横突触诊不是特别明显，但出现寰枢关节紊乱时，通常会出现两侧枢椎横突触诊不对称的现象。

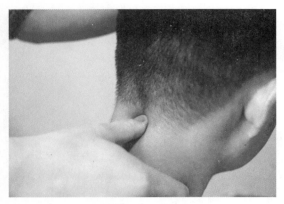

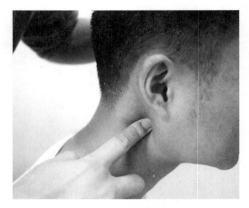

图 1.4.3　枢椎棘突　　　　　　　　　　　图 1.4.4　枢椎横突

3. 第 7 颈椎棘突

第 7 颈椎棘突最长且明显，末端无分叉，易于触诊。

触诊方法：嘱患者颈部前屈约 45°，通常情况下颈胸段脊柱后正中最大、最为明显的骨性突起即为第 7 颈椎棘突。（图 1.4.5）有时为了与第 1 胸椎棘突区别，可嘱患者在低头位左右旋转头部，此时第 7 颈椎棘突可触摸到轻微的活动，而第 1 胸椎棘突则没有任何活动。

4. 第 6 颈椎棘突

确认第 7 颈椎棘突所在位置后，第 6 颈椎棘突则较易触诊。

触诊方法：在第 7 颈椎棘突上方的骨性突起即为第 6 颈椎棘突（图 1.4.6），且在低头位左右旋转时，可触及较第 7 颈椎棘突更为明显的活动。

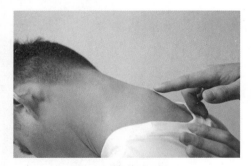

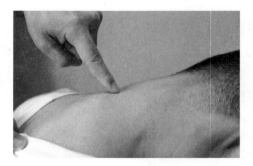

图 1.4.5　第 7 颈椎棘突　　　　　　　　　图 1.4.6　第 6 颈椎棘突

5. 第 3 ～ 7 颈椎横突

因颈椎横突末端分为前后结节，故第 3 ～ 7 颈椎横突触诊不是很明显。

触诊方法：嘱患者头部转向左侧约 60°～ 80°，以突显右侧胸锁乳突肌及斜方肌，术者一手食指在胸锁乳突肌与斜方肌之间由上向下可触诊第 3 ～ 7 颈椎的横突。

6. 颈椎的关节突关节

颈椎的关节突大致呈"半冠状位"，上关节突朝向后上方，下关节突朝向内下方，上下关节突形成关节突关节，这种叠瓦状排列方式，有利于颈椎屈伸，并一定程度上限制颈椎旋转。（图 1.4.7）

触诊方法：术者一手扶患者额部，并使颈部适度后伸，另一手四指稍屈曲后并拢，用指腹于颈后斜方肌颈部肌束的前方，由上至下仔细触诊关节突关节。（图 1.4.8）通常在颈椎小关节紊乱症时，可触及关节突关节有凹凸感，这是触诊时的重要体征。

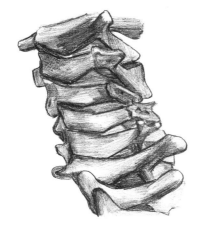

图 1.4.7　叠瓦状关节

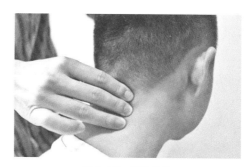

图 1.4.8　触诊关节

（二）肌学（肌肉）

颈段脊柱可触诊的主要肌肉包括胸锁乳突肌、斜角肌、肩胛提肌及斜方肌颈部肌束。

1. 胸锁乳突肌

胸锁乳突肌起自胸骨柄及锁骨的胸骨端，肌束斜向后上方，止于颞骨的乳突。（图 1.4.9）双侧胸锁乳突肌收缩，使头部后仰；单侧收缩，使头屈向同侧，面部转向对侧。胸锁乳突肌的触诊主要分为三部分，即胸骨肌束、锁骨肌束、枕骨（乳突）肌束。

触诊方法：患者坐位，术者立于患者一侧，患者头部转向对侧并稍前屈颈部，以突显同侧胸锁乳突肌，术者右手食指或食中二指，于胸骨柄的胸锁关节处可触及明显隆起的胸锁乳突肌胸骨肌头，胸骨肌束起自此处并垂直向上（图 1.4.10）；令患者稍侧屈颈部，此时于胸锁乳突肌胸骨肌头外侧，附着于锁骨上面中、内 1/3 处，为一浅而斜行的胸锁乳突肌锁骨肌头。胸骨肌束与锁骨肌束斜向后上方，附着于颞骨的乳突处，可触及明显的乳突肌束。

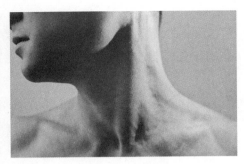
图 1.4.9　胸锁乳突肌

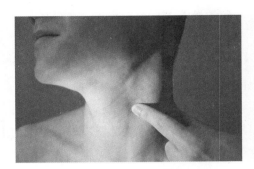
图 1.4.10　胸骨肌束

2. 斜角肌

斜角肌位于颈椎两侧，包括前斜角肌、中斜角肌和后斜角肌。斜角肌属于颈深肌群，与颈椎病、胸廓出口综合征等骨伤科相关疾病关系密切，临床易被忽视。斜角肌均起自颈椎横突，前斜角肌止于第 1 肋骨上的前斜角肌结节，中斜角肌止于第 1 肋骨上前斜角肌结节及锁骨下动脉沟的后方，后斜角肌止于第 2 肋骨的上外侧面。

触诊方法：患者端坐位，术者立于患者侧后方，嘱患者短促呼吸，术者右手食指于患者胸锁乳突肌锁骨肌头稍向后外侧（约一横指），向锁骨肌头深处触诊，可触及前斜角肌肌束。（图 1.4.11）中斜角肌和后斜角肌常常合并触诊，定位前斜角肌后，术者右手食指继续向后、向上方移行触诊，于胸锁乳突肌后缘与肩胛提肌前缘之间形成的夹角内，可触及中、后斜角肌的共同肌腹。（图 1.4.12）

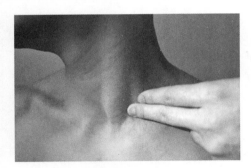
图 1.4.11　前斜角肌

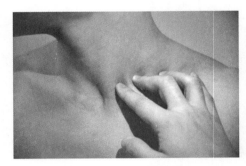
图 1.4.12　中、后斜角肌

3. 肩胛提肌

肩胛提肌位于项部两侧，被斜方肌覆盖。起自第 1 ～ 4 颈椎横突，肌束斜向外下方，止于肩胛骨内上角。（图 1.4.13）肩胛提肌收缩可上提肩胛骨，若肩胛骨固定，可向同侧屈曲颈部。

触诊方法：患者端坐位，术者立于患者右侧，嘱患者做抗阻力侧屈头部及上提肩胛骨，术者右手四指并拢，于患者右侧斜方肌颈部肌束前缘深面及胸锁乳突肌后缘深面之间，可触及肩胛提肌上部肌束。

4. 斜方肌颈部肌束

斜方肌位于项背部上方浅层，分为上、中、下三部肌束，上部肌束斜向外下，中部肌束平行向外，下部肌束斜向外上方，止于锁骨外 1/3、肩胛骨的肩胛冈及肩峰。其中上部肌束为颈部肌束，起自枕外隆突、项韧带。

触诊方法：患者端坐位，术者立于患者右侧，嘱患者做抗阻力侧屈头部及上提肩胛骨，术者右手食指于肩胛提肌上部肌束轻轻按压，此时食指后方垂直向下的即为斜方肌颈部肌束前缘，食指前方为胸锁乳突肌后缘，而下方即为肩胛提肌肌束。（图 1.4.14）

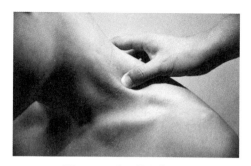

图 1.4.13　肩胛提肌前面观

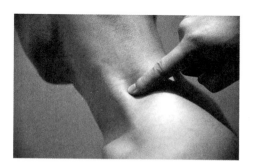

图 1.4.14　斜方肌颈部肌束

（三）神经和血管

颈段脊柱可触诊的主要神经和血管有臂丛神经和锁骨下动脉。（图 1.4.15）

臂丛神经由第 5 ～ 8 颈神经前支及第 1 胸神经前支的大部分组成，经颈根部行于锁骨下动脉上方，再经由锁骨之后进入腋窝。左侧锁骨下动脉起自主动脉弓，右侧起自头臂干，沿肺尖内侧出胸廓上口到颈根部，穿斜角肌间隙向外，横过第 1 肋上面，在其外缘移行为腋动脉。

臂丛神经的锁骨上部分与锁骨下动脉同时穿行于前、中斜角肌和第 1 肋骨之间组成斜角肌间隙。病理情况下，此间隙的狭窄易引起臂丛神经、动脉受压，造成疾病发生，故临床对此间隙及间隙内容物的触诊亦较为重要。（图 1.4.16）

触诊方法：患者端坐位，术者立于患者侧后方，嘱患者向对侧转头，并稍向对侧侧屈，同时肩部外旋、后伸，术者一手食指先触诊定位胸锁乳突肌的锁骨肌头，后用指腹在锁骨中、内 1/3 处上方用力向深处按压，此时感觉指腹下动脉搏动感即为锁骨下动脉。（图 1.4.17）于锁骨下动脉搏动处垂直向上，食、中二指指腹稍用力移行触诊，可触及一紧张而饱满的绳索样结构，即为臂丛神经（图 1.4.18），如用力按压并拨离，可出现上肢放射痛及麻木。

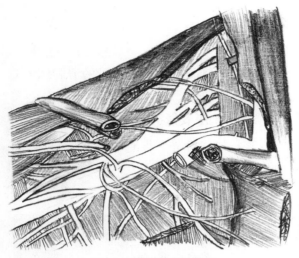

图 1.4.15　颈部血管和神经

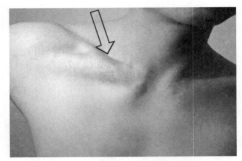

图 1.4.16　体表位置

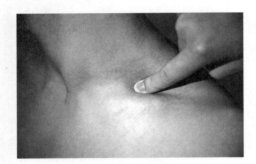

图 1.4.17　锁骨下动脉

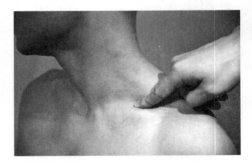

图 1.4.18　臂丛神经

二、肩部

（一）骨学（骨性标志）

肩部可触诊的主要骨性标志包括锁骨胸骨端、锁骨肩峰端、肩胛冈、肩峰角、冈上窝、冈下窝、肩胛骨内侧缘、肩胛骨外侧缘、喙突、肩胛骨上缘、肩胛骨下角、肱骨头、肱骨小结节、结节间沟以及肱骨大结节。

肩胛骨为三角形的扁骨，贴于胸廓后外面，可分为二面（腹侧面和背侧面）、三缘（上缘和内、外侧缘）和三个角［上角（平对第 2 肋）、下角（平对第 7 肋或第 7 肋间隙）、外侧角］。

1. 锁骨胸骨端

锁骨的胸骨端圆隆，有一个关节面与胸骨的锁骨切迹及第 1 肋软骨构成胸锁关节。（图 1.4.19）

触诊方法：首先找到锁骨内侧，即锁骨的中端，向内触寻，在这里锁骨的胸骨端较容易找到。

2. 锁骨肩峰端

锁骨肩峰端上下扁平，与肩峰通过一个卵圆形的关节面相关节。（图 1.4.20）

触诊方法：首先找到锁骨内侧，即锁骨的中端，向外触摸，在这里锁骨的肩峰端较容易找到。

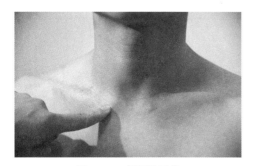

图 1.4.19　锁骨胸骨端

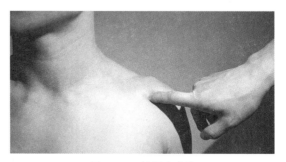

图 1.4.20　锁骨肩峰端

3. 肩胛冈

肩胛冈是一个三角形的骨性结构，横向位于肩胛骨的后面，把肩胛骨的后面分为上 1/4 和下 3/4 两部分。（图 1.4.21）

触诊方法：肩胛冈在外侧肩峰和肩胛骨内侧缘之间，自肩胛冈全长都可以被触及。尽管斜方肌和三角肌都分别附着于肩胛冈，但肩胛冈的上、下唇仍能被辨识。肩胛冈的背侧面易见，并容易被触及。需要注意的是，肩胛冈内侧狭窄，向外侧逐渐扩大，形成肩峰的上面。

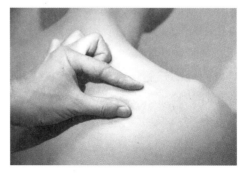

图 1.4.21　肩胛冈

4. 肩峰角

顺着肩胛骨外侧缘向上到达的角，在上肢上部明显的突出附近，叫作肩峰角。

触诊方法：肩峰角与上部脊柱下缘几乎呈直角偏差，且经过肩峰边缘，并且朝向腹侧正中。

5. 冈上窝

肩胛骨的冈上窝位于肩胛骨后面肩胛冈的上方，是冈上肌的附着处。（图 1.4.22）

6. 冈下窝

肩胛骨的冈下窝位于肩胛骨后面肩胛冈的下方，是冈下肌的附着处。（图 1.4.23）

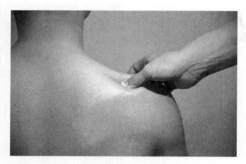

图 1.4.22　冈上窝

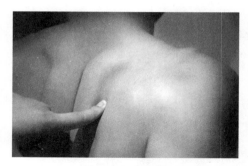

图 1.4.23　冈下窝

7. 肩胛骨内侧缘

上肢内旋会使肩胛骨内侧缘向后翻转，使其成为胸壁的一部分。肩关节的内旋能力允许肩胛骨大限度地向后翻转，以此减少包括喙肱关节在内的一些关节的内部旋转。通常情况下，肩胛骨内侧缘是可见的，但如果竖脊肌和前锯肌功能减弱时，则很难观察到肩胛骨的内侧缘。肩胛骨的内侧缘是肩胛骨三缘中最长的一缘，被肩胛冈内侧端的尖分为上、下两部分。上方是肩胛提肌的附着处，下方是小菱形肌和大菱形肌的附着处。

触诊方法：用指尖轻轻碰触肩胛骨内侧缘的内侧。沿着肩胛骨内侧缘向下，这样定位相对简单，这里的肌肉不多。（图 1.4.24）

8. 肩胛骨外侧缘

肩胛骨的外侧缘在肩关节盂的下方扩大形成一个结节，称为盂下结节，是肱三头肌长头腱的附着处。因为骨面有较厚的肌肉（大圆肌和小圆肌）覆盖，故肩胛骨外侧缘较难触诊。（图 1.4.25）

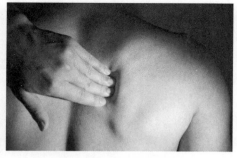

图 1.4.24　肩胛骨内侧缘

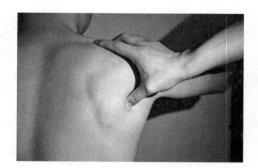

图 1.4.25　肩胛骨外侧缘

9. 喙突

喙突位于肱骨头内侧和锁骨下方。喙突的尖和内侧缘容易触摸到。（图 1.4.26）喙突是胸小肌、喙肱肌以及肱二头肌短头腱的附着处。

触诊方法：肩关节内收时，触寻锁骨下窝内的肌肉活动相对比较简单。喙突是这些肌肉深处偏外侧的骨性边界。为了触寻到明显的凸起，建议采取以下步骤：触诊的手指，放在锁骨下窝内绷紧的肌肉上并停留，通过患者手臂运动使这部分的肌肉放松，此时手指不要移开；随后用食指压向外侧，立刻能感受到喙突边缘内侧的骨性基底；再将食指紧贴中指平放，指腹即可触摸到喙突。

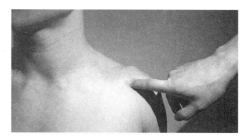

图 1.4.26　喙突

10. 肩胛骨的上缘

肩胛骨的上缘短而薄，它的外界终止于肩胛切迹，肩胛切迹内侧的肩胛骨上缘是肩胛舌骨肌的附着处。（图 1.4.27）

11. 肩胛骨下角

在手臂上举时，肩胛下角是评价肩关节外展运动（朝向脊柱的内旋和外旋运动）程度的标志。（图 1.4.28）

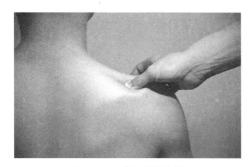

图 1.4.27　肩胛骨的上缘

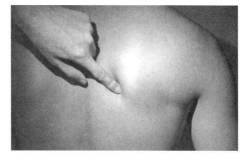

图 1.4.28　肩胛骨下角

触诊手法：肩部可以做环转运动。肩胛骨静止时，肩胛下角也作为目前判断触诊位置的一个体表标志。如果忽略一些无关紧要的肩部运动，可以让患者做上肢上举运动来寻找肩胛下角。肩胛骨的下角为圆形，厚而粗糙，是肩胛骨内、外侧缘的交点。背阔肌有一束变异较大的肌纤维附着于此处。

12. 肱骨头

触诊方法：术者的手呈"马蹄形"控制着患者的肱骨头，要求患者肘关节屈曲90°，肩关节交替旋内和旋外，术者的手指即能感觉到肱骨头在旋转。（图 1.4.29）

注：内旋肩关节时，我们能清楚地触摸到肱骨的大结节和小结节，在两个结节之间，结节间沟也能被清楚地触摸到。

13. 整体触诊

肱骨的三个结构：小结节、结节间沟、大结节。

触诊方法：患者坐位，臂部紧贴躯干，肘关节屈曲90°，前臂旋后。术者数个手指压向胸大肌和三角肌前部肌束之间，然后用另外一只手带动被检查者的上肢外旋。在这种状态下，术者能感觉到手指下的喙突，在喙突的外侧是小结节。再带动患者臂部内旋，就能在手指下成功地触摸到小结节外侧的结节间沟和大结节。（图 1.4.30）

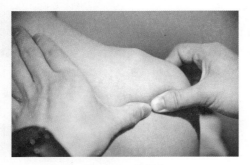

图 1.4.29　肱骨头

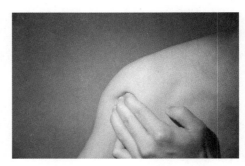

图 1.4.30　小结节、结节间沟、大结节

另一种触诊方法：患者坐位，臂部外展 90°，肘部屈曲 90°。术者站在患者的后面，数个手指压向胸大肌三角肌间沟，另外一只手控制着患者的肘部做快速的小幅度的肩关节旋内、旋外的交替动作。术者手指下即能确诊到最内侧的小结节、最外侧的大结节，两个结构中间的凹陷是结节间沟。

（二）肌学（肌肉）

肩部可触诊的主要肌肉包括胸大肌、胸小肌、锁骨下肌、前锯肌、肩胛下肌、冈上肌、冈下肌、小圆肌、大圆肌、背阔肌及三角肌。"肌腱袖"或称肩袖、旋转袖，是肩部重要的肌肉解剖结构，为肩胛下肌、冈上肌、冈下肌、小圆肌的肌腱经过肩关节的前、上、后方，与关节囊纤维交织形成。其作用是通过肌的收缩使肱骨头与关节盂相接触，加强肩关节的稳定性。

1. 胸大肌的锁骨部肌束

胸大肌是一块厚实、强壮、呈三角形的肌肉，其覆盖着前上胸壁。外侧有其肌腱的尖端。它包括两组功能不同的肌纤维：锁骨纤维和胸骨纤维。锁骨部纤维在内侧与锁骨内侧半相连。胸骨肌纤维在内侧与胸骨柄、胸骨体、上六条肋软骨和肋骨的前面以及腹外肌腱膜的上部有着广泛的联系。外侧胸大肌形成一个宽大的肌腱，与肱骨的二头肌沟外侧唇相连。胸大肌下缘显得比较厚，这是由于其下部肌纤维折叠到其上部肌纤维的后面，在嵌入处形成了一条双层肌腱。（图 1.4.31）

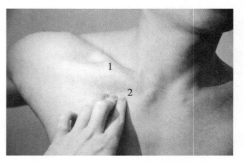

1. 锁骨部肌束；2. 胸骨 – 肋软骨部肌束。
图 1.4.31　胸大肌的锁骨部肌束

触诊方法：术者带动患者臂部外展 90°，肘关节屈曲 90°，前臂向上。术者在患者的臂中部置一个向上的作用力，并要求患者内收臂部。术者用两指触摸锁骨下方，寻找分隔胸大肌的锁骨部肌束和胸骨–肋软骨部肌束的一条沟，以确定胸大肌的锁骨部肌束。

注：与它的名称相符，胸大肌的锁骨部肌束附着于锁骨前缘的内侧 2/3。

2. 胸大肌的胸骨–肋软骨部肌束

触诊方法：患者臂部外展 90°以后，术者用力使其臂部内收，胸大肌的胸骨–肋软骨部肌束和锁骨部肌束之间出现一条沟。此沟由术者右手指示，沟的下方为胸大肌的胸骨–肋软骨部肌束。（图 1.4.32）

3. 胸大肌的腹部肌束

触诊方法：患者上肢外展 90°后，内收肩关节，以抵抗术者在其臂内侧面的阻力。胸大肌的腹部肌束组成了胸大肌的下外侧缘。（图 1.4.33）

注：此肌束附着于腹直肌的筋膜。

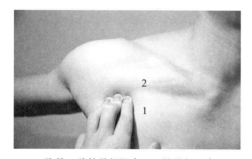

1. 胸骨–肋软骨部肌束；2. 锁骨部肌束。
图 1.4.32　胸大肌的胸骨–肋软骨部肌束

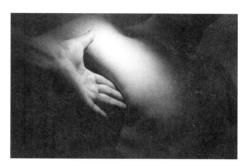

图 1.4.33　胸大肌的腹部肌束

4. 锁骨下肌

触诊方法：术者的整个食指指出了锁骨下肌的位置，此肌肉不易触诊。它起于第 1 肋中部的下面（此处往往有一条凹陷的沟），止于第 1 肋软骨。（图 1.4.34）

注：胸锁关节的韧带活动是锁骨各种运动的关键结构。

5. 胸小肌

触诊方法：患者坐位或仰卧位，术者用一

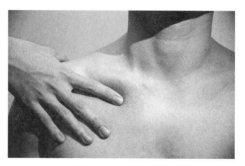

图 1.4.34　锁骨下肌

手托其前臂以支持检查侧的上肢，患者的肘关节屈曲 90°，并放在术者的前臂上，术者支持上肢的手带动患者的肩部向上向内，以放松胸大肌。然后如图 1.4.35 所示，使用数个手指在胸大肌深面触摸，就能找到一块明显的条索状的肌肉，即为胸小肌。胸小肌在胸大肌放松的情况下很容易触诊。为了更好地触摸到此肌，我们可以要求患者做如下的肌肉运动：短促地吸气以运动胸小肌附着的第 3、第 4、第 5 肋（在这种情况下，肌肉的固定点是喙突）；或者带动肩部的近侧端向前，因为胸小肌附着于肩胛骨的喙突，在做此动作时，肌肉的固定点是肋骨。

6. 前锯肌

触诊方法：患者站位或坐位，重复做短促的吸气动作，就可以看到附着于肋骨的指状肌性突起出现在后方的背阔肌和前方的胸大肌之间，此指状突起为附着于肋骨上的前锯肌。（图 1.4.36）

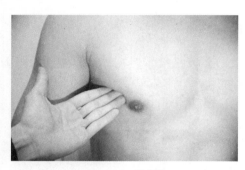

图 1.4.35 胸小肌

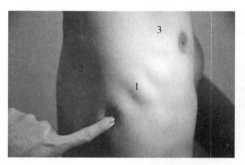

1. 指状肌性突起；2. 背阔肌；3. 胸大肌。

图 1.4.36 前锯肌

7. 肩胛下肌

肩胛下肌位于肩胛下窝，有内收内旋肩关节的作用。

触诊方法：为了能触摸到这条肌肉，必须使肩胛骨与胸廓之间有一定的空间，然后移动手指到肩胛骨的前面，术者手指的外侧为背阔肌，内侧和前方为胸大肌，指腹下为肩胛下肌。（图 1.4.37）

注：胸腔的血管神经束经过此肌的前面。此肌是"肌腱袖"的一部分。

8. 冈上肌

冈上肌起自肩胛后面的冈上窝，外侧附着在肱骨大结节上面，为始动肩关节外展的肌，被斜方肌所覆盖。

触诊方法：患者开始外展上臂，术者能更好地触摸到手指下的此肌，在肩胛冈上方触诊该肌腹，因为它是肩部外展运动的固定肌。（图 1.4.38）

注：此肌是"肌腱袖"的一部分。

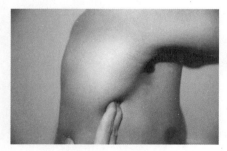

图 1.4.37 肩胛下肌

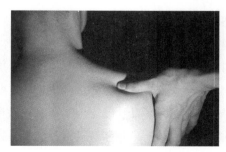

图 1.4.38 冈上肌

9. 冈下肌

冈下肌起自肩胛骨后面的冈下窝，向上走行，外侧附着在肱骨大结节的后面，其作用为外旋肩关节。

触诊方法：患者坐位，术者支持其臂部（肩关节外展90°，肘关节屈曲90°，前臂向上）。要求患者如图1.4.39所示外旋肩关节（带动前臂背面向上和向后）。冈下肌的收缩既能在肩胛骨冈下窝被观察到，也能触摸到。

10. 小圆肌

小圆肌起自肩胛外侧缘，向上走行，外侧嵌入肱骨大结节的后面，其作用为外旋肩关节。

触诊方法：患者坐位，术者用一手支持其臂部（肩关节外展90°，肘关节屈曲90°），患者的前臂旋前，放置于术者的臂部。术者的两指触摸在肩胛骨外侧缘的三角肌和大圆肌之间。让患者外旋肩关节，就能感觉到手指下小圆肌的收缩。（图1.4.40）

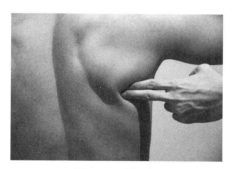

图1.4.39　冈下肌

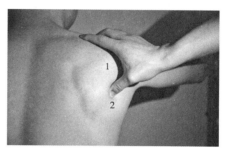

1. 三角肌；2. 大圆肌。
图1.4.40　小圆肌

11. 冈下肌和小圆肌在肱骨上的附着处

触诊方法：为了触摸肱骨上的冈下肌和小圆肌肌腱，术者的拇指放在肩峰后下缘的下方，即可触摸到肱骨大结节的中部和后部，此处分别是冈下肌和小圆肌在肱骨上的附着处。上述操作前，要求患者的前臂前屈、内收和外旋。（图1.4.41）

注：这两块肌肉同样是"肌腱袖"的一部分。

12. 大圆肌

大圆肌起自肩胛下角外侧缘，嵌入肱骨肱二头肌腱沟内缘，有内收内旋肩关节的作用。

触诊方法：患者俯卧或者坐位，检查侧的手背和前臂的后面都朝向骶骨。术者用右手将患者上臂的内侧面向前推，术者左手所指示的即是大圆肌，是一块非常明显的肌性突起。（图1.4.42）

注：此肌附着于冈下窝外侧1/4和下1/3处。

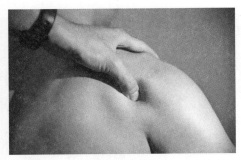

图 1.4.41　冈下肌和小圆肌在肱骨上的附着处

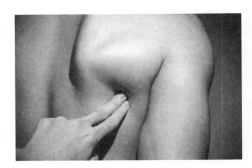

图 1.4.42　大圆肌

13. 背阔肌

背阔肌是一块大的三角形肌肉，位于躯干后部下方。背阔肌向上走行，外侧附着在肱骨上部。背阔肌有着广泛的起始部。起自腰背筋膜下部，第 6 ～ 12 胸椎的棘突，所有腰骶椎，棘上韧带和位于胸、腰椎之间的棘间韧带，以及后部髂嵴顶点的外唇。当背阔肌向上走行，也附着于下三条肋骨和肩胛下角后面。其上由一扁平的韧带相连，该韧带在腋下扭转，附着在肱骨结节间沟内。

触诊方法：术者只需向前托起患者上臂的内侧面，就能触摸到胸廓后外侧部的背阔肌。（图 1.4.43）

14. 三角肌的后部肌束

三角肌位于肩部，起自肩胛冈肩峰和锁骨的肩峰端，止于肱骨三角肌粗隆。主要作用为外展肩关节；另外前部肌束可使肩关节屈和内旋，后部肌束使肩关节伸和外旋。

触诊方法：患者肩关节 90°外展，肘关节屈曲，术者手掌用力托在患者的上臂后下部、肘关节的稍上方，并要求患者水平向后推，此时三角肌的后部肌束可以在肩关节的后部触摸到。（图 1.4.44）

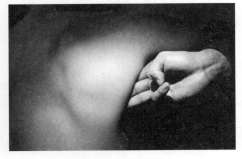

图 1.4.43　背阔肌

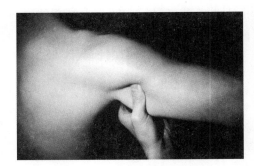

图 1.4.44　三角肌的后部肌束

15. 三角肌的中间部肌束

触诊方法：被检查者的姿势如图 1.4.45。术者的两拇指之间为三角肌的中间部肌束，在前束和后束之间，要求患者肩部外展。

注：三角肌覆盖着肩关节，两者由三角肌下囊分隔开。

16. 三角肌的前部肌束

触诊方法：患者的姿势仍是肩部 90°外展，肘部屈曲，术者拇、食指捏住的是三角肌的前部肌束。要求患者做肩部水平向前推的动作。（图 1.4.45，图 1.4.46）

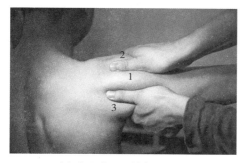

1. 中间部肌束；2. 前束；3. 后束。
图 1.4.45　三角肌的中间部肌束

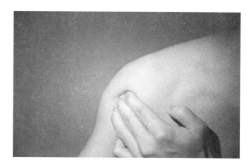

图 1.4.46　三角肌的前部肌束

（三）神经和血管

肩臂部可触诊的主要神经和血管有肱动脉、正中神经和尺神经。

1. 肱动脉

定位喙肱肌以后，患者肩部前屈并外展，检查者两指或数指压向此肌腹的后方，即能触摸到肱动脉的搏动。（图 1.4.47）

注：触诊脉搏必须小心谨慎。正中神经位于肱动脉的浅层。

2. 上臂远侧部的正中神经和肱动脉

首先定位喙肱肌肌腹，患者肩部前屈并外展，术者用两指或数指压向喙肱肌肌腹的后方，并带动其同侧上肢外展至水平位、前臂处于屈和旋前位，术者手指下能触诊到正中神经。沿着正中神经在上臂前内侧面的

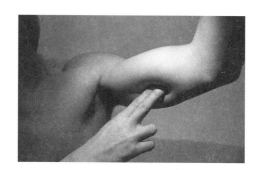

图 1.4.47　肱动脉

走行，一直到肘窝，再向外侧推开肱二头肌，在上臂远侧部，肱动脉与正中神经伴行，也在臂内侧部经过，术者的手指在这一段能触摸到肱动脉的搏动。

注：触诊必须小心谨慎。正中神经与肱动脉伴行，通常神经在动脉的后方。

3. 上臂远侧部的尺神经

在上臂部的上中 1/3 交界处，尺神经向下、向后和向内侧走行，并穿过内侧肌间隔

通过内上髁与鹰嘴之间（尺神经沟），行经上臂后部。触摸肱三头肌内侧头，可在手指下感觉到此神经的转动。

　　触诊方法：如图 1.4.48 所示，为了能更好地触诊此神经，可要求患者肩部尽可能向前，肩外展或不外展，肘部尽可能屈曲，前臂旋前，腕关节后伸。注意不要长时间如此，因为这种姿势尺神经的张力是最大的。

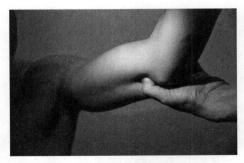

图 1.4.48　上臂远侧部的尺神经

第二章　颈肩痛的流行病学及生理病理

第一节　颈肩痛的流行病学

一、颈肩痛的发病情况

颈痛在全世界范围内有着较高的患病率，相关数据表明 2017 年全球颈痛患病人数约为 2.88 亿，发病人数约为 6531 万。颈痛在全球肌肉骨骼系统疾病中患病率为 18.4%，东亚地区为 29.1%。颈痛的患病率随着年龄的增长而增加，在 70～74 岁年龄组中最高。颈痛是大多数国家造成伤残的主要原因之一，男性和女性由于颈痛导致的伤残损失寿命年在 2017 年全球疾病导致的伤残损失寿命年中分别排名第 11 和第 9。

肩痛是常见的肌肉骨骼系统疾病，其时点患病率为 6.9%～26.0%，年患病率为 4.7%～46.7%，终生患病率为 6.7%～66.7%。肩痛的患病率随着年龄的增长而增加，往往造成长期伤残，女性肩痛的患病率高于男性。相关报道显示肩痛在美国是肌肉骨骼系统疾病中第二常见的主诉，在欧洲是最多的工作缺勤原因，临床报道中导致肩痛的常见疾病包括骨关节炎、关节不稳定、关节囊粘连、肩袖损伤和神经疾病等。肩痛的个体危险因素主要包括性别、肥胖、老年、基础疾病和个体心理因素，高发职业主要包括手工搬运、高于肩高的工作、重复性工作和振动的工作等。

二、颈肩痛的发病因素

颈肩痛的病理生理过程是相当复杂的，但下列因素在颈椎病的产生和复发中起着重要作用。

（一）年龄

颈椎间盘与腰椎间盘一样，在成人是密闭的、不含血管组织，在 20～30 岁后即开始脱水退变，导致功能降低、失稳、膨出，甚至突出及代谢性椎体边缘增生，这些都是导致颈痛的因素。统计表明颈椎病在 30～59 岁年龄段发病率较高，即与此有关，而肩周痛和凝肩则几乎都在 50 岁左右产生。

（二）性别

颈椎病患者女多于男，一项针对体育运动员的调查数据提示女性多于男性，达7：3。由于肩周炎患者老年妇女多，故颈肩痛患者中女性多。女性发病率高的原因，可能与坐位低头工作者女性多有一定联系，还有人认为与女性情绪波动、痛阈低有关。

（三）外伤

在脊椎退变、失稳的基础上，头颈部的外伤更易导致颈椎病的产生和复发。往往与外伤的因素共同作用，使病人突然发病，而且症状往往较重，合并骨折、脱位则给治疗增加困难。

（四）枕头及睡姿的影响

枕头的高度不当或垫的部位不妥，都会导致颈椎内、外平衡的失调。不良的睡眠姿势也会造成同样的不良后果。反复落枕者发生颈椎病较多，有时可以把反复落枕看作颈椎病的先期表现。

（五）不良姿势

在日常生活和工作中，某些人往往习惯于某种不良的姿势，如躺在床上看书，电视机位置过高而不得不长时间仰头观看等。此外，长久的单一姿势工作者，如打字员、绘图员、会计等长期低头工作的人容易或过早产生颈椎病。原因是这些不良的姿势加重了颈椎的退变和损伤过程。

（六）气候与工作环境

潮湿、阴冷可诱发腰背痛，同样可诱发颈肩痛，如夜晚寒冷可诱发肩周粘连，剧痛而影响睡眠。工作环境易透风寒常是引起或诱发肩痛的因素。中医认为"寒主凝滞""寒主收引"，即风寒侵犯颈部肌肉，不但使局部肌肉痉挛、血流凝滞，而且可以导致颈椎内外平衡失调，加重颈椎的失稳状态。特别是在单侧颈肌痉挛时，颈椎两侧肌肉、韧带张力不等，后关节受压不均，更易促使疾病发作。

（七）代谢因素

由于各种原因所造成人体代谢失常者，特别是钙、磷代谢和激素代谢失调者，往往容易产生颈肩痛。

（八）精神因素

从临床实践中发现，情绪不好往往使颈肩痛加重，而颈椎病加重或发作时，病人的情绪往往更不好，很容易激动和发脾气，颈肩痛的症状也更为严重。

三、颈肩部疼痛分类

（一）源自颈肩部软组织的疼痛

源自颈肩部软组织的疼痛主要指颈肩部肌肉、韧带及神经受到急慢性损伤时导致的颈肩部疼痛，如颈肩部肌筋膜炎、落枕等。此类疼痛症状明显、部位局限、有压痛点或激痛点，但无影像学改变。

（二）源自颈脊柱骨关节的疼痛

源自颈脊柱骨关节的疼痛主要是因颈椎骨关节结构改变所导致颈肩部疼痛的疾病，可分类如下：

（1）颈椎骨关节损伤，如急性骨折、脱位，挥鞭性损伤或颈椎过伸性损伤，急性颈椎间盘突出等。

（2）退变性疾病，颈椎退行性病变也是颈肩痛的主要病因，如退变性颈椎失稳、退变性颈椎骨关节炎、后纵韧带骨化、退变性颈椎管狭窄等。

（3）先天性及发育性疾病，如先天性颈椎畸形、发育性颈椎管狭窄等。

（4）炎症性疼痛，如颈椎结核、颈椎类风湿等。

（5）颈椎肿瘤。

（三）源自脊髓及神经丛的疼痛

源自脊髓及神经丛的疼痛主要有脊髓肿瘤、退变增生的骨关节或突出的椎间盘压迫脊髓、神经根或交感神经干及纤维所引起疼痛，如脊髓型颈椎病（cervical spondylotic myelopathy，CSM）、神经根型颈椎病（cervical spondylotic radiculopathy，CSR）、胸廓出口综合征等。

（四）源自肩周疾病引起的疼痛

肩周疾病引起的疼痛主要有：

（1）肩部骨关节损伤，如骨折、脱位、炎症、肿瘤及缺血坏死。

（2）肩周软组织，如肩袖损伤、冈上肌腱断裂、肩峰下滑囊炎、肱二头肌腱鞘炎、冻结肩等。

第二节　痛觉的形成、传导和调节

一、痛觉的形成

痛觉感受器是游离的神经末梢，其本质是化学感受器。伤害性刺激作用于机体时，引起组织损伤，释放某些化学物质如 K^+、H^+、5-羟色胺、前列腺素等，兴奋痛觉感受器，使之产生换能作用，随后产生传入冲动，沿传入通路抵达皮质第一感觉区、第二感觉区等部位，产生痛觉。

国际疼痛研究协会把疼痛定义为一种与急性或潜在损害有关的不愉快的感觉和情感体验。"情感体验"这一名词的认知至关重要，对慢性疼痛综合征认知及治疗方面，心理社会因素（如童年时体验、工作满意度）也是一个重要因素。

颈肩部疼痛包括关节疼痛、韧带疼痛、肌肉疼痛、血管性疼痛、神经根性疼痛、骨性疼痛、椎间盘性疼痛、背侧神经根神经节性疼痛等。源自脊柱不同区域的疼痛在性质、分布和行为方面有各种差异。确定疼痛来源，对于临床医师治疗疼痛具有重要意义。

（一）关节疼痛

关节突关节囊内包括有髓鞘和无髓鞘神经末梢两种纤维。无髓鞘神经纤维被认为是伤害性神经纤维。一些实验表明关节突关节的有害刺激能够导致局部疼痛和牵扯痛。脊柱关节突关节产生的疼痛多为单侧的且被描述为一种深部弥散性疼痛。

关节疼痛可由损伤导致的炎症、机械应力或发生于成熟骨组织的退变引起。滑膜关节囊和椎体间关节中有神经支配的结缔组织，其上压力和化学感受器被激活，极有可能是关节疼痛的原因。

骨骺和干骺端区域的细小的有髓鞘和无髓鞘神经纤维缠绕骨小梁和围绕关节软骨铺展分布开来。这些神经受到的压迫性外力可能是引起关节疼痛的一个因素，因为这能导致软骨下骨的血管充血。关节突关节软骨易于遭受重复负荷产生的大量应力，而且不同的负荷模式也会相应增加腰椎关节突关节的应力。腰椎过伸时，小关节和下位相邻椎板间负荷超出关节负荷能力，因此导致早期的关节退行性病变、关节突关节的退变和关节软骨损害及骨关节炎是脊柱疼痛的原因之一。

（二）韧带疼痛

韧带的伤害性感受器分布丰富，易受机械应力和化学刺激的影响。不同的姿势、位置和活动能引起韧带过度拉伸或变形。而这种变化会对包裹在韧带内的神经末梢产生一个叠加的劳损力量，机械应力能活化伤害性神经末梢。一旦机体的关节组织受到伤害和发生退行性改变，相应的化学物质就会从受损细胞中释放出来，这些化学刺激物质弥散进入韧带，并活化伤害性感受器的神经末梢，从而产生疼痛。

（三）肌肉疼痛

骨骼肌包含一组数量众多的细小的有髓鞘和无髓鞘神经纤维，除了微血管中，它们以网状结构的神经丛形式分布于所有血管周围，并能对化学刺激物做出应答。肌肉产生的疼痛多继发于多种机械原因，如肌肉过度劳损、肌肉断裂、肌肉扭伤、肌肉挫伤和过度使用。这些因素主要依靠引起相关生物化学反应导致疼痛发生，而非组织本身断裂受损。肌肉损伤主要通过修复（瘢痕组织形成）而非再生来完成，修复的组织会对感觉冲动产生一个改变的阻拦作用，因此影响疼痛的保持和敏感性。

乳酸、5-羟色胺、缓激肽和组胺等多种化学刺激物的叠加作用可能引起疼痛。肌肉内血管发生增大变形时，同样会刺激血管壁的伤害性感受器，神经肽释放进肌肉和慢性缺血时，有毒物质的积聚都会产生疼痛。

在一个正常个体中，肌肉长时间的等长收缩和反复收缩均会引起疼痛，这点很容易被感知，尤其在未经训练的人和老年人中。长时间姿势应力容易导致肌肉疲劳引起疼痛。

疼痛、痉挛和触痛三者关系较为复杂。疼痛来源于局部关节病变并非肌肉损伤。疼痛和肌肉触痛可同时发生，而肌张力过高通常不引起疼痛。内脏节段性损伤可导致肌肉疼痛和压痛的发生。

扳机点是骨骼肌或筋膜的紧张带上的应激性过高的一个点。扳机点的特征是压痛明显，而且一些学者提出它们能够引发牵扯痛。目前越来越多证据表明扳机点只是一个附带现象，它只是疼痛引发的结果，并不是疼痛的始发者。因此，扳机点只是痛觉过敏的一个继发区，它本身并没有明显的生理变化。

（四）血管性疼痛

动脉压力增高或静脉充血可能引起疼痛。疼痛与动脉节律性搏动密切相关。血管的搏动能够刺激血管壁周围的神经丛的机械感受器。它们只在运动开始和结束时发生放电，因此只是产生一个搏动的感觉而非持续性疼痛。

椎管内软组织的炎症与静脉充血相关联，因此机械因素或化学因素可导致疼痛。关节囊或韧带等处的机械感受器的机械应力能引起疼痛，组织分解过程中形成的代谢产物也可引起疼痛。如主动脉、股动脉和髂动脉的动脉狭窄会引起腰痛和下肢症状。狭窄的位点影响腰部、臀部、大腿或小腿的症状。狭窄远端的区域发生缺血引起疼痛症状。当肌肉活动需氧量增大时，狭窄的动脉血流不能满足缺血区氧供应，疼痛的症状会进一步加重。

（五）神经根性疼痛

脊柱疼痛主要与神经根有关。脊柱成熟老化或相关疾病引起椎间盘病变、小关节紊乱和节段性不稳，这些病变都能引起神经根性疼痛。脊神经的机械（压力、肌肉牵引）或化学刺激可导致疼痛。

正常的神经受压或拉伸并不会产生疼痛，但是受损的神经受到机械应力压迫时会导致疼痛。炎症本身的生物化学反应使得神经根敏感，因此，一旦神经根受到机械应力时，神经根疼痛症状就会产生。

研究表明，突出髓核的组织匀浆是种化学刺激物，它对神经根形成一种综合的炎症反应，促进神经根纤维化。神经根的炎症或纤维化形成一个物理屏障，阻碍脑脊液中的营养物质通过神经膜。这些综合因素影响神经根缺血症状，反过来进一步影响神经根的营养物质交换。神经根缺血及营养物质缺乏会导致轴突的细微受损。轴突受损后，发生的化学反应可以改变神经根的电生理活动。神经根的去极化阈值下降，因此本身不能产生疼痛的机械应力会启动伤害性应答。

神经根纤维化及其自身的保护鞘降低了其在神经根中的相对活动度，因此，在某些正常和异常机械应力条件下神经根更易于受损。

神经根压力过高改变了它的传导能力，感觉异常与疼痛伴随产生。例行的临床查体能够提示神经受累情况。皮肤感觉的异常、肌力下降或肌肉萎缩及反射消失等提示神经受压的可能。

化学刺激能够增加神经根的机械敏感度。一些临床测试能够对神经根的机械应力耐受情况进行评估。直腿抬高试验就是一个例子。它能够评估腰骶椎神经根的机械敏感度。

畸形神经根疼痛十分剧烈，临床多表现为令人作呕的、撕裂样或烧灼样疼痛。一般来讲，神经远端受累严重。神经根支配区的分布较为清晰，它主要以受累神经根的皮区进行分界。

神经根疼痛有一个延迟过程，导致神经根痛的运动病因开始后数秒，受累肢体的神经根疼痛才开始发生。这些症状通常是高度应激性的，当我们处理伴有神经根疼痛的患者时，应确保这种疼痛并没有被加深恶化，我们应该高度重视这种情况。有人提出了两种理论来阐明这种潜伏期：

其一，神经根的压力选择性地影响不同直径的神经纤维，因此，影响了传导恢复速率和伤害性感受器冲动活动。

其二，肢体运动或脊柱运动转换组织渗出物至组织周围，因此引起更大的机械或化学刺激。

（六）骨性疼痛

骨性疼痛通常被描述成一种不愉快的深部跳动性疼痛，主要由下列原因引起：①新生物——原发性和继发性；②内在的骨疾病，如佩吉特病（Paget病）；③骨折——骨质疏松导致脊柱椎体压缩骨折；④椎静脉的静脉充血；⑤骨髓炎。

尚无证据表明骨赘和骨囊肿本身会引起疼痛。

（七）椎间盘性疼痛

外部的椎间盘的纤维环包括脱髓鞘的神经末梢。椎间盘可能是疼痛的主要原因。

纤维环的游离神经末梢的化学或机械刺激会导致椎间盘源性疼痛。这种疼痛与关节、神经和韧带疼痛不同，为深部的、磨损性疼痛，可以是双侧放射痛，但是多为沿腰部向臀部的一侧放射痛。疼痛有时能够延伸到大腿外上侧，甚至到前腹部。临床试验表明后外侧纤维环的机械刺激可以导致腰痛。

（八）背侧神经根神经节性疼痛

背侧神经根神经节由神经鞘神经供给，其含有对机械刺激也是极为敏感的伤害性感受器，与神经根不同，神经节在即使没有化学刺激的情况下对机械刺激也是极为敏感的，背侧神经根的神经节对机械刺激压迫极为脆弱，比如突出的椎间盘和椎间孔的骨赘。

二、痛觉的传导与调节机制

疼痛由能使机体组织受损伤或破坏的刺激作用所引起，是一种对周围环境的保护性适应方式，这种致痛刺激在疼痛感受器接收之后，经过不同水平的痛觉传导路，最后到达脑，引起疼痛感觉。

（一）感受器和传入神经纤维

痛觉的感受器为游离神经末梢，它广泛分布在皮肤各层、小血管和毛细血管旁结缔组织、腹膜脏层和壁层、黏膜下层等处，任何外界的或体内的伤害性刺激（物理的或化学的）均可导致局部组织破坏，释放 K^+、H^+、组胺、缓激肽、5-羟色胺、乙酰胆碱（Ach）和 P 物质等内源性致痛因子，这类游离神经末梢对缓激肽等化学刺激特别敏感，称之为化学性感受器。

传导痛觉冲动的纤维属于最细的 Aδ 和 C 纤维，并认为 Aδ 纤维传导刺痛，而 C 纤维传导灼痛。但必须指出，并非所有的 Aδ 纤维和 C 纤维都只传导伤害性刺激，它们也传导触、压、温、冷等感觉信息。而痛觉也并非仅由细纤维（Aδ 或 C 纤维）传导，也可由达到一定的空间和时间构型的粗纤维（Aα 纤维）传导。

（二）疼痛在中枢神经系统中的传导途径

痛觉传导通路比较复杂，至今仍不很清楚。一般认为，与痛觉的传导有关的脊髓上行通路有以下几种。

1. 躯干、四肢的痛觉通路

（1）新脊-丘束：外周神经的细纤维由后根的外侧部进入脊髓，然后在后角换元，再发出纤维上行，在中央管前交叉到对侧的前外侧索内，沿脊髓丘脑侧束的外侧部上行，抵达丘脑腹后外侧核（VPL）。此神经纤维束在种系发生上出现较晚，故称新脊-丘束。该束传递的信息可经丘脑的特异感觉核群（即 VPL）投射到大脑皮质的中央后回上 2/3 处，具有精确的分析定位能力，这和刺痛（快痛）的形成有关。

（2）旧脊-丘束或脊-网-丘束：该束也是由后角细胞的轴突组成，交叉后沿脊髓丘脑侧束的内侧部上行。旧脊-丘束的纤维分布弥散，长短不一。在上行途中多数纤维终止在脑干的内侧网状结构、中脑被盖和中央灰质区等处，再经中间神经元的多级转换传递，达到丘脑的髓板内核群以及下丘脑、边缘系统等结构。其中短的纤维就是脊髓网状束。还有少量最长的纤维直达丘脑的内侧核群。由于在低等动物就有此束，故称旧脊-丘束，与脊网束、脊髓中脑纤维合称旁中央上行系统。该束传递的信息主要和内侧丘脑、下丘脑及边缘系统相联系，在功能上它和灼痛（慢痛）时所伴随的强烈情绪反应和内脏活动密切相关。

（3）脊-颈束：该束的神经元细胞体也位于脊髓后角 Rexed Ⅳ、Ⅴ 层内，接受来自同侧肌皮神经的传入，其轴突沿外侧索的背内侧部分上行，投射到脊髓第 1～2 颈节的外侧颈核内，后者再发出纤维通过对侧的内侧丘系投射到丘脑的 VPL 及内侧膝状体大细胞区的内侧部，再由此换元向大脑皮质投射（主要在第二躯体感觉区）。脊-颈束在动物被认为是传导痛觉信息的主要通路。

（4）后索-内侧丘系：外周神经的 A 类粗纤维由后根的内侧部进入脊髓，经薄束和楔束上行，在脑干的下部与薄束核和楔束核发生突触联系。自此发出轴突组成内侧丘系，到达对侧丘脑的 VPL，对来自躯体、四肢精细的触觉、运动觉、位置觉进行辨别。虽然此束不是痛觉的传导通路，但它可能参与痛觉的中枢整合过程。它传导迅速，能完成闸门学说中中枢控制系统的功能，对闸门控制系统起作用。

（5）脊髓固有束：伤害性冲动由 C 类细纤维传导进入脊髓后在后角换元，沿脊髓灰质周围的固有束上行，既是多突触传递，又是反复双侧交叉，这与慢痛的情绪反应有关。

2. 头面部的痛觉通路

头面部痛觉主要由三叉神经传入纤维传导，它们第一级神经元细胞体位于三叉神经半月神经节，其轴突终止于三叉神经感觉主核和三叉神经脊束核。由此换元发出纤维越过对侧，组成三叉丘系，投射到丘脑腹后内侧核（VPM）；发自感觉主核背内侧份的一小束不交叉纤维，投射到同侧的 VPM。自 VPM 发出的纤维，经内囊枕部投射至大脑皮质的中央后回下 1/3 处。

3. 内脏痛觉通路

大部分腹、盆部器官的内脏痛主要由交感神经传导，从膀胱颈、前列腺、尿道、子宫来的痛觉冲动是经过副交感神经（盆神经）传到脊髓的，在脊髓后角（有人认为在 Rexed Ⅴ 层）换元，其轴突可在同侧或对侧脊髓前外侧索上升，伴行于脊髓丘脑束上行达丘脑 VPM，然后投射到大脑皮质。经面、舌咽、迷走神经传入的痛觉冲动，传到延髓孤束核，由孤束核发出上行纤维，可能在网状结构换元后向丘脑、丘脑下部投射。内脏痛觉传入纤维进入脊髓后也可由固有束上行，经多次中继，再经灰质后连合交叉到对侧网状结构，在网状结构换元后上行到丘脑髓板内核群和丘脑下部，然后投射到大脑皮质和边缘皮质。

内脏痛的传入途径比较分散，即一个脏器的传入纤维可经几个节段的脊髓进入中枢，而一条脊神经又可含几个脏器的传入纤维，因此内脏痛往往是弥散的，而且定位不明确。

（三）疼痛在脊髓水平的整合

脊髓是痛觉信号处理的初级中枢。伤害性刺激的信号由细纤维传入脊髓后角，在那里加工后，一部分作用于前角运动细胞，引起局部的防御性反射如屈肌反射等，而另一部分则再继续向上传递。

神经解剖学和神经生理学的研究表明，脊髓后角细胞可分成若干层，各层细胞有不同的生理特性。后角中感受伤害性刺激的细胞集中在 Rexed I 层（边缘层，marginal layer）和 V 层。I 层中对伤害性刺激起反应的细胞占多数。V 层细胞对触、压、温度及伤害性刺激等各种刺激都能发生反应，而对伤害性刺激的反应具有高频持续放电的特殊形式，被称为广动力型细胞。镇痛药、麻醉药能选择性地抑制该层细胞的活动。后角 V 层细胞在传递伤害性信号中起着主要的作用。II 层细胞（胶状质细胞）其轴突走行距离短，对伤害性刺激起调节作用。神经组织化学研究证明，P 物质存在于脊髓初级传入纤维，特别是细的伤害性传入纤维末梢部位。切断后根，此区的 P 物质便明显减少，刺激后根神经纤维则该区的 P 物质含量增多。免疫组织化学研究还证明，脊髓后角有密集的阿片受体和丰富的脑啡肽。切断后根，该区的阿片受体显著减少，但并不影响脑啡肽的含量。初级传入纤维末梢分布有阿片受体，而胶状质内脑啡肽神经元是局部的中间神经元，它与初级传入纤维末梢形成突触联系。伤害性刺激的传入受到高位中枢下行的抑制，脑干下行抑制系统中 5–羟色胺能神经元下行纤维可能先作用于胶状质中脑啡肽能中间神经元，后者释放脑啡肽作用于传入纤维的阿片受体，而抑制 P 物质的释放（突触前抑制），因而使感觉冲动的传入受抑制，另一方面，也可能有突触后抑制，即脑啡肽作用于突触后，抑制第二级感觉神经元而产生镇痛效应。

在脊髓后角或脊颈束观察到不同传入冲动的相互作用，看到粗纤维传入冲动可抑制痛敏细胞的放电。根据后根电位和微电极纤维内记录的观察，认为刺激粗纤维主要引起负的后根电位和初级传入纤维末梢去极化，因而具有突触前抑制效应，刺激细纤维可引起正的后根电位和初级传入纤维末梢超极化，从而有一定的易化作用，看来，各种传入冲动在脊髓的整合中，除有突触前抑制参与外，还有突触后抑制的参与。

（四）疼痛在脊髓以上水平的整合

1. 脑干

脑干网状结构是多种感觉传入冲动汇集处，非伤害性信号和伤害性信号可相互影响，或是加强，或是抑制，以进行各种传入信号的综合处理。中脑中央灰质和延髓头端腹内侧网状结构（rostral ventromedial medulla，RVM）都是脑干的重要痛觉调制结构，它们是旁中央上行系统的组成部分，接受来自脊髓前外侧索的部分痛觉传入。

2. 丘脑

丘脑是各种感觉信息（除嗅觉外）进入大脑皮质形成主观感觉以前的最重要的整合中枢。丘脑接受来自脊髓、脑干的纤维投射，经过丘脑的中继投射到大脑皮质。主要包括腹侧核群、髓板内核群以及丘脑后区。

3. 边缘系统和基底神经节

在疼痛时常伴随着强烈的情绪变化，这与边缘系统的功能有关。尾核是基底神经节中最大的一个核团，刺激尾核能产生镇痛作用，在一定范围内，随着对尾核刺激强度的加大，痛阈也随之升高，停止刺激，镇痛作用可持续几分钟之久。临床上电刺激尾核常常可以满意地缓解癌症病人的顽痛。

4. 大脑皮质

这是多种感觉信号进入意识领域形成感觉的重要部位。在临床上观察到，大脑皮质受损伤时有暂时的感觉丧失，以后痛觉很快恢复，但对疼痛精确分辨的能力则恢复得很慢，也很差。直接刺激大脑皮质并不唤起痛觉，而刺激丘外系的纤维和核团才可产生疼痛。因此大脑皮质的功能似在于对痛觉的分辨而不是痛觉的感受。

（五）内源性痛觉调制系统

1. 概述

20世纪70年代有人提出了内源性痛觉调制系统（endogenous pain modulating system）的概念，也有人称之为内源性镇痛系统。目前所认为的内源性痛觉调制系统，一般是以中脑导水管周围灰质（periaqueductal gray matter，PAG）为核心，联结延髓头端腹内侧网状结构，通过下行抑制通路对脊髓背角的痛觉初级传入活动进行调节。

2. 中脑导水管周围灰质

PAG是内源性痛觉调制系统中上行与下行通路中的一个重要结构。它在痛觉调制中的重要性在于凡是由激活更高级中枢所产生的镇痛效应，都被证明是通过它才起作用的。大量实验结果表明，吗啡镇痛、针刺镇痛、电刺激间脑和边缘系统中一些与镇痛有关的核团（尾核、下丘脑、隔区、伏隔核等）产生的镇痛效应，都可被注入微量阿片受体拮抗剂纳洛酮于PAG而部分阻断。电刺激PAG或注射吗啡于PAG之所以镇痛，是由于激活了下行抑制系统。

3. 延髓头端腹内侧网状结构及下行抑制系统

目前多数学者认为PAG的下行抑制需经延髓头端腹内侧网状结构，沿着背外侧索下行到脊髓后角，而且在正常情况下对下级中枢的神经元有张力性控制作用。从

RVM 下行的通路主要包括中缝脊髓系统、中缝旁脊髓系统［包括外侧网状旁巨细胞核（Rpgl）、网状旁巨细胞核（Rpg）腹侧的网状巨细胞核的 α 部分］。

总之，内源性痛觉调制系统这一概念的提出以及有关下行抑制作用的深入研究，是近年来在痛觉研究方面的一个重要成就。在汇集脑的高级部位的各种传出活动对脊髓痛觉信号的传导起调制影响时，PAG 和 RVM 起着最后驿站或共同通路的作用。但这并不意味着 PAG 和 RVM 只有下行性的影响作用。大量实验证明这些结构有不少上行的投射支配中脑及前脑结构，它们的上行性作用在痛觉调制过程中也可能起着重要的作用。

第三节　颈肩部疼痛的组织特性

一、椎间盘源性疼痛

由椎间盘内部结构变化引起的疼痛，即椎间盘源性疼痛。正常椎间盘主要由髓核、外层的纤维环及两者之间的过渡区构成。成纤维细胞和软骨样细胞镶嵌于细胞外基质之中。椎间盘内含有大量胶原分子，其中 I 型胶原占纤维环胶原干重的 70%，占髓核胶原干重的 20%，主要起传递椎间盘内张力的作用。髓核的主要胶原成分是 II 型胶原，软骨样细胞游离其间，还有大量的蛋白多糖分子，蛋白多糖分子通过与水分子结合保持髓核内的水分。椎间盘的上下方是由透明软骨构成的终板，椎间盘内无血供，其营养供应和代谢产物排出均通过终板扩散。大量研究表明，衰老、吸烟、交通工具的振动、过度的轴向负荷可以加速椎间盘的退变。椎间盘退变过程中，I 型胶原的含量显著增加，II 型胶原含量减少，由其构成的聚蛋白多糖分子也明显减少。大量亲水物质的丢失导致椎间盘吸收和分散载荷的能力大大下降。最后，退变的椎间盘内的压力负荷在各个方向上的分布不再均匀，这些承重和载荷分布上的改变将导致椎间盘内某些部位的高压力，从而使局部的组织结构受损。退变的椎间盘组织可以自行分泌多种炎性介质，如一氧化氮、白细胞介素-1、白细胞介素-6、肿瘤坏死因子-α、前列腺素 E_2 及基质金属蛋白酶等大大增加。

健康的椎间盘仅在纤维环外 1/3 可发现有神经末梢分布。研究显示椎间盘源性疼痛病变椎间盘内炎症介质的含量非常高，炎症介质作用于窦椎神经末端的伤害感受器，可直接导致电生理变化或使其极其敏感，在轻微的机械压力刺激下也可产生神经冲动。也有学者提出"鞋内石子假说"，即退变的椎间盘的髓核由胶原或蛋白多糖构成的同源结构变为含胶原碎片或终板碎片，有时可进入松弛的椎间盘混合物内部，当身体处于某些活动体位时，这些孤立的碎片就可以成为主要负重区，引起急性疼痛。

椎间盘造影术能鉴别椎间盘源性疼痛和神经源性疼痛。造影时仅用针头触及椎间盘前表面,就能引起"肩胛带部"或"肩胛间部"疼痛。通过造影针注入少量麻醉剂后,疼痛随之消失。进行造影时,根据髓核突出的部位和方向,可出现各种形式的肩胛部疼痛,可推断髓核突出部位位于椎间盘内,引起牵涉性痛的部位在"肩胛带部"或"肩胛间部",这种牵涉痛没有明确的定位价值。上位颈椎间盘的牵涉性痛位置较高,下位者则更偏向尾侧。

二、硬脊膜及神经根

颈部在中立位时,尤其当颈部屈曲时,神经根在其张力的生理范围内被拉紧,位于椎间孔的最上部,与椎弓根下面相接触。颈部在伸展位时,硬膜呈折曲或皱纹状外观,神经根也变得松弛,更加垂直于脊髓,并在椎间孔内下降而脱离于与上方椎弓根的接触。神经根损伤的病理必须包括椎间孔腔隙的缩小,无论是由于椎间盘退行性病变、骨赘或椎间盘突出引起的前方侵害,关节突关节炎症导致的后方侵害和由神经根鞘内的炎症或纤维化压迫神经,混合神经在穿出椎间孔之前,其运动与感觉部分仍保持分离。神经的运动根(腹根)紧贴钩椎关节,感觉根(背根)则靠近关节突及其关节囊,这种关系具有重要的临床意义。硬脊膜伴随神经根穿过椎间孔到达孔的外缘。神经根在椎间孔内只占据1/5,其余空隙被许多其他组织充满,这些组织可因炎症反应及肿胀而致病。

硬脊膜也由窦椎神经支配,椎管和椎间孔内的神经根显然是一种对疼痛敏感的组织。引起神经根疼痛的刺激可能发生在三个部位:①神经根硬膜鞘的神经纤维;②背根(感觉根)受累;③运动根的感觉纤维。压迫、牵拉神经和硬膜鞘导致血液循环障碍,很可能因缺血而引起神经痛。有学者曾做动物实验,对神经根施以压力,当压力不超过 $436 \sim 463$ g 时,去除压力,神经根传导功能尚可恢复;如超过 545 g,则不可逆转,而造成神经根损害。神经根受压后的病理生理改变主要为神经传导阻滞及缺血性改变。

三、颈交感神经

在颈部,交感神经系统有两个主要部分,即交感链和椎神经。所有的颈部交感神经节都是灰色无髓鞘的节后神经。它们起自交感神经节,并在神经节内同胸髓发出的上行白色节前纤维相接触。颈部交感神经的第二部分为椎神经和椎丛。椎神经被认为是沿椎动脉走行,位于横突的椎动脉孔内。椎动脉走行中的任意部位受到刺激时,都可以刺激椎神经。

颈椎部位的退行性改变和其他疾患可以引起交感神经功能障碍。如果颈椎横突前移或后移,也可引起颈交感节受到牵拉、压迫;椎间孔变形、变窄,使脊膜返回支中的交感神经纤维受到刺激或压迫,也可引起交感神经功能紊乱。颈上、中、下交感神经节及胸 2～5 交感节组成心丛，所以颈椎病在某些病例可引起心律失常。若同时有颈 3～4 及胸 1～5 受累，则可引起类似冠心病心绞痛的症状。下颈椎交感型颈椎病，可引起上肢三种类型反射性交感神经营养不良表现。这类病例多无节段性神经根痛，在颈 5～6 或颈 4～5 受刺激时，表现为肩关节周围炎，颈 6～7 受刺激时表现为骨萎缩，如同时有颈 4～7 交感神经受刺激，则出现肩－手综合征。有血管舒缩功能的椎神经受到刺激可能出现三种类型的临床症状，称为巴列－留（Bae-Lieoce）综合征，此综合征包括头痛、眩晕、耳鸣、鼻功能失调、面部疼痛、面部潮红和咽部感觉异常。

四、韧带和关节囊

黄韧带和棘突间韧带对疼痛刺激并不敏感。关节突关节的滑膜富有感觉神经和支配血管运动的交感神经。当这些滑膜的神经和血管遭受刺激、挤压或其他炎症累及时，能够产生显著的和相当剧烈的疼痛，并且波及邻近组织，产生牵涉性疼痛。颈部所谓"关节痛"主要来源于关节周围的关节囊组织。骨性关节炎的疼痛症状可能是由于关节囊增厚而关节活动受限所致。颈部活动时，牵拉关节周围增厚和挛缩的组织，从而引起疼痛。颈部滑膜关节的明显骨侵蚀，而且相对的关节面不平滑时，可引起一种"摩擦感"和"摩擦音"。

椎间盘和关节突关节变性所引起的椎间孔狭窄能造成神经后根的损害，它特别容易发生在后根与脊神经节的连接部或神经节本身，而前根很少遭到损害。颈 6 和颈 7 神经根受损害最常见，也最严重，它会引起从臂桡侧到手指的疼痛和麻木。因为颈椎中部的活动度最大，成角亦最大，所以椎间盘变性程度也最严重。头部突然或过度旋转可使一对或多对关节面的活动超过其正常范围，要超出此范围，就要过度牵张关节囊并将韧带拉长，此时关节面之间失去其正常对合关系。产生疼痛的原因是：①关节囊被拉紧和撕裂；②滑膜受撞击而出现关节囊肿胀；③关节突关节肿胀使椎间孔缩小，挤压神经根和其他组织。

五、肌源性疼痛

脊神经腹根受到刺激引起疼痛为肌源性疼痛。肌源性疼痛主要是肌肉缺血、缺氧、代谢产物堆积所致。

肌肉正常的收缩、舒张交替活动不致引起疼痛和疲劳。生活状态下每次收缩期后，必然有一个舒张期，在舒张期肌肉毛细血管开放带进新鲜氧气，并清除聚积的代谢产物。然而颈椎病时肌肉异常兴奋，导致肌肉持续性不间断收缩，痉挛状态破坏了收缩期与舒张期交替规律，造成肌肉缺氧和代谢产物堆积，导致缺血性疼痛。

颈部急剧扭伤，如挥鞭样损伤，颈肌强力等张收缩造成肌内压增高，毛细血管萎缩，肌纤维撕裂。颈部肌肉等张收缩，造成慢性疼痛性肌炎。颈椎姿势不正，长时间低头或精神紧张等原因，颈部处于静态下颈肌持续紧张收缩。这种等长收缩比等张收缩肌内压力更高，缺血、缺氧更严重。表现为颈部僵硬，触之如皮革样改变。由于运动单元和邻近其他运动单元之间同时放电或脊髓兴奋引起肌肉痉挛性收缩，常见胸锁乳突肌、前斜角肌痉挛等，颈部活动明显受限。

第四节　常见疼痛性质及临床特征

疼痛作为继呼吸、血压、脉搏、体温之后的第五大生命体征，越来越受到人们的重视。依据国际疼痛研究学会（IASP）对疼痛的定义，颈肩部疼痛为一种与颈肩部组织损伤或潜在组织损伤相关的感觉、情感、认知和社会维度的痛苦体验。疼痛性质对颈肩部疼痛性疾病的诊断有着重要意义。

一、颈肩部疼痛主要分型

依据疼痛传入神经纤维的不同，疼痛可以分为以下三种：

（1）刺痛：刺激冲动是经外周神经中的 Aδ 纤维传入中枢的，痛觉主观体验的特征是位置明确，痛觉形成快，去除刺激后立即消失。

（2）灼痛：一般认为此类性质的痛觉信号是经外周神经中的 C 类纤维传入的，其主观体验的特征是位置不明确，痛觉形成慢，常常在受刺激 0.5～10 秒后才出现，而去除刺激后，需持续几秒钟才能消失。

（3）酸痛：其痛觉冲动经外周神经中的 Aδ 纤维和 C 类纤维传入，其主观体验的特征是痛觉难以描述，感觉定位差，很难确定痛源部位。此外，疼痛的性质还与痛觉感受器有关，全身皮肤和有关组织中分化程度最低的游离神经末梢是痛觉感受器，主要有机械伤害性感受器、温度伤害性感受器、多觉型伤害感受器。这些伤害感受器将不同形式的刺激转换成一定编码形式的神经冲动，并经 Aδ 传入神经纤维或 C 类传入神经纤维传入痛觉中枢形成痛觉。特定的伤害感受器对特定的伤害性刺激敏感，再加上传入神经纤维的不同，使疼痛形式非常复杂。临床上多按照患者对疼痛体验的比拟性词语对疼痛性质进行简单的分类，对临床有一定的参考价值。比拟性词语有：搏动性痛、电击样痛、酸痛、刺痛、刀割痛、揪心痛、痉挛痛、钝痛等。

二、疼痛分析要点

1. 疼痛与发病的关系

如疼痛伴有肿胀时，要问其发生在疼痛之前或之后。例如炎症肿与痛多同时出现，损伤肿出现于痛之后，而肿瘤则多是先有肿物而后才有疼痛。

2. 疼痛的部位

（1）局限、多发，抑或游走，如类风湿关节炎的疼痛是多发而对称的，风湿性关节炎多是游走的。

（2）是否为放射痛，放射到何处，如肩周炎疼痛能放射到上臂及灶骨外散部位。疼痛的放射是按照神经节段的，熟悉解剖对临床诊断至关重要。

3. 疼痛的性质

骨折、韧带急性损伤有锐痛；感染化脓有跳痛；神经根受到刺激可有烧灼痛或刺痛；骨肿瘤及软组织肿物有胀痛或钝痛；急性损伤多有持续痛；有肿胀或感染的病变，如韧带损伤或骨髓炎等，疼痛多伴有压痛；内脏和躯体深部组织受到伤害性刺激后所产生的多为酸痛。

4. 疼痛的时间

恶性骨肿瘤持续疼痛，夜间加剧；儿童关节结核常有"夜哭"；肌肉劳损的疼痛，休息时减轻而活动时加重。

参考文献

［1］Safiri S，Kolahi A-A，Cross M，et al. Prevalence，deaths and disability adjusted life years（DALYs）due to musculoskeletal disorders for 195 countries and territories 1990-2017［J］. Arthritis Rheumatol，2020.

［2］Collaborators I P. Global，regional，and national incidence，prevalence，and years lived with disability for 310 diseases and injuries，1990-2015：a systematic analysis for the Global Burden of Disease Study 2015［J］. Lancet，2016，388（10053）：1545-602.

［3］Global，regional，and national incidence，prevalence，and years lived with disability for 354 diseases and injuries for 195 countries and territories，1990-2017：a systematic analysis for the Global Burden of Disease Study 2017［J］. Lancet，2018，392（10159）：1789-858.

［4］Hurwitz E L，Randhawa K，Yu H，et al. The Global Spine Care Initiative：a summary of the global burden of low back and neck pain studies［J］. Eur Spine J，2018，27（Suppl 6）：796-801.

［5］Cook T，Minns Lowe C，Maybury M，et al. Are corticosteroid injections more beneficial than anaesthetic injections alone in the management of rotator cuff-related shoulder pain? A systematic review［J］. Br J Sports Med，2018，52（8）：497-504.

［6］Gofeld M，Agur A. Peripheral Nerve Stimulation for Chronic Shoulder Pain：A Proof of Concept Anatomy Study［J］. Neuromodulation，2018，21（3）：284-9.

［7］Juul-Kristensen B，Larsen C M，Eshoj H，et al. Positive effects of neuromuscular shoulder exercises with or without EMG-biofeedback，on pain and function in participants with subacromial pain syndrome—A randomised controlled trial［J］. J Electromyogr Kinesiol，2019，48：161-8.

［8］叶帆，吴玲玉，苏丹华，等. 医学生与非医学生颈肩痛患病现状及影响因素［J］. 中国校医，2016，30（07）：524-526.

［9］Gheysvandi E，Dianat I，Heidarimoghadam R，et al. Neck and shoulder pain among elementary school students：prevalence and its risk factors［J］. BMC Public Health，2019，19（1）：1299.

［10］Dianat I，Alipour A，Asgari Jafarabadi M. Risk factors for neck and shoulder pain among schoolchildren and adolescents［J］. J Paediatr Child Health，2018，54（1）：20-27.

［11］周秉文. 颈肩痛［M］. 北京：人民卫生出版社，1998：41-43.

［12］王彦军. 疼痛微诊所［M］. 郑州：河南科技出版社，2014.

［13］张建福，罗小鹏，李沛. 骨伤疼痛疾病的中西医诊疗［M］. 北京：中医古籍出版社，2002.

［14］Yang G，Liao W，Shen M，et al. Insight into neural mechanisms underlying discogenic back pain［J］. J Int Med Res，2018，46（11）：4427-4436.

［15］Sizer PS Jr，Phelps V，Dedrick G，et al. Differential diagnosis and management of spinal nerve root-related pain［J］. Pain Pract，2002，2（2）：98-121.

［16］张琛琳，陈剑峰. 自制颈部锻炼操结合推拿治疗颈型颈椎病的临床研究［J］. 中医药导报，2019，25（12）：112-115.

［17］杨晓倩. 颈椎病常见压痛点的临床观察［D］. 北京中医药大学，2010.

第三章　病史采集和临床查体

第一节　病史采集

进行详细的病史采集是做出正确诊断的关键，在询问过程中，医生需认真聆听患者的回答，并仔细观察患者肢体动作以及表情动作，以免错过有价值的诊断线索。

一、一般资料

一般资料包括患者的姓名、性别、年龄、职业、籍贯、婚姻状况、民族和长住地址、联系方式等，均应详细填写，以便分析病情和长期随访。尤其是年龄、性别和职业，对疾病的诊断和治疗有很重要的意义。如骨质疏松、类风湿关节炎，多发于女性；肩周炎多发生在 50 岁左右，且女性多于男性；长期伏案工作容易引起颈椎病等。

二、主诉

主诉是患者就诊的主要症状及其持续时间、性质或程度等。简化公式：部位＋症状＋时间。确切的主诉常可作为诊断疾病的向导，不但能提示医生检查的方向，而且还是寻找病源的依据。主诉应用一两句话简要地加以概括。如有两个或两个以上主诉，应按其发病顺序加以排列，主诉切忌诊断性名词。

三、现病史

现病史是病史采集的重要部分，对疾病诊断有着非常重要的作用。其采集应围绕主诉系统记录患者从发病的第一个症状起，到就诊时为止，整个疾病发生、发展、变化的全过程及其诊疗情况。如反复发作多年的慢性疾病，现又发病而就诊，则应从第一次出现症状开始，描述其反复发作、演变和诊疗情况的全部经过。如果两种或两种以上疾病同时发病，应分段记录。一般应询问如下几方面情况：

1. 起病原因

详细询问起病的情况对疾病病因的探索具有重要的鉴别作用。有的疾病起病急骤，如颈部扭挫伤；有的疾病则起病缓慢，如肩关节周围炎、颈椎病等。颈肩痛的发生还常与某些因素有关，如落枕往往与睡眠时枕头高低或睡眠姿势不合适有关。患病的时间是指起病到就诊或入院的时间，首次发病的时间应与主诉所记录的时间相一致。如先后有几个症状则需按顺序询问后分别记录。

2. 病因与诱因

问诊时应尽可能地了解与本次发病有关的病因（如外伤、慢性劳损等）和诱因（如气候变化、运动、体位、环境改变等），问明以上因素有助于明确诊断与拟定治疗措施。

3. 主要症状的特点

颈肩痛患者的主要症状就是疼痛，询问时应了解以下几个方面：

（1）疼痛的性质及程度：软组织慢性劳损及陈旧性损伤，患者描述为酸痛、胀痛、麻痛；急性韧带、关节囊、滑膜损伤，表现为刺痛、刀割样痛；神经根受激压，表现为牵拉痛、放射痛、烧灼痛；绞痛多为内脏疾病。疼痛程度与个体耐受性、痛阈高低及年龄、性别等多种情况有关，临床可采用强度评价量表和疼痛问卷表进行疼痛程度的评价。

（2）疼痛的部位：应明确地判断疼痛部位及有无感应痛、放射痛及牵涉痛，有助于区分神经根、神经干、神经分支或是内脏疾患，如胃痉挛引起的背侧痛，心绞痛、胆绞痛引起的肩胛痛、胸前区痛。

（3）疼痛的时间：疼痛的时间对诊断有重要的意义。恶性肿瘤疼痛常在夜间加重，退行性改变则有初动痛，外伤后骨折则常立即疼痛，软组织损伤则在伤后十几分钟疼痛逐渐加重，数小时后疼痛更甚。

（4）疼痛的诱因：询问有无外伤史或其他诱因，如不良的睡眠体位、不当的工作姿势、不当的体育锻炼等都能引起颈肩部疼痛；严重外伤史的患者，除软组织损伤外，尚需考虑有无骨折的可能；老年人的颈肩痛往往与骨质增生及退变有关。

（5）了解能加重或缓解疼痛的因素：冷敷头部多可缓解血管性疼痛，而热敷患处多可缓解肌紧张、肌肉劳损；转动头部诱发头昏痛要考虑颈椎病及椎–基底动脉供血不足；转移注意力可使疼痛完全消失要考虑心理、情绪方面的因素。

（6）疼痛治疗后变化：对于病程稍长者，询问病史、治疗史及治疗后反应，对确诊十分重要。可以根据疗效与反应情况而加以推断，如颈痛，徒手牵引后症状缓解或消失，则颈椎间盘病症可能性大；颈痛，徒手牵引后加剧，此为颈部扭伤之特点；颈痛，徒手牵引无效者，可能系因骨质增生致使脊髓受压；颈痛，经徒手牵引疼痛剧烈，非用止痛药无法缓解，此系恶性肿瘤的特点。

（7）诊疗经过：询问患者接受治疗的时间、地点、方法以及疗效如何，尤其是病程稍长者。这对确诊和推断预后十分重要。如较重的颈及上肢根性症状，经治疗缓解达数月至数年后，又出现下肢无力甚至瘫痪，则脊髓型颈椎病可能性较大；如为进行性疼痛，各种治疗无效，则应想到占位性病变的可能。

（8）伴随症状：颈肩痛患者在疼痛的基础上多伴有麻木和肌肉萎缩等。如伴有相应部位麻木，提示病史较长，很可能有骨质增生压迫神经根（后根）；有麻木又有肌肉萎缩，提示脊神经受累；也有少数根型颈椎病患者只有手臂麻木而无明显疼痛，出现麻木系神经受压所致，局部无炎性渗出，故只麻不痛。

四、既往史

询问患者既往一般健康状况，有无患过传染病、地方病和其他疾病，发病日期及诊疗情况。有无预防接种、外伤、手术史，以及药物、食物和其他接触物过敏史等。

五、个人史

询问患者出生地及经历地区，特别要注意自然疫源地及地方病流行区；居住环境和条件、生活及饮食习惯、过去及目前的职业及工作情况。

六、家族史

询问近亲的健康情况和死亡原因，特别是家族内的传染病史，对风湿、痛风、血友病、先天性畸形、骨肿瘤患者，更应仔细询问家族史。

七、婚育史

询问结婚年龄、配偶健康状况等。女性患者要记录经带胎产情况。

第二节　临床查体

一、视诊

1. 表情与姿态

表情痛苦多见于颈部创伤或急性颈部筋膜炎；走路时以手扶头，或嘱病人观看其侧方的事物时，病人不能或不敢自然转头，而是转过身去观看，往往是颈椎有炎症、损伤的表现。

2. 颜面是否对称

颜面不对称者常见于先天性斜颈，患侧面部发育较差者可使面部中轴线呈弧形；同时可见患侧胸锁乳突肌明显隆起。

3. 对称性及畸形

有无颈椎后凸、侧弯或扭转畸形；两肩是否对称，高低是否相同，有无畸形。

4. 有无颈肩部肌肉痉挛或短缩，并与对侧比较

双侧颈项肌痉挛，则应警惕破伤风的早期表现或脑膜刺激征。肩周炎粘连、病程长者，可有肩周肌群萎缩。

5. 有无肿块、瘢痕或窦道，有无寒性脓疡

6. 颈部长度与宽度的比例是否协调

颈短而双侧性皮肤宽松，可见于先天性短颈畸形。

二、触诊

1. 压痛检查

检查压痛部位、疼痛程度及性质。如肩周炎常在喙突、肩峰下、三角肌、冈上肌、冈下肌、大圆肌、小圆肌部位有压痛；落枕多在斜方肌部位有压痛；颈椎病多在下颈椎椎旁有压痛，伴上肢放射痛；斜角肌综合征在前斜角肌处有压痛；枕筋膜炎卡压枕大神经者，在枕大神经出口有压痛并向一侧头部放射。

2. 皮肤表现

皮肤的弹性、硬度、温度，有无凹陷性水肿、瘢痕，以及与周围或深部组织的关系。

3. 肿块

注意肿块大小、硬度、数目、边界，有无波动、搏动、移动度，以及肿块有无压痛。特别注意与软组织粘连、纤维化或瘢痕化改变所形成的无菌性炎症病变而引起的结节相鉴别。

三、叩诊

局部叩击能引起疼痛者，常表示为病变所在部位。在进行检查时，可使用叩诊锤确定病变的深浅；深部骨关节病变叩痛较明显，而浅层软组织损伤压痛较明显。

四、关节运动检查

1. 运动方式及范围

正常关节的运动方式及运动范围因部位不同而不同，一般有屈、伸、内收、外展、内旋、外旋等。正常人关节运动又因年龄、性别、生活方式及锻炼程度而不同，如儿童关节运动范围大，运动员及杂技演员的各关节运动范围大。检查关节运动时，先检查自主运动，后检查被动运动。关节僵直时，自主运动和被动运动均有障碍；肌肉麻痹不能自主运动者，被动运动良好或超过正常运动范围。

2. 测量

角度测量方法有 3 种，即目测法、量角规测量和 X 线照片测量。角度记录方式有

2种：中立位0°法，如肘关节伸直时中立位为0°，完全屈曲时约为140°；邻肢成角法，如肘关节伸直时为180°，屈曲时为40°。

3. 颈椎运动检查

颈椎正常活动度为后伸35°～45°，前屈35°～45°，左右侧屈各45°，左右旋转60°～80°。在头颈交接部，因第1、2颈椎的特殊分化，形成寰齿关节和寰枢关节，使头颅可以在各个方向自由运动。如其有病变或固定时，可使颈部的旋转或屈伸功能丧失50%。

4. 肩关节运动检查

肩关节是全身活动性最大的关节，它的活动部分包括肩肱关节、肩锁关节、胸锁关节及肩胛胸壁关节。这四个部分中任何一个部分发生病变，都可影响整个的肩部运动。肩关节正常活动度：前屈70°～90°，后伸40°，上举180°，外展80°～90°，内收20°～40°，外旋45°～60°，内旋45°～70°。

第三节　肌肉检查

一、肌容积的检查

肌容积比健侧或伤病前缩小称为肌萎缩；肌容积明显增大并伴有质硬、肌力减弱称为假性肥大。检查时用皮尺在两肢相对应的同一水平分别测量，并对比。

二、肌张力的检查

肌张力是指在静止状态下，肢体肌肉完全松弛时，肌肉仍保持着一定的紧张度。检查时让患者静止并放松患肢，观察肌肉的外形并触摸其张力情况。可配合测定其被动运动时的阻力是正常、增高或降低，以及关节运动幅度。颈椎病（脊髓型）及肌萎缩性侧索硬化症患者可表现为上肢肌张力低下，而下肢肌张力增高。

三、肌力的检查

肌力是患者在主动活动时肌肉收缩的力量。检查的目的在于判断下运动神经元或肌肉损伤的程度、范围及其分布的情况，对疾病的治疗和预后均有一定的临床意义。

1. 肌力分级标准

0级：肌肉无收缩力量，关节无活动，肌肉完全瘫痪。

1级（微弱）：仅有肌肉轻微收缩，但不能带动关节和肢体任何活动。相当于正常肌力的10%。

2级（差）：肌肉收缩可带动关节活动，但不能在对抗肢体自身重力下活动关节。

相当于正常肌力的 25%。

3 级（较好）：肌肉收缩能对抗肢体自身重力活动关节，但不能又对抗任何阻力。相当于正常肌力的 50%。

4 级（好）：肌肉收缩可以对抗一定的阻力，使关节活动，但力量较正常稍弱。相当于正常肌力的 75%。

5 级（正常）：正常肌力。

2. 肌力的测定方法

可用握力计、肌电图、电变性反应等，但临床上常采用对病变的关节肌肉运动给予阻力，使患者做抗阻力运动的方法，大致估计肌力的强弱，同时可触摸该肌收缩的情况，并注意有无其他肌肉代偿。

3. 注意事项

（1）肌力的检查，可帮助诊断周围神经损伤的部位、肌力恢复程度与速度等，故必须依据其解剖结构及个别肌肉或肌群进行检查。

（2）肌肉按功能分为主动肌、固定肌、拮抗肌、协同肌四种。在检查时，应注意到在某种情况下，肌肉只能表现出某一种作用，而不能有其他作用。

（3）检查肌力时，应注意肌肉有无萎缩、痉挛、挛缩，其张力与强度，必要时应做生化及药物试验、肌电图检查等。

（4）应注意患者体位，使某些肌肉或肌群放松，不至于影响检查。

（5）必须区别个别肌肉力量同肌群力量，两者不能混淆，否则就会做出错误的诊断。

（6）要注意有利于发挥肌力最大效应的关节运动范围。

（7）检查时一般应用健侧相同肌的肌力作为对照。

（8）若反复连续检查，可引起肌肉疲劳，降低评定肌力级别。

第四节　神经查体

一、感觉检查

患者保持神志清楚并能与医师合作，医师应向患者讲清检查方法。检查时让患者闭目，并充分显露检查部位，由感觉障碍区至正常区逐步进行。若感觉过敏，也可由正常区向感觉障碍区进行检查，并行两侧对比。注意感觉障碍的性质、程度（减退、消失、过敏）及范围。

1. 检查法

检查时要有系统，自上而下，注意两侧对比。

（1）浅感觉：①痛觉，用针尖以均匀的力量、强度刺激患者的皮肤，让其说出具体的感觉；②触觉，嘱被检查者闭目，以棉絮轻轻触及皮肤，询问患者的感觉；③温度觉，以盛有冷水（5℃～10℃）及热水（40℃～50℃）的两个试管分别接触患者皮肤，检查是否能辨别冷或热。

（2）深感觉（本体感觉）：①位置觉，嘱被检查者闭目，医师将患者末节指（趾）关节被动背伸或跖（掌）屈，询问是否能辨别该关节的活动及方向；②震动觉，将震动的音叉脚置于骨突部位，检查有无震动及持续时间。

（3）综合感觉（皮层感觉）：在深、浅感觉正常的基础上，为了判断大脑皮质有无损害时才进行的，不作为常规检查。包括实体觉、图形觉、两点辨别觉、定位觉以及重量觉。

2. 感觉障碍程度分级

根据程度不同，英国医学研究会把感觉障碍分为6级。评定标准如下：

0级：感觉完全丧失。

1级：微有浅感觉、深感觉存在。

2级：部分痛、触觉存在，或痛觉过敏。

3级：痛、触觉正常存在，而无两点辨别感觉。

4级：痛、触觉正常，有两点辨别感觉，但距离＞6 mm。

5级：同4级，但两点辨别感觉＜6 mm并有实体感觉。

二、反射检查

反射是神经系统活动的一个基本形式，外界刺激感受器后传入中枢神经，再由中枢神经传至运动器官，产生动作，这个过程称为反射。检查神经反射时，应使被检查者体位适当，肌肉放松，避免精神紧张。检查者叩击位置要准确，用力均匀，并注意两侧对比。

1. 生理反射

（1）浅反射：是刺激体表感受器所引起的反射。临床上常用的浅反射为：腹壁反射、提睾反射、肛门反射和跖反射。

（2）深反射：是刺激肌腱、关节内的本体感受器所产生的反射。

临床上常用的深反射有：①肱二头肌反射，检查时嘱患者屈曲肘关节，医师以左手托住患者的肘部，左拇指置肱二头肌腱上，患者前臂旋前搭在医师的左前臂上，然后用叩诊锤叩击医师自己的左拇指，正常时可引起肱二头肌收缩，屈曲肘关节。②肱三头肌反射，检查时嘱患者屈曲肘关节，医师用左手托住患者肘部，让患者将前臂搭在医师的左前臂上，然后用叩诊锤轻轻叩击患者尺骨鹰嘴上方约1cm处的肱三头肌腱，正常时可引起肱三头肌收缩，肘关节伸展。③桡骨骨膜反射，检查时嘱患者屈曲肘关节，前臂半旋前，腕关节下垂，医师一手托住腕部，然后用叩诊锤叩击桡骨茎突，正常时可引起前臂旋前。④尺骨骨膜反射，检查时嘱患者肘关节半屈，并前臂半旋前位，然后用叩诊锤叩击尺骨茎突上，正常时可引起前臂旋前。⑤膝腱反射检查，检查时患者坐于床沿，下肢自然下垂，或仰卧位，双膝半屈曲，医师以手托住腘窝，放松股四头肌，用叩诊锤轻叩击髌骨下缘与胫骨粗隆之间的髌韧带，正常时可引起股四头肌的收缩，伸膝关节。⑥跟腱反射检查，检查时患者仰卧，髋膝关节半屈曲状，小腿外旋位，医师用手握住其前半足，使踝关节轻度背伸，用叩诊锤叩击跟腱，正常时可引起腓肠肌收缩，踝关节跖屈。

2. 病理反射检查

（1）霍夫曼（Hoffmann）征检查：使病人腕部稍为背伸，手指微屈曲，检查者以右手食指及中指轻夹病人中指远侧指间关节，以拇指向下弹按其中指指甲，阳性反应为拇指屈曲内收，其他手指屈曲。

（2）巴宾斯基（Babinski）征检查：为锥体束病损的重要体征。病人仰卧，下肢伸直，检查者左手轻握踝上部固定小腿，右手持钝尖的金属棒自足底外侧向足趾部按划，阳性反应为踇趾背伸，其他足趾外展。有锥体束损害时，可用不同方法引出与巴宾斯基征相同的病理反射。以钝尖物沿足背外缘划过引出者，称查多克（Chaddock）征；以拇、食指沿胫骨前缘向下推时而引出者，称奥本海姆（Oppenheim）征；用力挤压腓肠肌引出者，称戈登（Gordon）征。

（3）踝阵挛检查：检查时患者仰卧位，医师一手托住腘窝，稍屈膝关节，一手握足，用力使其踝关节突然背屈，然后放松，并保持一定推力，若出现踝关节连续的伸屈运动，为阳性。

（4）髌阵挛检查：检查时患者仰卧位，伸直下肢，股四头肌放松，医师以一手的拇、食指抵住髌骨上缘，用力向下快速推动数次，然后放松，并保持一定推力，若出现髌骨连续交替的上下移动，为阳性。

3. 特殊检查

（1）臂丛神经牵拉试验：是经典的神经根牵拉试验。病人稍低头，术者一手扶患侧头部，一手握患侧腕部（或握手），然后两手向相反的方向拉，若出现放射性疼痛及麻木，即为阳性。该试验对诊断上、中、下三段神经根型颈椎病均有肯定意义，即颈神经丛与臂丛病变均可表现阳性，其中以臂丛神经受累的中下段颈椎病最易出现阳性，故称臂丛神经牵拉试验。若在牵拉的同时迫使患肢做内旋动作，称为加强实验。

（2）直臂抬高试验：患者坐位或立位，手臂下垂，术者站在病人的背后，一手扶其患肩，另一手握其腕部向外后方抬高手臂，若出现疼痛为阳性，此试验主要用于臂神经丛神经病变。

（3）击顶试验（又称椎间孔压缩试验）：病人头部稍向患侧倾斜，术者左手放在病人头顶，右手握拳轻叩左手背，或者双手重叠放在病人头顶加压，压力向下传递致椎间出现颈肩臂放射疼痛或麻木，即为阳性。

（4）颈前屈旋转头试验：先将病人颈前屈，继而左右旋转，出现颈部疼痛为阳性，提示神经根型颈椎病、椎间盘病变、后关节紊乱。

（5）杜加斯（Dugas）征：又称搭肩试验或肩内收试验。患肢肘关节屈曲，手放在对侧肩部，正常时肘关节能与胸壁相贴，为阴性。若肘不能贴近胸壁或肘能贴近胸壁而手不能搭在对侧肩部，或者两者均不能，则为阳性。见于肩关节脱位。

（6）叶格森（Yergason）征：又称肱二头肌紧张试验。嘱患者屈肘90°，然后用力屈肘并外展前臂使上臂旋外，检查者给以阻力，如肱骨结节间沟部疼痛及有肱二头肌长头腱滑出，为阳性。见于肱二头肌长头腱炎或肱二头肌长头腱滑脱。

（7）道巴恩（Dawbarn）征：患肢上臂贴近胸壁侧面，肩峰前缘下方可有触痛，上臂外展，滑囊移行于肩峰下，触痛消失，为阳性。见于急性肩峰下滑囊炎。

参考文献

［1］秦慧卿.损伤退变性脊柱疾病患者特征及心理社会因素研究［D］.西安：第四军医大学，2011.

［2］胥少汀，葛宝丰，徐印坎.实用骨科学［M］.3版.北京：人民军医出版社，2009：1637-1783.

［3］王亦璁.骨与关节损伤［M］.4版.北京：人民卫生出版社，2009：383-391.

［4］海湧，谭荣.青少年特发性脊柱侧弯的治疗［J］.中国脊柱脊髓杂志，2003，13（5）：312-315.

［5］李平华，孟祥俊.颈椎病［M］.郑州：河南科技出版社，2017：47-49.

第四章 影像学检查及实验室检查

第一节 颈肩部 X 线检查

一、临床意义与摄片方法

凡主诉颈肩部有明显症状者，均应常规拍摄 X 线片，以防漏诊。

1. 临床意义

（1）是确诊颈肩部损伤及相关疾患的常规检查。

（2）是治疗前诊断的基本依据和治疗方法选择的根据。尤其在选用易发生意外的治疗措施，如治疗颈椎病的手法操作、大重量牵引前均应先摄片，证明无破坏性改变时方可施行。

（3）是对比与观察疗效的标准之一，例如骨折脱位的复位等。

（4）有助于判定其预后。

2. 摄片方法

（1）准备：对患者按一般摄片要求将颈部及上胸部尽量裸露，女性患者可留内衣，但应除去耳环、项链与挂件等金属饰物。

（2）体位：颈椎除外伤重症者外均应站立位摄片。拍侧位片时，短颈者双手可适当提重物，以使双侧肩胛带下降而显示出颈椎节段。

（3）球管距离：球管距颈肩部一般选 180 cm 为佳，此时影像放大系数约为 10% ~ 15%（距离越近则放大系数越大）。并于 X 线片盒曝光侧放置滤线器，以增强影像清晰度。

（4）拍摄过伸与过屈侧位和左右斜位片：应让患者自主屈伸或转动颈部，切勿用力过猛以防发生意外。对外伤性病例不宜拍摄此种动力位片。

二、X 线片的阅片与临床意义

除应注意观察与鉴别病变及外伤的性质、分类及特点外，对平片应加以仔细的描述。

（一）正位片

1. 颈椎正位片主要观察内容

（1）双侧钩椎关节有无增生及其他异常。

（2）椎间隙有无变窄及其狭窄的程度。

（3）椎体有无骨折及移位情况。

（4）有无脱位及脱位的程度与方向。

（5）棘突是否居中，排列有无异常或侧弯。

（6）小关节是否绞锁，第 7 颈椎双侧横突是否过长，有无颈肋形成。

（7）各椎体有无先天融合、半椎体等畸形。

拍摄张口位时，应注意寰枢关节的对位，边缘骨质有无增生及偏斜，并注意观察齿状突有无骨折、移位或缺如。

2. 肩关节正位片主要观察内容

关节间隙有无增宽，损伤时周围软组织有无肿胀。肩胛带包括的骨性结构较多，当肩锁关节骨折脱位及肩锁韧带损伤，容易疏漏。必要时摄健侧对比 X 线片。

（二）侧位片

1. 颈椎侧位片主要观察内容

（1）颈椎曲度改变：可出现生理前凸消失或反弓。此多见于急性损伤及各种炎症早期、颈型或根型颈椎病（尤以急性期）。同时应注意由于椎体间关节松动所致的椎体曲度改变。

（2）椎体前阴影：在正常情况下，椎体前缘与咽喉及食道后壁之间形成的椎体前间隙，在侧位片上清晰可见。在颈 4、5 以上椎体前阴影矢状径不超过 4 mm，颈 5 以下则不超过 13 mm。但当患者发生颈椎骨折、脱位等损伤时，此阴影则明显增宽。尤其是某些颈椎无异常影像的过伸性损伤，此阴影增宽有助于诊断。

（3）骨关节畸形：以椎体先天性融合为多见，其对颈椎退行性改变的发病有直接关系。应注意颈枕部，该处如有畸形，则易引起上颈椎不稳。

（4）椎间隙改变：如发生髓核退变，由于韧带松动，可显示椎间隙前方反而增宽，但此后即变窄，并随着病变的进展而日益明显。椎间隙愈窄，则神经根管也随之狭窄。

（5）骨赘：椎间隙前后缘处均可出现骨赘，以第 4～5、第 5～6 和第 6～7 颈椎多发，唇状为多。在椎骨处于同一矢径情况下，骨赘之大小与病情轻重呈正比。注意与后纵韧带钙化相区别。

（6）骨折：除应注意椎体有无骨折外，尚应注意椎弓根、棘突等处有无骨折及其移位方向，尤应注意椎体后缘有无骨片突向椎管。

（7）脱位：易从侧位片上显示出来，应注意观察。

（8）测量椎体与椎管矢状径：分别测量椎体与椎管矢状径，并判定有无椎管狭窄，其与颈椎病的发病关系密切。

1）椎体矢状径：自椎体前缘中点至椎体后缘连线的垂直线。

2）椎管矢状径：为椎体后缘中点到椎板连线中点的最短距离。

3）计算两者比值：判定椎管狭窄与否可采用绝对值法，小于 10 mm 者为绝对狭窄，10.1～12 mm 者为相对狭窄，12.1～14 mm 者为临界椎管，大于 14 mm 属正常范围。但由于人体身材差异和 X 线片放大系数不一而欠理想，故临床多采取比值法，即颈椎椎管矢径与颈椎椎体矢径的比值。两者正常之比值应在 0.75 以上，低于 0.75 者则为椎管狭窄。

（9）其他：除上述外，也应注意项韧带和后纵韧带有无钙化及其钙化特点，椎体有无特发性、弥漫性骨质肥大症改变等。

2. 肩关节多拍摄穿胸位片

肩胛骨腋窝缘与肱骨上端后内缘的影像形成一光滑的弧线，称为莫洛尼（Moloney）线。当肱骨头前脱位时，由于头向前移，肱骨头外旋，使颈干角及肱骨颈的轮廓充分显现，因此在穿胸 X 线片中 Moloney 顶端弧线增宽。而当后脱位时，由于肱骨头及颈向后上方移位，因此使 Moloney 弧线变窄，顶上变尖。必要时可以行计算机断层扫描（computed tomography，CT）检查来明确肩关节脱位的方向以及合并的骨折。

（1）可观察颈椎之活动情况与活动度：在颈椎外伤及各种急性病例中，由于局部肌肉的痉挛，患节活动度明显降低，有助于临床诊断。

（2）有利于对颈椎不稳的判定：颈椎的屈伸活动是上一椎体的下缘在下一椎体上缘前后滑动，并受前纵韧带、椎间盘及后纵韧带制约而呈均匀协调一致的运动。但如因椎间盘变性造成椎间隙松动，则当颈椎前屈时可使上一椎体的前下缘超过下一体的前上缘，而仰伸时则出现相反结果。此种现象称为"梯形变"或"假性半脱位"。一般向前滑动者为多，向后滑动者较少，则表明出现此种现象的椎节不稳，并可因此而引起症状。但随着病变的进展，当椎体边缘骨质增生及韧带硬化达一定程度时，此种不稳现象反而消失。因此，椎体间关节的梯形变主要用于对颈椎早、中期退行性疾病的判定。由于颈椎有多节、病变进程及顺序不一，因此在同一病例，以上两种情况可同时并存。

（3）有利于对上颈椎不稳的判定：临床上颈椎不稳并不少见，由于可引起椎动脉第三段供血受阻而易与椎动脉型颈椎病相混淆。在动力性侧位片上可明显显示出寰椎的异常活动，必要时可加摄张口位片。

（三）左右斜位片

一方面，其可用以观察椎间孔的矢径、高度及钩椎关节的增生情况；另一方面，其可清晰地显示椎弓根骨折（Hangman 骨折等）及小关节骨折与绞锁等。

（四）枕颈部片

1. 主要观察内容及摄片方法

枕颈部片主要观察颅底与上颈椎处有无畸形骨折脱位、炎症、肿瘤等病变。其摄片方法与前者相似，主要包括以下三种体位：

（1）正位：又称第1、2颈椎张口位，主要显示颈1、2之间关系有无变异。由于下颌骨遮挡，一般不易获得清晰的影像，让患者不停地做开口及闭口动作，则可提高摄片质量，尤其是对儿童病例。

（2）侧位：主要观察颅底状态，以及其与寰椎之间关系。

（3）斜位：因重叠较多，影像多欠清晰，故临床较少拍摄，多用于枕颈段肿瘤情况。

2. 观察及读片时注意事项

（1）颅底画线：用于对颅底凹陷症的诊断。

（2）骨折线：对外伤病例应注意寰椎、枢椎，特别是齿状突处有无骨折，以防漏诊。

（3）脱位：除外伤情况下应注意寰枕及寰枢关节有无脱位。

第二节　CT检查

CT检查是用X线束对人体某部一定厚度的层面进行扫描，由探测器接收透过该层面的X线，根据人体不同组织对X线的吸收与透过率的不同，应用灵敏度极高的仪器对人体进行测量，然后将测量所获取的数据输入计算机，计算机对数据进行处理后，显示被检查部位的断面或立体的图像。CT图像以不同的灰度反映器官和组织对X线的吸收程度。黑影表示低吸收区，即低密度区，白影表示高吸收区，即高密度区。

不同密度的人器官和组织，其X线吸收系数（U值）也不同。将U值换算成CT值，作为表达组织密度的统一单位，即Hu（Hounsfield Unit，霍斯菲耳德氏单位）。规定水的CT值为0，将人体组织的CT值分为2000个分度，上界为皮质骨1000 Hu；下界为空气 –1000 Hu。

人体组织CT值的范围为 –1000到 +1000共2000个分度，人眼仅能分辨16个灰阶。为了提高组织结构细节的显示，能分辨CT值差别小的组织，操作人员可根据诊断需要调节图像的对比度和亮度，这种调节技术称为窗技术。

窗宽是指显示图像时所选用的CT值范围，在此范围内的组织结构按其密度高低从白到黑分为16个等级（灰阶）。如窗宽为160 Hu，则可分辨的CT值为160/16=10 Hu，即两种组织CT值的差别在10 Hu以上者即可分辨出来。窄窗宽显示的CT值范围小，每级灰阶代表的CT值幅度小，因而对比度强，可分辨密度较接近的组织或结构，如检查脑组织宜选用窄窗宽；反之，窗宽加宽则每级灰阶代表的 CT 值幅度大，对比度差，适于分辨密度差别大的结构如肺、骨质。

窗位是指窗宽上、下限 CT 值的平均数。因为不同组织的 CT 值不同，欲观察其细微结构最好选择该组织的 CT 值为中心进行扫描，这个中心即为窗位。观察人体不同的组织和器官还要选用不同的窗位。观察骨骼的窗位（骨窗）的 CT 值一般是500 ～ 1000 Hu；观察软组织的窗位（软组织窗）一般是 75 ～ 100 Hu。

CT 检查种类包括 CT 平扫、造影增强扫描和造影扫描。平扫是指不用造影增强或造影的普通扫描。造影增强扫描是经静脉注入水溶性有机碘剂后再行扫描，血内碘浓度增高后，正常组织与病变组织内碘的浓度可产生差别，可能使病变显影更为清楚。造影扫描是将副作用较小，并发症较少的非离子型造影剂注入蛛网膜下腔后进行 CT 扫描，对椎管内占位病变、炎症和外伤等蛛网膜下腔粘连能较好地显示，并应进行常规 X 线脊髓造影照片，有助于病变部位的确定。

CT 检查在颈肩痛中的适应证一般包括：

（1）椎间盘病变：CT 能清楚显示椎间盘的形态及其与硬膜囊和神经根的关系，通过观察椎间盘的轮廓和椎间隙的高度，CT 可鉴别椎间盘退行性病变和椎间盘突出。

（2）脊椎骨肿瘤：脊椎骨肿瘤最常见为转移瘤，原发性肿瘤较少见。CT 可显示肿瘤范围、肿瘤的组织结构（脂肪、囊性、实质性及血供）及钙化。

（3）脊椎感染性病变：CT 可显示感染性脊椎病变脊椎骨改变，也可显示椎管内硬膜外、脊椎旁的受累及椎间盘的病变。

（4）脊柱损伤：对大多数脊柱损伤，X 线片是首选的检查方法，对观察不稳定骨折如椎弓骨折、关节突关节脱位、显示骨折碎片及其在椎管内的位置，CT 是最佳的检查方法。但对脊髓、神经的损伤，效果不如磁共振成像（magnetic resonance imaging，MRI）检查。

（5）椎管内病变：CT 评价椎管内病变多通过造影增强扫描或造影扫描。造影增强扫描主要适用于脊髓血管畸形等。造影扫描适用于椎管内肿瘤、脊髓空洞症、发育畸形、血管畸形、蛛网膜炎、损伤术后观察等。

（6）肩关节：CT 在肩关节检查中可用于显示撕脱伤、骨折类型、脱位情况、关节内部碎片、关节炎症疾病、关节退行性病变和肿瘤等。

第三节　MRI 检查

一、MRI 的应用原理

质子从外加的射频脉冲中获得能量，受激发而发生"共振效应"，并以共振频率将能量放射至周围环境，这种能量可被检测出来，称为磁共振信号。信号的强弱在人体各部分根据质子的不同差数、活动质子的密度、质子的分子环境、温度与黏稠度等因素而有差异。磁共振器中的电子计算机利用磁共振信号的强弱重组信息，从而得到各种脏器显示出来的各种不同图像。MRI在骨伤科疾病中对软组织损伤，脊椎、关节病变的诊断效果较好。不同于X线重叠影像和CT的断层平扫，MRI可以连续、清晰、完整地反映颈部肌肉、骨骼和神经组织的解剖结构和病理改变。MRI可以早期发现脊髓组织本身的病理及生化变化，如脊髓水肿、变性，这是其他检查诊断技术尚不能比拟的。对于颈部的结核、肿瘤等容易与颈椎病混淆的疾病，在MRI都有特殊的表现，因而可用于疾病的诊断鉴别。在颈椎中，不同组织在MRI图像上可显示不同的灰阶，其信号强度有高低不同。MRI观察脊髓和神经根可以不用椎管内对比剂。对急性脊柱创伤进行MRI检查时，不翻动患者就可以获得各部骨结构与脊膜囊及脊髓之间相互关系的信息，也可显示蛛网膜下腔阻塞和脊髓肿胀情况。用MRI追踪观察脊髓创伤可显示脊髓萎缩、血肿吸收、脊髓坏死及随之而来的脊髓空洞等变化。

但MRI同样具有局限性，不能取代其他检查技术，例如其在检查椎间盘、韧带钙化等表现较差，往往需要结合CT、X线检查才能掌握疾病全貌。另外，MRI检查价格也较昂贵，目前还不能成为常规检查手段，因此医生应当结合患者病情，选择具有针对性较强的检查手段。

二、MRI下的颈椎解剖

矢状面上，T_1加权像椎间盘呈三层结构，紧贴椎体终板为高信号的软骨板，中央为等低信号的髓核，如发生变性，则均为低信号。T_2加权像纤维环信号降低、髓核呈高信号。髓核在中线矢状面图像中特别清楚，为中强度信号。脑脊液在T_1加权像下呈现为低强度信号。在T_1加权像中，椎体信号强度均匀一致且高于椎间盘。枢椎齿状突信号低于其他椎体，椎间盘大体信号大致均匀。硬脊膜外脂肪信号强度高，能和周边软组织形成明显的反差。在T_2加权像中，脑脊液为高信号，前、后纵韧带均呈现条带状低信号。

横断面上，椎体和椎间盘在T_1加权像下均为中等信号，钩突为低信号；在T_2加权像下椎间盘的髓核表现为椭圆形高信号，周围是低信号的纤维环，行走于椎间孔的神经根在T_1加权像下与周围脂肪组织反差较好。黄韧带含有大量弹性纤维，在T_1、T_2加权像下都是中等信号。

三、MRI在颈椎疾病中的应用

1. 椎间盘病变

MRI在椎间盘病变的诊断中能发挥重要作用，T_1和T_2加权像都可以显示椎间隙变窄。但T_1加权像对椎间盘变性最敏感，采用T_1加权MRI矢状面检查脊柱，能迅速排除椎间疾病，MRI 可直接识别突出的椎间盘物质，还可间接地从脊膜囊前方的硬脊膜外压迹或椎间孔内脂肪影的变化诊断椎间盘突出症。在 T_2 加权像通常能分清脑脊液与变性的椎间盘，从而可估计椎管狭窄程度。由于其可以清晰地在图像上显示出髓核的位置、移位方向及大小等，可以使颈椎间盘脱出症及时获得明确诊断，从而有利于治疗方法的确定与手术方式的选择。

2. 椎管狭窄症

MRI 在椎管狭窄症中显示压迫部位及范围的精确度较高。T_2 加权 MRI 可较好地观察到脊膜管的硬膜外压迹。MRI 能显示蛛网膜下腔完全阻塞时梗阻的上、下平面。

MRI 对神经根管狭窄的诊断特别有效，硬脊膜外和侧隐窝内脂肪减少是诊断神经根受压的重要标志。MRI 能迅速排除枕骨大孔疾病和髓内病变等其他病因。

3. 对椎旁软组织的判定

当各种原因引起椎管周围有炎症反应以及脓肿形成时，利用 T_1 加权像低信号这一特征，可以清楚地反映出感染的范围以及程度。

4. 脊髓内、外肿瘤

MRI 所具有的显示整个脊髓和区分脊髓周围结构的能力有利于脊髓内、外肿瘤的诊断，并能确切区分肿瘤实质和囊性成分。髓外硬脊膜内肿瘤表现为脊膜囊内软组织包块，核磁成像能很好分辨囊肿成分。脂肪瘤在 T_1 及 T_2 加权 MRI 图像中显示特有的强信号。脊椎肿瘤不论原发或继发，在 T_1 加权像表现为信号减弱，在 T_2 加权像表现为信号增强。椎体血管瘤在 T_1 加权像信号强度中等。

第四节　椎管造影

一、定义

椎管造影又称为脊髓造影（myelography），系神经系统 X 线检查之一。方法是将造影剂经腰椎或小脑延髓池注入蛛网膜下腔，在 X 线下观察其在椎管内分布、流动、充盈状况。对诊断椎管内各种原因引起的梗阻、占位病变有一定意义。椎管造影是一种常用和有效的检查手段，多选用碘海醇碘水造影剂。

二. 适应证及禁忌证

1. 适应证

椎管造影术适用于腰段椎管占位性病变、椎间盘突出症、椎管狭窄症、椎管畸形、脊柱退行性病变等。

2. 禁忌证

碘过敏者、穿刺部位感染、椎管内急性出血等。

三、椎管造影的意义

1. 明确椎管内病变

如明确脊髓内、外的压迫，以及脊髓解剖结构的损伤和病变所形成的神经压迫（椎间盘、骨赘和骨折块等）。

2. 确定病变节段水平和病变范围

如确定椎管狭窄的部位和范围及损伤后椎管形态的变化，并以此作为临床治疗前后的辅助判断依据。

3. 鉴别引起脊髓病的各种原因

对临床上某些不易鉴别的病理因素加以辨别，如可对脊髓本身的病变或椎管内的病变等加以区别。

4.CT 扫描

为了增强脊髓与占位性病变相互之间的对比度，将水溶性造影剂注入蛛网膜下腔后，再进行 CT 扫描，又称之为电子计算机脊髓造影体层扫描，可清晰显示硬膜囊内、外的结构。

5. 探索性研究

采用优质水溶性造影剂注入椎管内（蛛网膜下腔），研究椎管动态条件下的形态或容量变化。这种研究常与腰椎和颈椎造影同时进行，也可在尸体上研究。

四、椎管碘水造影影像学

髓内肿瘤表现为梭形膨大，髓外硬膜内肿瘤表现为杯口状，硬膜外病变则表现为锯齿状。

五、椎管造影并发症

脊髓造影本身是一种侵入性、创伤性的操作，因此，有一定的并发症。脊髓造影检查后，少数人在几天之内可能出现头痛、发热、呕吐、原有症状加重等反应，程度各不相同。症状轻的不必处理，大多可自然缓解；症状较重的，可以给予止痛药、激素治疗等，或经静脉滴注生理盐水和葡萄糖液体。由于脊髓造影检查时需向脊髓腔内注入造影剂，造影剂可能会导致过敏性休克、感染、脊髓蛛网膜粘连等风险，严重者可引起病人瘫痪或死亡，所以选择时应慎重。

脊髓造影作为一种有创操作，在检查时需将造影剂注入蛛网膜下腔。因此在执行腰椎管穿刺时一定注意无菌原则。由于造影剂在体内代谢通过肾脏排出体外，对肾功能有损伤，因此术前要完善肾功能的评估并充分告知患者潜在风险。对于存在出血风险的患者慎用此种方法检查，以免局部形成血肿，如果发生在椎管内并产生临床症状者需急诊手术清除血肿。个别患者对造影剂有过敏现象，术前应仔细询问患者过敏病史。

脊髓造影后 CT 扫描（CTM）能较 CT 平扫更好地显示脊髓、蛛网膜下腔和神经根鞘袖，分辨累及椎管的椎间盘，黄韧带等。由于 CT 平扫已能解决大部分椎管狭窄的诊断，又因为 CTM 检查耗时、价格高、造影剂神经毒性作用，所以一般不需 CTM，只有当 CT 平扫不能明确诊断时方考虑 CTM 诊断。

常规脊髓造影后加 CT 扫描检查，可明显提高对占位病变的定性诊断，脊髓造影确定病变节段后再在相应节段横断 CT 扫描，可充分利用 CT 扫描成像的空间高分辨率来观察椎骨及椎管内结构，如脊髓和神经根诸结构与造影剂的相互关系，从而明确椎管内占位性病变的定性诊断。怀疑是肿瘤病变的组织内可见造影剂充盈，在造影剂的对比下矢状面可见局部脊髓或者马尾神经组织迂曲变形，由此可推断占位组织不是肿瘤组织。如果造影后占位病变未见有造影剂充盈，则可推断该占位病变是椎管内的肿瘤组织。

脊髓造影后应在 4 ～ 6 小时完善 CT 扫描检查，时间过久造影剂会通过肾脏排泄，影响观察效果。

第五节　椎动脉造影

一、概述

椎动脉造影是指通过椎动脉以外的动脉穿刺插管，在电视透视监视下将插管送至椎动脉，然后注入含碘的造影剂，同时进行动态的透视观察或者拍摄 X 线片。其可以观察到椎动脉的形态，以确定椎动脉有无畸形，是否存在变细、痉挛、扭曲、梗阻及动脉硬化等。其意义在于协助诊断椎动脉型颈椎病以及椎动脉异常导致的脑血管病。随着科学技术的发展，椎动脉造影已经从单纯的检查手段发展成为检查与治疗相结合的技术。椎动脉造影下的支架治疗已经成为治疗脑血管病的手段之一。

二、并发症

数字减影血管造影（digital subtraction angiography，DSA）是目前椎动脉测量和相关疾病诊断的金标准，主要用于术前造影和介入治疗，其敏感性不容置疑，但由于其侵入性及一定的危险性，常给患者带来相当的风险和并发症。

1. 血栓形成

造影及造影剂刺激血管内膜，可使血管痉挛，血栓形成，加重椎-基底动脉系统血液供应不全，以及影响其有关血管血流。

2. 椎动脉血肿、动静脉瘘及假性动脉瘤形成

直接穿刺法操作不当、压迫止血不够等可导致椎动脉血肿、动静脉瘘及假性动脉瘤形成。

3. 血、气胸

锁骨下动脉穿刺法合并血气胸者不算少见。

4. 过敏反应

造影剂过敏反应轻者出现荨麻疹、黏膜水肿等，严重者休克、死亡。造影中应做好抢救准备。应准备肾上腺素、洛贝林、尼可刹米等药物，以及氧气、气管插管等抢救措施。

三、展望

随着 CT 血管成像（computed tomography angiography，CTA）、磁共振血管成像（magnetic resonance angiography，MRA）及超声等技术的普及，椎动脉造影已经不是唯一检查椎动脉情况的手段。MRI、MRA 检查能够较为准确地判断椎动脉的正常与异常，能直观地显示颈椎的整体结构及椎动脉的走行，对于椎动脉型颈椎病的诊断可提供有价值的参考。采用三维 CT 血管成像技术诊断椎动脉型颈椎病效果颇佳，可将患者横突孔、椎动脉异常及钩椎关节情况清晰显示出来，可用于临床诊断椎动脉型颈椎病。尽管这些检查手段各有优势，但椎动脉造影作为介入治疗手段的一部分，难以被替代，临床上还需视情况选择合适的检查方式。

第六节 脑血流图

脑血流图为近年来应用较广泛的技术之一，主要用于对颈椎伤患情况下椎动脉功能状态的判定。因其数据误差较大，仅作为诊断参考。

一、原理与目的

脑血流图又名脑电阻图，是采用频率为 10 ～ 40 Hz 的微弱交流电，通过置于头部的两个电极射入脑部，由于颅内血管搏动及血容量改变时高频电流的电阻抗或导电性变化，经过电桥转换，将极微小的电压信号传至放大器，再用脑电图或心电图仪描记下来与脉搏相似的曲线波，称为脑电阻图或脑阻抗图（rheoencephalogram），其与血管搏动时的血容量变化有关，故当前均称为脑血流图。

由于血液的电阻抗小于头部其他组织（脑脊液除外），当心脏收缩引起头部血管舒张，以致血流量增多时，整个头部组织的导电性增加，阻抗略微变小；而心脏舒张期中，由于头部血管收缩，血容量减小，阻抗力增加。尽管这个变化甚为微小，仅有 0.05% 左右，但通过放大，仍可对其观察与记录。

临床研究表明，头部阻抗脉搏波的 2/3 来自颅内血管，1/3 为颅外血管，由于与颅内血管关系更为密切，主要用于对椎动脉供血情况的判定；且由于它是通过颅内血管搏动性血流所引起的电阻抗变化来推断其供血情况，而非直接测定血管内的血流量，因而易受各种因素影响，误差较大。当前临床诊断仅作为参考。

二、临床判定及其意义

正常脑血流图与年龄、性别及机体状态有着明显的相关性。典型的脑血流图是一个与脉搏相一致的脉搏波曲线。开始为上升支，即从基线向上倾斜达顶点；此后该波下降至基线，在此过程中出现两个峰，称为第一峰与第二峰。第一峰顶点至基线的垂直距离为波幅，上升支起点至第一峰峰顶的时值称为上升时间，上升支与曲线之间的夹角称为上升角。上升支与下降支之间的夹角称为主峰角。

因其受多种因素影响，本检查仅能作为临床参考。一般认为，对怀疑椎动脉供血不足者，可双侧同时加以描述，双侧波幅差超过 50% 者方有参考价值，而临床确诊仍需依靠临床症状及椎动脉造影。

第七节　超声显像

近年来，超声在骨科领域中得以运用。超声检查方法有超声示波诊断、二维超声显像诊断、超声光点扫描和超声频移诊断法。骨科常用超声诊断方法是超声显像诊断法，以光点的多少区分为暗区、液性暗区、衰减暗区、稀疏光点、致密光点及密集光点。骨科常用二维超声成像和多普勒血流成像方法。二维超声成像通过获得检查对象的不同二维切面图，直接显示病变的声学特征变化。彩色多普勒血流图需叠加在二维图像上才具有结构和方位信息。

根据声阻相差大小与组织结构内部的均匀程度等，可将人体组织器官声学类型分为无反射、少反射、多反射和全反射四种。

B 型二维超声显像（以下简称 B 超）是一种无创的检查方法，可测定血流、检查血管，可在 B 超引导下行肿瘤活检或介入治疗。但不能用超声显影、不能经空气传递，清晰度和分辨率不高。B 超在骨科诊断中的应用如下：

1. 骨折

正常骨骼显示一条致密骨回声带，表面光滑，可达数毫米厚，骨折时，纵切面骨回声带分离或重叠，多在骨折后方有声影。但对骨折的确切形态不如 X 线片。正常骨回声带前方紧贴一狭窄的线状低回声骨膜反射带区，骨折后骨膜连续性中断或局部低回声区范围显著增大变宽，以后随骨痂的形成可以见到回声增强。

2. 骨肿瘤

超声显示边界较清楚，形态呈半圆、椭圆或弧形光带隆起于骨表面，也可不规则或分叶状。骨肿瘤的类型、大小等不同瘤体实质内可见回声均匀、程度不一、强度不等。恶性骨肿瘤基底和骨质破坏，骨回声带不平整或缺损，周围软组织受压、浸润或粘连而使结构不清。

3. 脊柱退行性病变

超声不能透过椎体，但却可透过椎间盘，超声可以探查到椎管内的病变、硬膜囊的宽度、椎管的内径等。椎间盘突出则表现为椎管内增强的光点、光团或光带，后方多无声影。

4. 关节疾病

超声可以诊断关节积液。关节积液结合临床可以诊断相应的关节炎性疾病，B超定位穿刺出脓液即可确诊。滑膜增厚时，则有不规则实体回声突入暗区内。此外超声还可诊断肩袖撕裂。

5. 血管疾病

利用多普勒等超声可以诊断颈动脉、椎动脉以及四肢血管的病变，可诊断动脉损伤、动脉硬化性闭塞症、动脉瘤、深静脉血栓、动静脉瘘等疾病。

6. 感染

急性血源性骨髓炎可见骨膜下脓肿液性暗区，骨膜被掀起、增厚，周围软组织水肿，回声降低等。慢性骨髓炎显示骨皮质表面粗糙不平、骨膜增生、骨皮质连续性中断并出现缺损、软组织脓肿、有窦道或死骨等。

第八节　肌电图和神经传导速度

肌电图（electromyography，EMG）和神经传导速度（nerve conduction velocity，NCV）是临床中较常用的神经电生理检查，两者常联合应用，适应于脊髓前角细胞及以下病变，包括周围神经、神经肌肉接头和肌肉病变的诊断。肌电图包括常规肌电图、运动单位计数、单纤维肌电图等；广义的神经传导速度包括运动神经传导速度（motor nerve conduction velocity，MCV）、感觉神经传导速度（sensory nerve conduction velocity，SCV）、F波和H反射等，通常意义的神经传导速度主要指运动神经传导速度和感觉神经传导速度。

一、肌电图

肌电图是用同心圆针电极记录的肌肉安静状态下和不同程度随意收缩状态下各种

电活动的一种技术。主要用于神经源性损害和肌源性损害的诊断及鉴别诊断，结合神经传导速度的结果，有助于对脊髓前角细胞、神经根和神经丛病变进行定位。四肢、胸锁乳突肌和脊旁肌肌电图对运动神经元病的诊断有重要价值。

1. 正常肌电图

（1）静息状态：观察针电极插入肌肉时引起的短暂电位发放，即插入电位，停止移动针电极时插入电活动也迅速消失，于 300 ms 左右恢复静息状态。

（2）轻收缩状态：观察单个前角细胞支配的所有肌纤维同步放电的总和，即运动单位动作电位（motor unit action potential，MUAP），不同肌肉各有不同 MUAP 正常值范围。

（3）大力收缩状态：观察肌肉在大力收缩时运动电位的多少及其发放频率的快慢，即募集现象，正常情况下，大力收缩时肌电图上呈密集的相互重叠的难以分辨基线的许多运动单位电位，即为干扰相。

2. 异常肌电图

（1）插入电位的改变：插入电位减少或消失见于肌肉萎缩和肌肉纤维化等；插入电位的延长或增多见于失神经支配的肌肉或炎性肌病等。

（2）异常自发电位：①纤颤电位，由失神经支配的肌纤维对乙酰胆碱的敏感性增高或肌肉细胞膜电位的稳定性下降所致的单个肌纤维的自发放电。多呈双相，起始为正相，后为负相，时限 1～2 ms，波幅 20～200 μV，频率 2～30 Hz。见于神经源性损害和肌源性损害。②正锐波，产生机制及临床意义同纤颤电位；为一正相尖形主峰向下的双相波，形似"V"字形，时限 10～100 ms，波幅差异很大，一般为 50～200 μV，频率 4～10 Hz。③束颤电位，指在安静的时候出现单个或部分运动单位电位支配肌纤维的自发放电，波形与正常的运动单位电位类似，见于神经源性损害。④其他：例如复合重复放电和肌颤电位。

（3）肌强直放电：波幅通常为 10 μV～1 mV，频率为 25～100 Hz，放电过程中波幅和频率逐渐衰减。见于各种原因所致的肌强直。

（4）异常 MUAP：①神经源性损害，表现为 MUAP 时限增宽、波幅增高及多相波百分比增高，见于脊髓前角细胞病变、神经根病变、神经丛和周围神经病等。②肌源性损害，表现为 MUAP 时限缩短，波幅降低及多相波百分比增高，见于进行性肌营养不良、炎性肌病和其他原因所致的肌病。

（5）异常募集相：①单纯相，指肌肉大力收缩时，参加发放的运动单位数量明显减少，表现为单个独立的电位，见于神经源性损害。②病理干扰相，肌纤维变性或坏死使运动单位变小，在肌肉大力收缩时参与募集的运动单位数量明显增加，表现为低波幅干扰相，被称为病理干扰相，见于各种原因导致的肌源性损害。③混合相，参加发放的运动单位数量部分减少，大力收缩时相互重叠的运动单位电位的密集程度较干扰相稍有降低，基线部分可分辨，即为混合相，可见于神经源性损害。

二、神经传导速度

神经传导速度是用于评定周围神经传导功能的一项诊断技术，通常包括运动神经传导速度（MCV）和感觉神经传导速度（SCV）的测定。神经传导速度测定用于各种原因的周围神经病的诊断和鉴别诊断，能够发现周围神经病的亚临床病灶，能区分是轴索损害还是髓鞘脱失；结合肌电图可以鉴别前角细胞、神经根、周围神经及肌源性损害等。

1. 测定方法

（1）MCV 测定：刺激电极置于神经干，记录电极置于肌腹，参考电极置于肌腱；地线置于刺激电极和记录电极之间；通过测定刺激神经干远端和近端的动作电位潜伏期差以及远端和近端之间的距离计算传导速度。

（2）SCV 测定：刺激手指或脚趾末端，顺向性地在近端神经干收集，或刺激神经干而逆向地在手指或脚趾末端收集；地线固定于刺激电极和记录电极之间；通过测定感觉神经动作电位潜伏期和刺激电极与记录电极之间的距离计算传导速度。

2. 神经传导速度异常的临床意义

MCV 和 SCV 异常表现为传导速度减慢和波幅降低，前者主要反映髓鞘损害，后者为轴索损害。

三、F 波与 H 反射

1. F 波

F 波是以超强电刺激神经干在复合肌肉动作电位后较晚出现的一个小的肌肉动作电位。

（1）测定方法：电极放置同 MCV 测定，不同的是阴极放在近端；连续测定 10 ～ 20 个 F 波，然后计算其平均值，F 波的出现率为 80% ～ 100%，F 波出现率的减少或潜伏期延长均提示神经传导异常。

（2）临床意义及应用：F 波有助于周围神经病的早期诊断、病变部位的确定。F 波可以反映运动神经近端的功能，对神经根病变的诊断有重要的价值，可弥补 MCV 的不足，临床用于神经根型颈椎病、吉兰－巴雷综合征和遗传性运动感觉神经病等的诊断。

2. H 反射

H 反射是利用较小电量刺激神经，冲动经感觉神经纤维向上传导至脊髓，再经单一突触连接传入下运动神经元而引发肌肉电活动。

（1）测定方法：刺激电极置于腘窝胫神经处，记录电极置于腓肠肌肌腹。

（2）临床意义及应用：H反射相对稳定地出现于正常成人S_1神经所支配的肌肉，其他部位较少见。H反射消失则表示该神经根或其相关的反射弧病损。临床用于腰椎病、腰骶神经根病变和吉兰-巴雷综合征等的诊断。

第九节　血液检查

慢性颈肩痛患者的血液检查相较于影像学检查常不具有诊断意义，但对于严重创伤、骨病、肿瘤等，其对临床诊断的确立、鉴别诊断、病情监测、药物疗效、预后判断和疾病预防等各个方面提供理论和试验依据则是非常重要的。常规检查：慢性疼痛患者血常规常变化不明显，但可鉴别因如呼吸道感染等原因导致的颈肩痛，血液检查还包括红细胞沉降率、类风湿因子（rheumatoid factor，RF）、抗链球菌溶血素"O"以及免疫学检查、微生物检查等。手术患者术前还应常规做ABO血型检测、凝血相关项目检测、肝功能检测、肾功能检测、各型肝炎检测、艾滋病抗体检测、梅毒螺旋体检测等。有些检查具有特异性，是其他检查难以替代的。如类风湿因子可诊断类风湿性疾病；HLA-B27检测可用于诊断强直性脊柱炎（ankylosing spondylitis，AS）；PCR检测关节腔穿刺液结核杆菌核酸（PCR-TB-DNA），可诊断结核；血尿酸检测用于诊断痛风；血氟检测用于诊断氟骨病；梅毒螺旋体颗粒凝集试验（TPPA）用于诊断梅毒；本周蛋白用于诊断多发性骨髓瘤等。

一、红细胞沉降率

红细胞沉降率（简称血沉）对炎症颇为敏感，但无特异性，在某些生理状态下可增快，如妊娠、月经期；在感染性疾病如结核、风湿热、类风湿或其他局限性感染亦增快，恶性肿瘤时增快。血沉还可反映某些病的治疗效果，如结核，改善时血沉减慢。

但血沉无特异性，必须结合临床表现考虑，尤其在探索颈肩痛原因时，一般认为炎症、肿瘤类病变较单纯退行性病变血沉要快。

二、血清因子

血浆经凝固析出纤维蛋白后，剩下的清亮液体称血清。常用的血清检查为：

1. 抗链球菌溶血素"O"试验

简称"抗O"或ASO，一般测定法在500 U以上者为升高，如同时有血沉快，血清黏蛋白增高（正常为40 mg/L，胶原纤维破坏时升高），常表示有风湿热活动。

2. 类风湿因子

RF是抗变性IgG的抗体，常见于类风湿患者的血清和滑液中。1948年罗斯（Rose）提出此凝集因素对类风湿的诊断和鉴别诊断有重要价值，1949年派克（Pike）称之为类风湿因子，常用致敏羊红细胞凝集试验（Waaler Rose test），即用致敏的羊红细胞、不致敏的羊红细胞和患者的血清同时做凝集试验，以比较其差异。正常 1∶20 以上有诊断价值，比值越高其意义越大。类风湿患者的阳性率为 60% ～ 85%，但其他结缔组织病、关节炎、慢性活动性肝炎、病毒感染也可有 50% ～ 80% 的阳性率。正常人特别是老人也有 5% 的阳性率，因此必须结合临床来考虑。

3. 血清 C 反应蛋白（CRP）

在急性期时，病人血清和肺炎球菌菌体部分（C 部分）黏多糖能发生反应，产生沉淀。急性期过后，此种反应消失，故认为其对疾病时期的判定有意义，目前研究改进成为临床上验证疾病急性期的有用指标。临床上风湿热类风湿关节炎、强直性脊柱炎、风湿性肌痛、痛风等均可见 CRP 升高，手术后 CRP 可升高，但数天后应下降到正常水平，再次升高表示有感染存在，但 CRP 也无特异性，必须结合临床，前后多次对照。

三、生化检查

临床血化学需查的项目很多，如血糖、血脂、肝功、肾功、离子、尿酸等。临床上骨关节的肿胀、疼痛，常需要与痛风相鉴别，血尿酸是鉴别痛风的重要指标。

尿酸大部分经肾排泄，小部分经肝排泄，血内尿酸增多见于某些肝脏疾患及慢性肾炎。痛风发作期患者常见血尿酸增加。对痛风易感病人，若常摄入高嘌呤食物（如动物脏器等），可诱发痛风。

第十节　脑脊液检查

脑脊液产生于脑室的脉络丛，在第四脑室经侧孔（Luschka 孔）及正中孔流到蛛网膜下腔中，20% 下行包被脊髓，80% 上行分布在脑表面，最后皆经矢状窦旁的蛛网腔粒吸收入静脉。正常成人脑脊液含量为 120 ～ 150 mL，由于整个脑组织和脊髓浸泡于脑脊液中，外部又有颅腔和椎管，因而对外界的冲击和震荡起到缓冲作用。此外，脑脊液中的化学成分维持着中枢神经组织细胞渗透压与酸碱平衡，并对颅内及椎管内压力具有一定的调节作用。检查脑脊液的压力和其内含成分，是对颈脊髓疾病的重要检查手段，多在造影前或与造影同时进行。

一、脑脊液的采集方法

1. 腰椎穿刺法

腰穿同椎管造影，患者侧卧，屈膝、屈髋，选腰 3、4 或腰 4、5 棘间做标记，消毒铺巾，选 20 ～ 22 号腰穿针局麻下做蛛网膜下腔穿刺，经黄韧带、硬脊膜两次突破感，确认已进入蛛网膜下腔时，抽出针芯，可见清亮的脑脊液流出。

2. 测压

接上测压管，观察脑脊液上升高度及压力，通常成人侧卧位为 0.58 ～ 1.47 kPa（60 ～ 150 mmH$_2$O），蛛网膜下腔通畅时还可见水柱平面随心跳而波动。

（1）确认水柱平面不再上、下移动，记录其高度或压强为初压。

（2）将血压表充气，使压力达 2.6 kPa（20 mmHg）并维持此压力，记录压力上升速度及高度（压强），然后放松，记录脑脊液柱降到最低点的时间及高度，以后用同样方法加压至 5.5 kPa（40 mmHg），8.0 kPa（60 mmHg），各一次，同上记录。

（3）测压完毕后，接脑脊液 2 ～ 5 mL，留做常规检查及生化分析。

二、脑脊液动力学检查

1. 检查目的

判定蛛网膜下腔有无阻塞及阻塞的程度。正常时，脑和脊髓蛛网膜下腔是相通的，各脑室脉络丛分泌的脑脊液经蛛网膜下腔循环后通过脑蛛网膜粒回流至硬脑膜窦，并经颈内静脉返回右心。根据这一循环程序，如果压迫颈静脉使其回流受阻，在正常人脑脊液压力则立即上升，数秒钟内可达 26.7 kPa（200 mmHg）以上，解除压迫后即迅速恢复原来水平。此表明大脑和脊髓的蛛网膜下腔是通畅的。但如果椎管内有阻塞，其压力就会发生改变，因其部分或完全性阻塞不同而呈现不同的压力水平。

2. 压力曲线分析

（1）椎管通畅：每次加压后脑脊液迅速上升，除压后降至原来水平。在压颈时脑脊液压可达 3.92 kPa（400 mmH$_2$O）以上。

（2）椎管部分阻塞：压颈后压力上升缓慢，幅度小；除压后下降亦慢，幅度亦小，且难以降至原来水平。

（3）椎管完全阻塞：加压及松压后，脑脊液压无变化，或略有上升。此种病例脑脊液中蛋白含量多增高。

三、脑脊液实验室检查

脑脊液检查项目较多，常规检查可观察其色泽，是否凝固 [蛋白高时可凝固，称弗洛因（Froin）征]，有无出血（应区别是否为穿刺伤），红细胞每低倍视野内不超过 5 ～ 10 个，炎症时则升高。生化检查中可检查脑脊液中的糖、蛋白及氯化物含量，正常蛋白含量为 100 ～ 250 mg/L，椎管梗阻时，蛋白可增加，高者可达 10 ～ 20 g/L。正常葡萄糖含量为 500 ～ 800 mg/L，炎症时增加，但有时也减少。现选其中与颈椎病的诊断和鉴别诊断有关内容加以阐述。

1. 脊髓压迫症

脊髓压迫症指各种可以引起脊髓受压的疾患，包括脊髓型颈椎病、椎管狭窄症、粘连性脊髓蛛网膜炎、陈旧性骨折块突向椎管及硬膜内外肿瘤等。

（1）初压低：初压多偏低，压腹或压颈试验时压力上升缓慢或不升，呈部分或完全阻塞曲线。

（2）蛋白含量增加：当梗阻明显时，脑脊液颜色呈淡黄或橘黄色；蛋白含量多有增高，完全性梗阻者可达 100 mg/L 以上，尤其脊髓蛛网膜粘连及脊髓肿瘤者，可高达 400 mg/L 以上。一般梗阻越完全，时间越长，部位越低，其蛋白含量就越高。

蛋白含量增加的机制：脊髓本身血管多同时受压，导致缺氧、瘀血及血管通透性增高，以致蛋白渗出；加之蛛网膜下腔阻塞，致使远端脑脊液不能参加正常循环。另外，蛋白与细胞分离，即蛋白含量可达 1 g/L 以上，而细胞数少于 $10×10^9$/L（10/mm³），约有超过半数的病例出现此种特征。

以上指标阳性率的高低，主要取决于病变本身对脊髓所造成的压迫程度。

2. 运动神经元疾患

运动神经元疾患包括脊髓萎缩性侧索硬化症、脊髓侧索硬化症和脊髓进行性萎缩症等。在临床上易与脊髓型颈椎病相混淆，而其治疗原则与预后也有较大差异，应设法鉴别。本类病症脑脊液大多基本正常，包括压力及压力曲线。仅有少数病例蛋白含量轻度增高，如含量 >75 mg/L，则提示病变有迅速发展之可能。

3. 脊髓血管畸形

当引起椎管内梗阻时，则可出现脊髓压迫症状的改变，但完全阻塞者十分少见。本病在脑脊液改变方面唯一异常现象是白细胞可能升高。如并发蛛网膜下腔出血，则脑脊液呈血性。

4. 其他

（1）脊髓空洞症：仅半数蛋白含量轻度增高，其他项目大多正常。

（2）寰枕畸形：大多患者正常，仅少数患者蛋白可增高。

（3）扁平颅底：压力多正常，约 1/10 可能有不完全梗阻，蛋白略有增高。

第十一节　其　他

一、数字减影血管造影（DSA）检查

DSA 是 20 世纪 80 年代兴起的一项医学影像技术，融合了现代物理学、计算机、微电子学、视频电视技术等多种学科的研究成果，它是数字 X 线照相（digital radiography，DR）和减影技术结合而成的一种新的血管造影成像技术，它的主要目的是获得经过数字化处理的图像，消除与血管相重叠的骨骼和软组织影像，仅保留血管影像，从而使血管显示更清晰。

DSA 检查方法主要有动脉法（intraarterial DSA，IADSA）和静脉法（intravenous DSA，IVDSA）两种。动脉法一般采用经皮穿刺技术（Seldinger 技术）经股动脉穿刺插管，将导管插入需查动脉开口，通过高压注射器注入对比剂成像。静脉法根据检查部位和目的不同，可经静脉穿刺插入导管或直接穿刺静脉，向静脉内注入对比剂，进行减影检查。

二、正电子发射体层成像

正电子发射体层成像（positron emission tomography，PET）是计算机辅助显示脏器内正电子核素的断层分布图像的方法。PET 是目前连接分子生物学与临床医学的最佳影像手段。

1. 原理

PET 所用放射性示踪剂（显像剂）是用 PET 配套的回旋加速器所生产的发射正电子的放射性核素。正电子在产生后的 $10^{-12} \sim 10^{-11}$ s 内，便与人体组织内的自由电子结合产生湮灭辐射，转化为两个方向相反、能量相等、各为 511 keV 的 γ 光子，被两个相对的探测器所探测。

PET 所用正电子核素大多是构成人体的基本元素或其类似物，如 ^5O、^{13}N、^{11}C、^{18}F（F 与 H 相似）等，其标记物则多是人体生理物质，如葡萄糖、水、氨基酸、神经介质等，这些正电子发射体标记的药物目前有几十种，而且研究和开发新的正电子和其标记的药物方兴未艾。PET 显像结果实质上是反映了某种生理物质在人体内的动态变化或代谢过程，是在分子水平上反映人体的生理或病理变化，是一种代谢功能显像。有人称之为"活体分子生物学"或"生物化学显像"。

2. 与 CT 及 MRI 的区别与联系

CT 和 MRI 主要着重于判断人体内的形态结构变化，属于结构显像。PET 是尖端的代谢功能显像。疾病早期往往只表现为组织代谢异常，随后逐渐发展为形态学改变，最后出现临床症状，此时往往失去治愈机会。PET 可为多种疾病提供早期诊断。再者，一些疾病如肿瘤，在经过治疗后，局部代谢的降低或停止也发生于形态学变小或消失之前，因而 PET 可更好地评估治疗效果。当然，与 CT 和 MRI 相比较，PET 的空间分辨率低，图像不如 MRI 和 CT 清晰。因而，PET 和 MRI 或 CT 的联合应用将大大提高诊断的准确性，可进行图像融合。

3. PET 对脊柱病变的诊断价值

目前临床已开展的脊柱疾病的检查项目包括：

（1）早期诊断脊柱恶性转移性肿瘤。各种恶性肿瘤均可转移至脊柱，以肺癌、乳腺癌、前列腺癌、鼻咽癌及甲状腺癌转移率较高，往往无骨痛症状已发生转移。

（2）观察和判断原发性脊柱肿瘤累及范围和疗效观察。

（3）帮助鉴别恶性与良性原发肿瘤。

三、体感诱发电位

体感诱发电位，是电流刺激周围神经干时，通过向心传导引起中枢神经的电活动。其在脑皮质的相应感觉区出现可被测定、放大以及记录的感觉诱发电位。依据收集到的电波形状等特征的不同可判断脊髓损伤的程度和预后。主要应用于各种神经系统疾病的诊断、脊髓外科手术的监测、神经损伤程度、神经损伤点定位等，客观反映感觉神经功能状态。检查前应让患者排尽大小便，以免影响检测结果。应和患者解释检查的原理和无创性以消除患者紧张情绪和疑虑对检测结果的影响。患者应保持肌肉松弛，特别是颈部肌肉，非松弛状态对颈部、头部诱发电位的影响很大。

操作方法：采用脉冲电流刺激正中神经、尺神经或腓总神经，电流持续 0.1～0.5 ms，频率 1 Hz，电压 50 V，刺激量以能达到该神经支配的肌肉出现可见的收缩为宜。利用盘状电极，在对侧头皮的特定区域（中央后回上肢区域或下肢区域）记录其波形。当感觉神经损害时，则各波峰潜伏期延长，严重者运动神经元损害时，波形无改变。

参考文献

［1］任一.实用临床骨病学：上［M］.长春：吉林科学技术出版社，2016.

［2］MILANO G，GUASSOA.肩关节镜手术理论与实践［M］.上海：上海科学技术出版社，2018.

［3］胥少汀，葛宝丰，卢世壁.实用骨科学：上［M］.4 版修订本.郑州：河南科学技术出版，2019.

［4］朱立国，李金学.脊柱骨伤科学［M］.北京：人民卫生出版社，2015.

［5］赵怀志，马清亮.新编实用骨伤科学［M］.上海：第二军医大学出版社，2009.

［6］曹丹庆，蔡祖龙.全身 CT 诊断学［M］.北京：人民军医出版社，2008.

［7］张津生.磁共振成像技术及其优越性［J］.医疗装备，2021，34（05）：184-187.

［8］龚洪翰.MRI 磁共振成像原理与临床应用［M］.南昌：江西科学技术出版社，2006.

［9］孙钢，朱少军，王光珍，等.医学影像诊断基础与临床应用［M］.天津：天津科学技术出版社，2015.

［10］鄂建设，韩海波，李莎，等.挑刺联合电针治疗椎动脉型颈椎病临床观察［J］.中国中医药信息杂志，2011，18（11）：67-68.

［11］张刚，陈并巧，吴芸.颈椎病 50 例的脑血流图分析［J］.实用医技，2000（03）：10.

［12］贾建平，苏川.神经病学［M］.8 版.北京：人民卫生出版社，2018.

［13］朱立国，李金学.脊柱骨伤科学［M］.北京：人民卫生出版社，2015.

［14］彭力平.实用骨伤科手册［M］.长沙：湖南科学技术出版社，2008.

［15］周良辅.脑脊液、类淋巴和淋巴管的发现及临床意义［J］.中华脑科疾病与康复杂志（电

子版），2019，9（01）：2-4.

［16］王爽.椎管造影与 CT 影像学检查对比研究及两者对腰痛诊断的临床价值分析［J］.世界最新医学信息文摘，2016，16（79）：15-16.

［17］肖常明，邓忠良.CTM 在脊柱外科诊疗中的应用［J］.世界最新医学信息文摘，2019，19（42）：110-111.

［18］赖坚强.CT 血管造影诊断急性脑血管病的应用价值［J］.当代医学，2021，27（06）：171-172.

［19］Qu H Y. Dual Energy Computed Tomography of Internal Carotid Artery：A Modified Dual-Energy Algorithm for Calcified Plaque Removal，Compared With Digital Subtraction Angiography［J］. Frontiers in Neurology，2021.

［20］贺素军.64 排螺旋 CT 头颈部 CT 血管成像（CTA）技术的应用与价值分析［J］.现代医用影像学，2021，30（02）：297-300.

［21］李景雷，曾辉，梁长虹，等.MRI 联合 PET 诊断原发性骨淋巴瘤［J］.中国医学影像技术，2010，26（02）：319-322.

第五章　颈肩痛的常见手术治疗

第一节　颈椎前路

一、颈前路减压植骨融合内固定术

（一）概述

颈前路减压植骨融合内固定术（anterior cervical discectomy and fusion，ACDF）是治疗颈椎病的手术方式之一，其通过前路减压，改善患者颈椎神经压迫症状，同时维持了椎间隙高度，恢复了颈椎的生理曲度和稳定性。因此，ACDF 被普遍用于治疗脊髓型颈椎病、神经根型颈椎病及混合型颈椎病。

（二）适应证

1.脊髓型颈椎病或神经根型颈椎病，非手术治疗不能缓解者，且症状和体征逐渐加重。

2.脊髓型颈椎病，在短期内急剧加重，应尽早手术。

3.突发性颈椎病或因外伤诱发，造成四肢瘫痪者。

4.颈椎椎间盘突出症起病重或进行性加重，非手术治疗不能缓解者。

（三）禁忌证

1.全身情况差，或合并有重要脏器疾患，不能承受手术创伤者。

2.合并颈椎后纵韧带骨化等其他疾患。

3.诊断不明确，虽有类似颈椎病症状，但影像学检查和神经系统检查均有疑问者。

4.高龄病人，丧失正常自理能力，不能配合术前准备和术后处理者不宜手术。

5.颈椎病病程长，合并四肢瘫痪、肌肉萎缩、关节僵硬，表明脊髓损伤严重，即使减压，脊髓功能也难以恢复。

（四）手术入路

ACDF 历来被认为是颈椎前路手术方式的金标准，目前常用类型为：单纯植骨，自体髂骨植骨内固定，钛网钛板内固定，椎间融合器（Cage）和椎体间零切迹融合。

1. 体位及麻醉

患者取仰卧位，头颈部向后伸展体位。（图5.1.1）伸展角度应适当，以保持颈椎正常生理前凸及术中便于显露颈椎前方结构为度，可以在患者肩背部和项部垫一薄枕。麻醉方式一般采用颈丛加强化麻醉或全身麻醉，必要时也可采用局部麻醉。

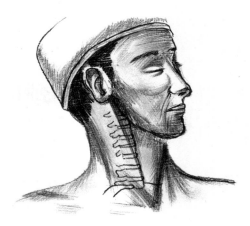

图 5.1.1　患者体位

2. 切口

体表标记（图5.1.2）后，经皮肤消毒后做右侧颈部前方横切口。切口设计在减压水平的上、中1/3交界处，因为下位椎体总是较上位椎体更容易暴露。当减压节段超过2个节段时，有学者认为采用沿胸锁乳突肌前缘斜切口会使术野显露更充分，但实际上，当将皮下颈阔肌瓣做良好游离后，皮肤切口被牵拉成纵行，横行切口完全可行多节段减压或椎体次全切除术，与斜切口并无明显差别。而当伤口愈合后，横行切口比斜行切口的瘢痕对颈部皮肤外观的影响要小得多，且横切口会因为没有张力而愈合得更好。

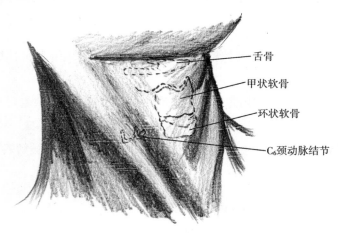

舌骨
甲状软骨
环状软骨
C_6颈动脉结节

图 5.1.2　体表标记

3. 颈阔肌瓣游离

切开皮肤、皮下后便达到菲薄的颈阔肌层（女性患者该组织层更薄）。用手术刀轻轻划开颈阔肌后，用组织钳提起其头侧的边缘并用组织剪做颈阔肌下疏松组织间隙的游离，同法行另一侧颈阔肌瓣的游离。游离范围视颈椎需要显露的节段多少而定，一般上、下颈阔肌瓣各游离1～2 cm即可。颈阔肌下方可能会遇到较粗的颈前静脉，通常将其拉开；如必要，可将其结扎。

4. 颈椎前方的显露

游离颈阔肌瓣后用甲状腺拉钩将其向内及向外牵拉，此时便可露出右侧胸锁乳突肌前缘，其与中线结构（气管、食管等）之间借一薄层筋膜相连，筋膜下方为疏松组织。纵行剪开上述筋膜，将疏松组织间隙做钝性剥离即到达颈椎前方。打开软组织平面后，可通过颈动脉鞘触及颈动脉。从颈动脉鞘内侧向深部解剖分离直至深达喉部。肩胛舌骨肌一般从外下至内上方向斜行于第 5～6 颈椎水平，多数情况该束肌肉并不影响颈椎手术，故不必切断。如将其切断，可用缝线结扎其断端，以备关闭伤口前做断端吻合。分离开胸锁乳突肌前缘间隙后，可用颈椎拉钩（与甲状腺拉钩宽度相仿但更深些的拉钩）将颈椎中线结构（气管、食管等）牵向左侧。此时在胸锁乳突肌下方稍偏外侧可触及明显搏动的颈动脉鞘，可用一甲状腺拉钩将其挡住并加以保护。当然，也可采用专用于颈椎前方手术的自动牵开装置。对

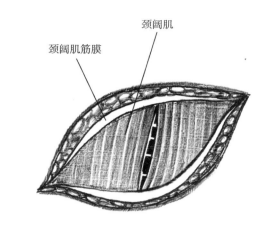

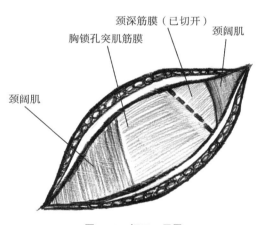

图 5.1.3　切口、显露

全麻等存在气管插管患者施术时，将颈椎中线结构（气管、食管等）牵向左侧时，请麻醉师将气管内插管气囊完全放气，撑开拉钩放置妥当后，再将气囊重新充气，这样使气管插管受到牵拉后在喉部仍处于中央，可显著降低喉返神经损伤的发生率。颈椎前方两侧走行的颈长肌覆盖并附着颈椎椎体的外侧部分，由于其呈自外下向内上走行的趋势，故对高位颈椎椎体覆盖的更多些。沿中线纵行切开分布于颈长肌之间的椎前筋膜后，便可使颈椎椎体及椎间盘前缘中部结构清晰显露。对颈丛或局麻患者施术时，切开颈长肌前应注射适量局麻药。（图 5.1.3，图 5.1.4）

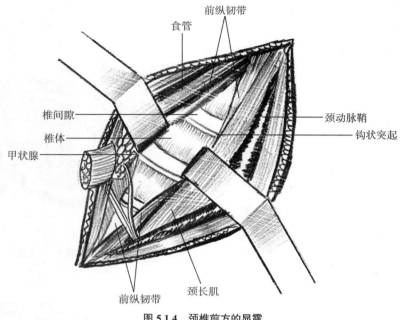

食管　前纵韧带

椎间隙

椎体

甲状腺

颈动脉鞘

钩状突起

前纵韧带　颈长肌

图 5.1.4　颈椎前方的显露

5. 颈椎节段的定位

建议行术中透视定位。

6. 椎间盘切除

先用手术刀或电刀切开椎间盘的前侧纤维环并用咬骨钳切除上位椎体前下缘的部分骨质，以使椎间隙充分撑开。将椎间撑开器的椎体螺钉分别拧入上位和下位椎体，然后在撑开椎间隙的状态下切除椎间盘，可用髓核钳取出大部分椎间盘髓核组织，刮匙彻底去除剩余椎间盘组织和软骨终板，椎体后缘骨赘以及附着于其上的纤维环也可用刮匙予以刮除。为了获得良好的植骨效果，要将椎间隙上下方椎体的终板从一侧到另一侧、从上到下尽量修平，使上下面平行的植骨块与上下方椎体接触面积最大，这样既有利于植骨融合，又有利于保持颈椎的排列。目的是当扩大椎间隙进行神经减压时，修整终板以便将来获得植骨块与终板间的无间隙融合。典型的颈椎 X 线片侧位像显示椎间隙上位椎体表面向内凹呈帽状，下位椎体表面从前到后倾斜；前后位像显示上位椎体从一侧到另一侧很直，而下位椎体两侧比中间更接近上位椎体。为了修平椎间隙上下面，通常先去除上位椎体前部至减压中心处，用高速磨钻和球形钻头小心地在整个面从一侧移动到另一侧，用轻触动作来磨平终板。这样操作是否会破坏骨皮质，取决于骨皮质的厚度，椎体终板中央的骨皮质不会被破坏，但可被修整为较平的轮廓。必须要保证去除所有的软骨。后纵韧带的切开或切除一般不作为椎间盘切除的常规步骤，但在椎间盘髓核穿透后纵韧带脱入椎管时，或后纵韧带出现局灶性骨化时，则应将后纵韧带做切开或切除，此时椎体后缘骨赘的去除是减压成功的关键。

7. 椎管减压

彻底去除骨赘需用刮匙。小刮匙可安全滑动于椎体后方后纵韧带表面去除骨赘。当向外拔出时，可顺势旋转刮匙，即可将骨赘向术者及椎间隙方向刮除。然后将刮匙伸入上位椎体后下缘刮除骨赘，使椎体后缘变得光滑。当用大刮匙初次刮除较大骨赘时，应避免刮匙对后纵韧带和硬膜囊造成直接压力。颈椎病患者的后纵韧带可增厚，如果这样，椎管减压时应将其切薄或完全切除。

8. 神经根减压

可用高速磨钻行椎间孔减压，操作中，对磨钻施以侧方压力，不要向后施压。

9. 椎体间植骨

当椎间盘切除及硬膜囊减压完成后，便可进行椎体之间的植骨。可选择的方式包括：①取自患者骨骼的骨块（如同期已行颈椎后路椎板成形术，也可将切下的第 6 或第 7 颈椎棘突过长部分修整后作为植骨材料）；②异体骨块；③椎间融合器（Cage）。

10. 椎体间内固定

椎体间钛板及螺钉固定为目前最常用的颈椎前路固定技术。有些特殊椎间融合器在设计上带有稳定装置，允许不再附加钛板及螺钉固定，但在采用骨块或一般类型椎间融合器植入时，钛板及螺钉固定常能起到防止椎体间植入物移位、防止椎体间隙塌陷及维持颈椎生理前凸的作用。

11. 关闭伤口

用生理盐水冲洗切口，去除失活组织碎屑、血液及碎片。颈长肌置于钢板边缘上方，达到正常解剖位置，如需要可用可吸收线将两侧颈长肌缝合。仔细检查每层出血点，一般缝合颈阔肌和皮肤（或皮内）两层结构即可。椎体前方应常规留置引流条作为伤口引流之用，如考虑术后渗血较多或存在脑脊液漏可留置引流管。

12. 术后处理

（1）多数情况下，伤口引流管或引流条可在 24 小时之后拔除。如遇引流量较多时，可适当延长引流时间。

（2）一般术后颈托外固定 6～8 周。

13. 注意事项及相关技巧

（1）将颈部摆放于适度仰伸位有助于手术操作，但不必过度仰伸，尤其在麻醉气管插管过程中要注意防止因颈部强力仰伸而造成的颈脊髓损伤。对于伴有强直性脊柱炎的病例，必要时可采用鼻腔插管进行麻醉。

（2）椎体间隙被适当撑开对保证椎间盘切除的彻底性和安全性具有重要作用。椎间撑开器螺钉拧入椎体的位置选择于术者对侧颈长肌内缘处似乎更为合理。首先，该螺钉位置对椎间盘切除过程的操作影响较小；其次，撑开器螺钉的骨孔可用作钛板螺钉拧入，由此节省了相应步骤与时间。

（3）颈椎前路钛板固定螺钉在确保拧入椎体骨质的前提下，其位置以尽量靠近病变间隙为宜，以减少对相邻正常椎间隙的影响。

（4）进行椎体间植骨时，椎体间隙撑开的高度应参照相邻正常间隙的大小，过度撑开可能使部分患者感到颈项部不适，并有可能对相邻椎间隙的应力产生影响。

（5）椎体终板软骨宜用环形终板软骨刮匙进行刮除，以确保将软骨刮除彻底，利于植骨融合。

二、人工椎间盘置换术

（一）概述

ACDF 是目前治疗神经根型颈椎病、脊髓型颈椎病等椎间盘退变性疾病的金标准。但该术式依然存在诸多问题，如供骨区疼痛、假关节形成、丧失正常活动、术后制动及邻近节段退变等问题。

颈椎人工椎间盘置换术是 20 世纪后期出现的一项新技术，其设计理念为在原有的椎间隙内植入一个可以活动的装置，代替原来的椎间盘并行使其功能，实现运动节段的保留，避免相邻节段出现继发退变。目前，人工颈椎间盘置换术（cervical artificial disc replacement，CDR）是避免 ACDF 一些主要并发症的可选术式。该术式无须取骨，也不存在假关节形成的风险；术后患者也无须制动，相对于融合术可更快地活动及返回工作。同时大量研究已经证实，相对于融合术，人工椎间盘置换术后邻近节段退变的发生率明显降低。

颈椎人工椎间盘置换术可在去除椎间盘病变因素后继续保持椎间正常高度及节段运动功能，这也为维持脊柱整体的序列及颈椎运动功能，减少邻近节段病变的发生提供了可能。目前，在世界上有多种人工椎间盘假体的设计方案，为达到该手术治疗的目的，不同假体有不同的置入技术及设计方式。

（二）适应证

1. 单节段或双节段的椎间盘病变所导致的神经根型颈椎病或脊髓型颈椎病，且需行前路减压手术者。

2. 颈椎间盘病变主要以软性压迫为主，无明显骨性压迫者。

3. 无明显椎间隙狭窄及颈椎节段性不稳，且后方小关节无明显退变，活动良好者。

（三）禁忌证

1. 严重骨质疏松者或长期接受类固醇治疗的患者。

2. 多节段颈椎病、严重颈椎不稳定、椎间隙明显变窄、后凸畸形者。

3. 创伤、感染、肿瘤患者。

4. 强直性脊柱炎、类风湿关节炎者。

5. 颈椎骨折脱位、弥漫性特发性骨质增生、黄韧带肥厚或骨化、后纵韧带骨化症者。

同时，单节段病变以外的其他原因所引起的脊髓型颈椎病患者，也应尽量避免行椎间盘置换术。

（四）入路

颈椎人工椎间盘置换术的手术入路与融合术的入路相同，做标准 Smith-Robinson 入路暴露手术节段。沿对应节段颈部皮肤横纹显露颈椎。操作过程中切记要通过触摸颈动脉搏动判断正确的操作平面，在胸锁乳突肌内侧进行分离。处理横行结构时，采用钝性分离以避免损伤神经（如喉返神经）。除高位颈椎外，应在分离时确认肩胛舌骨肌肌腹，避免从肩胛舌骨肌内侧进入，导致过度牵拉食管及头侧椎体显露困难。扩大显露范围可降低颈部软组织的张力。一般暴露范围为目标节段上下各一个节段，这样可降低撑开器的张力，继而可能降低术后吞咽困难的发生率。深部显露后，使用双极对颈长肌周围的小血管进行电凝止血。使用 Caspar 撑开器将目标节段的椎间隙撑开。应将椎体钉置于椎体的正中，以确保椎体钉移除后接骨板及螺钉具有良好的位置。我们通常将头端的椎体钉置于椎间隙上方 10 mm 左右，尾端的椎体钉则置于椎间隙下方 5 mm 左右，椎体钉稍头倾以使椎体钉与椎间隙平行，尾倾可能会导致椎体钉侵入下方的椎间隙。

（五）操作

1. 椎间盘处理

在撑开椎间隙的状态下切除椎间盘，可用髓核钳取出大部分椎间盘髓核组织，刮匙彻底去除剩余椎间盘组织和软骨终板，椎体后缘骨赘以及附着于其上的纤维环也可用刮匙予以刮除。椎间盘切除时对神经结构包括脊髓及双侧神经出口进行彻底减压非常重要。未能充分减压，后续可导致症状复发或者出现新的症状。椎间隙的撑开只需恢复正常高度，能够置入假体即可，无须过度撑开。困难常发生于假体置入时，这不应被误以为撑开不够。多数阻挡来自于侧方钩椎关节的狭窄。小心使用枪钳及刮匙扩大椎间隙，直至假体成功置入。进行上述操作时需留意椎动脉的走行，避免向侧方扩大过多导致潜在的灾难性的血管损伤。若没有理解上述问题，椎间隙的准备将会是一个有挑战的过程，还会带来发生相关医源性并发症的风险。

2. 椎管减压

用刮匙彻底去除骨赘。小刮匙可安全滑动于椎体后方后纵韧带表面去除骨赘。当向外拔出时，可顺势旋转刮匙，即可将骨赘向术者及椎间隙方向刮除。然后将刮匙伸入上位椎体后下缘刮除骨赘，使椎体后缘变得光滑。当用大刮匙初次刮除较大骨赘时，应避免刮匙对后纵韧带和硬膜囊造成直接压力。颈椎病患者的后纵韧带可增厚，如果这样，椎管减压时应将其切薄或完全切除。

3. 假体置入

完成椎间隙准备及神经减压后，进行假体置入。固定假体的方法有很多种，包括使用棘刺或者螺钉固定等，上述方法相对于骨长入假体均可提供即刻的稳定性。骨长入假体只能通过旋转球窝关节提供相对的稳定性。按标准步骤置入假体后关闭伤口。

4. 手术操作要点

（1）体位摆放使颈椎位于矢状面中立位。

（2）对手术节段进行充分显露，以确定相关解剖及中线位置。

（3）充分并彻底的神经减压。

（4）避免过度撑开椎间隙。

5. 手术操作难点

（1）终板处理过程中打磨不对称或对终板的过度打磨。

（2）假体序列不良。

（3）对椎体侧方钩突关节减压不充分。

6. 注意事项

（1）术前需仔细摆放患者的体位，以使颈椎处于矢状面中立位。可将小治疗巾折叠后置于颈椎后方以使颈椎处于中立位。可行正侧位透视以确认颈椎序列及具有足够的空间进行透视。如果患者的体位摆放过于前凸，可能会导致终板的准备不对称，而后方终板的过度切除会导致假体位置不良及颈椎后凸畸形。

（2）采用刮匙进行操作时忌以"杠杆"撬拨的方式刮除组织，而应以向上提拉的方式刮除组织。

目前的研究证实人工椎间盘置换术相对于融合术具有保留脊柱功能单元及疗效更佳的优点。需要更长时间的随访，以进一步评价人工椎间盘置换术的有效性以及现有的相对于融合术的优点是否能够长期持续。目前尚不清楚假体的寿命或使用周期。更长时间的随访会让我们获得假体的总体寿命。

三、颈椎前路椎体次全切植骨融合术

颈椎椎体中部切除和植骨融合早在 20 世纪 60 年代贝利·巴达利（Bailey Badaley）就在临床应用，治疗以颈椎粉碎性骨折为主的颈椎疾病，使颈椎在植骨后得到固定，防止颈椎变形。以后诺雷尔（Norrell，1970 年）、中野（1971 年）和段国升在唐山地震后均将其应用于颈椎骨折合并四肢瘫病人的治疗，切除颈髓前方的压迫物并进行植骨固定。但切除多个椎体中部治疗多平面颈椎病和颈椎后纵韧带骨化，则是一些日本学者如 Sakau 等（1976 年），山浦等（1976 年）和真部等（1977 年）较早开展的，称为椎体次全切除术，Saunder 等（1991 年）称之为椎体中部切除术。国际上此手术应用较普遍，国内有些单位介绍了经验。大多认为，对于多椎体和多椎间隙平面的颈椎病，此法较 Cloward 法（克洛沃德法）和 Smith-Robinson 法减压彻底，较广泛性椎板切除术的疗效好。

（一）颈椎椎体次全切除术适应证

1. 3 个以上多椎间隙病变的颈椎病。
2. 累及 2 个椎体以上长度的颈椎后纵韧带骨化症（ossification of the posterior longitudinal ligament，OPLL）。

（二）禁忌证

1. 脊髓型颈椎病，累及 1 或 2 个椎间隙者。
2. 累及 1 或 2 个椎间隙的局灶性颈椎后纵韧带骨化症。

（三）手术步骤

1. 手术切口

对累及 2 ～ 3 个椎体节段的病变，仍采用一侧颈前部横切口；对累及 3 个以上椎体或椎间隙病变，做一沿胸锁乳突肌前缘的斜切口，并斜行切开颈阔肌，可以增加上下颈椎的显露范围。将胸锁乳突肌和颈动脉鞘牵向外，气管和食管牵向内，直到显露颈椎椎体前面和病变椎间隙，定位同 Cloward 法颈段脊髓损伤前路减压术。

2. 椎体中部切除

将预定切除椎体的上下椎间盘以刮匙切除，然后用普通咬骨钳和高速微型钻切除其中部各 1.2 cm 宽，包括上一个正常椎体的下缘和下一个正常椎体的上缘中部也切除同样宽度，做成一个直立的长方形骨窗，深度达到椎体后面皮质骨，有的部分可露出后纵韧带和增生的骨嵴。

3. 骨性压迫物切除

此步骤最好在手术显微镜下操作。在形成的骨窗底部，可见到各椎间隙平面有横列的增生性骨嵴，以显微剥离子将各骨嵴与后纵韧带分离，然后以超薄的 Kerrison 咬骨钳分小块地切除。对骨嵴较厚处，以微型金刚砂钻头削薄后再行切除，直到几个骨嵴全部切除，显露正常的后纵韧带。对骨化的后纵韧带，在以微型钻切除椎体后面皮质骨后，即可发现条块状的韧带骨化区，可在骨化区的边缘处以显微剥离子与未骨化的韧带剥开，然后以超薄的 Kerrison 咬骨钳分小块地切除骨化区，显露出硬脊膜。对于明显增厚的后纵韧带，并具有压迫性或将发展成骨化区者，亦应予以切除。

4. 植骨融合

取自体髂嵴骨质，其长度较骨窗长度长 1 cm，在颈椎骨窗的上下两端各做一凹入的骨槽，将取下的髂嵴骨片精心修整，使之与骨窗相适合，骨片的宽度要较骨窗左右宽度大 1 mm，厚度要较椎体前后径小 3～4 mm，骨片两端做成凸出部。骨片备好后，在麻醉师用力牵引病人头部时，术者将髂骨片轻轻打入，使骨片两端凸出部嵌入骨窗两端的凹入骨槽内。为防止骨片脱出，应将前纵韧带缝合，并将两侧颈长肌内侧缘拉拢缝合；亦有采用钢板和螺钉固定的方法，减少植骨脱出，并能早期离床活动。

此外，基姆（Kim）等（1998 年）和其他一些学者应用多孔羟基磷灰石（hydroxyapatite）植入物代替自体髂骨植于椎体切除处。骨细胞沿孔壁生长伸延，最终与两端椎体相融合。70 例患者术后观察 1 年以上，脊柱序列良好。

5. 切口缝合

颈椎椎体前置硅胶管引流，深筋膜、颈阔肌、皮下组织和皮肤逐层缝合。

（四）术后护理

1. 术后头颈两侧置沙袋予以制动。

2. 术后卧床时间 4～6 周。

（五）术后并发症

1. 术后血肿

在手术后 1～2 日内应密切观察手术局部的肿胀情况，如发现呼吸困难，怀疑局部有血肿时，应迅速打开伤口进行处理。

2. 术后神经症状加重

应分析原因，如有出血或髂骨柱打入过深压迫脊髓时应再次手术。

3. 骨柱脱出

影响下咽功能时，应取出重新植入。

4. 声音低粗和嘶哑

术中损伤喉上和喉返神经所致。喉上神经由迷走神经发出后与甲状腺上动脉伴行，向内进入喉内支配咽下缩肌、环甲肌和喉黏膜，受损后声音低粗，喉部无感觉；喉返神经邻近甲状腺下动脉，向上内走行于气管和食管间沟的外缘，进入喉内支配声带的运动，损伤时一侧声带麻痹，声音嘶哑。故术者必须熟悉迷走神经和其两个主要分支的走行和解剖关系，当分离和切断甲状腺上、下动脉时必须注意保护两神经，如因牵开器牵拉压迫过久致声音嘶哑时，应放松牵开器。

四、Hybrid 手术

（一）概述

Hybrid 手术是一种将传统的颈前路减压植骨融合内固定术（ACDF）与颈椎间盘置换术（CDR）结合在一起治疗多节段颈椎病的手术方式。由于在多节段颈椎病的临床治疗中，存在多个需要手术干预的病变节段，因此根据不同病变节段的条件给予相应的技术干预措施，以争取达到更好手术效果及远期临床疗效，是该术式追求的目标。Hybrid 术式将 ACDF 及 CDR 两种术式结合于一台手术，对患者的选择，手术程序及术后康复有其自身特点。

（二）适应证

1. 年龄下限为 18 岁且骨发育成熟，上限为 55 岁。

2. 椎间盘源性突出所致神经根型或脊髓型颈椎病。

3. 经 6 周以上保守治疗无效。

4. CDR 手术节段需保证节段活动度在 3°～ 11°的范围内，排除颈椎不稳（椎体移位＞ 3.5 mm）、关节僵硬、后纵韧带骨化、椎体后缘较大骨赘、肿瘤及感染等因素。

（三）手术方法

先对退变严重节段行融合术：根据节段病变程度选择合适的融合术式，如颈前路减压植骨融合内固定术或颈前路椎体次全切除减压融合内固定术。后对退变较轻的非融合节段行颈椎人工椎间盘置换术。

第二节　颈椎后路

凡涉及颈髓及颈脊神经的疾患，大多与颈椎的椎管或根管相关，尤其是在椎管狭窄基础上的颈椎病。因此如何恢复与扩大椎管内径，尤其是椎管的矢状径是消除这些疾患病理解剖与病理生理的基本条件。为了防止颈椎椎板切除后颈椎不稳，在扩大椎管内径的同时，尽可能保留颈椎的稳定性，有学者提出了颈椎椎管成形术。该术式最早由平林（Hirabayashi）于 1983 年报道，早期的术式是通过将椎板一侧全切断，另侧仅外板切断，并造成骨折及移位而扩大椎管矢状径，从而达到扩大椎管矢状径及减压目的。后经许多学者在实践中加以改良，目前临床上较为常见的、有代表性的术式主要有：单（侧方）开门椎管成形术、双（正中）开门椎管成形术、半椎板切除椎管成形术及棘突悬吊式成形术等。

一、单开门椎管扩大成形术

该术式在临床上最为多用，在操作上较为简便，且疗效较为稳定。其通过切除一侧椎板之外板及另侧椎板全层，然后对棘突加压而扩大该椎板切开处间距，另侧外板切开侧形成骨折而扩大管矢状径，从而达到减压的目的。其优点在于术后对颈椎总活动度影响较小。根据手术方式可分为线缆悬吊法、锚钉悬吊法及钢板固定法。

（一）适应证

1. 严重的颈椎椎管狭窄，狭窄范围在 3 个节段以上，甚至全颈椎退变增生并有脊髓压迫的患者。原发性椎管狭窄症者，椎管 / 椎体矢状径比值小于 3/4，或者椎管矢状径小于 12 mm。其中尤以一侧症状重，另侧较轻者更为适用。

2. 颈椎后纵韧带骨化症，呈连续型、混合型或间断型，累及范围广泛。此外，当局灶型骨化物直径超过椎管直径 50%，前路手术风险太大时，应首先考虑行后路手术。

3. 多节段脊髓型颈椎病，至少有 3 个或 3 个以上椎节受累。

4. 部分颈椎病或颈椎创伤患者经颈前路减压、植骨融合术后，合并椎管狭窄症，或椎管后方韧带肥厚或皱褶对脊髓造成压迫者。尤其是 MRI 矢状位成像显示脊髓呈串珠样改变者。

5. 黄韧带钙化症，引起椎管狭窄症的一系列症状和体征，需行后路减压。为更多地保留颈椎后结构的完整性，此种术式更为理想。

（二）禁忌证

1. 全身情况差，不能耐受手术者。

2. 病程长，脊髓已变性，四肢肌肉萎缩，关节功能严重障碍者。

3. 颈椎有明显后凸畸形或阶段性不稳，尤其是前结构有损伤或病损的病例，尚未愈合者。

4. 合并严重骨质疏松、颈椎肿瘤、结核等其他疾病引起的疼痛症状。

（三）手术步骤

1. 体位

全麻后，患者取俯卧位，梅菲尔德（Mayfield）头架固定头部维持颈部轻度头高屈曲位。

2. 切口

根据手术节段选择切口水平和长短，一般比手术节段向上下延长 1～2 个节段的长度作为切口范围。

3. 显露

颈后部正中逐层切开皮肤和皮下组织显露深筋膜，摸清棘突位置，确定后正中线。自上而下正中切开项韧带，骨膜下剥离两侧斜方肌、头夹肌、头半棘肌，利用自动撑开器撑开两侧肌肉。到达棘突后，将两侧肌肉自骨膜下剥离以暴露椎板。

4. 椎管扩大成形（以微型钛板为例）

枪状咬骨钳咬除手术节段两端椎板间黄韧带，使用神经剥离子伸入椎管内，小心探查，确定侧块内缘和切磨椎板的部位，采用咬骨钳咬除棘突，选取神经症状较为严重的一侧为开门侧，症状较轻侧为门轴侧，再用高速磨钻行开门侧开槽，于门轴侧开槽打磨至内侧骨皮质，同时磨透全层椎板，双极电凝或吸收性明胶海棉压迫止血。然后向门轴侧完整掀起第 3～7 颈椎椎板用于扩大狭窄椎管，咬骨钳切除清理黄韧带并分离硬脊膜上的粘连带以充分减压。使用直径 2.0 mm 自攻螺钉将长度适宜的钛板一端固定于侧块处，另一端固定于棘突根部。

5. 切口缝合

缝合肌层、皮下和皮肤，切口放置负压引流或半管引流。

（四）术后处理

1. 术后以颈托固定 24～48 小时后拔除引流管，并以颈托固定，持续 2～3 个月。术后定期拍摄 X 线片或 CT 扫描判断骨折愈合情况。

2. 术中如对脊髓有刺激或扰动，宜常规应用脱水剂和激素，如甘露醇注射液、甲强龙，常规使用预防剂量的抗生素以预防感染。

（五）注意事项

1. 由于颈后部软组织丰富，显露时较易出血，术中应注意止血，以保证术野清晰。

2. 第 2 颈椎作为颈后肌肉的附着点，尽量予以保留，加之第 2 颈椎椎管较宽，该节段较少受累。

3. 椎板铰链侧宜先行操作，一旦内外皮质全断裂时，可另选对侧作铰链侧。气钻或电钻磨外板时，必须准确确定在关节内侧的椎板上进行。过于靠外将损伤关节突并导致神经根损伤，过于靠内侧，则椎板外侧残留过多，影响减压效果。椎板外层皮质骨一旦磨透，即显出松质骨，出血量明显增多，此时应停止进一步操作。

4. 开门侧椎板切割时，不宜过深，防止深及椎管内损伤脊髓和神经根。

5. 椎板开门不可过大或过小。太小起不到减压作用，太大则容易造成铰链侧椎板完全性骨折，使开门和开门后固定困难甚至造成医源性脊髓压迫。

6. 术中减压时，操作必须仔细、轻柔，尤其对椎管明显狭窄者，使用器械必须精细，防止医源性损伤。

7. 颈椎病后路手术减压效果除病变程度本身与术式选择外，还受颈椎生理曲度变化的影响。当颈椎生理曲度变直，或呈后凸状态时，后路椎板切除或椎管成形术后，脊髓向后移位困难，使神经功能障碍改善不明显，因此，必须设法恢复颈椎生理曲度，可采用内固定加植骨融合方式重建颈椎生理前凸以提高颈椎病后路减压治疗效果。

（六）主要并发症

1. 轴性症状

导致轴性症状的原因尚不清楚，研究后认为可能与颈部制动时间过长、小关节囊的破坏、铰链断裂不愈合、脊髓飘移不充分等有关。尽早行功能锻炼可减少术后轴性症状情况，有效恢复患者神经功能。

2. 第 5 颈神经根麻痹

是指颈椎术后三角肌出现功能性麻痹，伴或不伴肱二头肌瘫痪，可伴有第 5 颈神经根支配区域皮肤感觉的异常。发病原因暂无明确定论，可能和神经根损伤、术后脊髓飘移牵拉、脊髓缺血再灌注等相关。此并发症的整体预后良好。

3. 脊髓损伤

主要由于术中操作不当所致，尤其是椎管严重狭窄者。选择合适的器械和熟练掌握手术技巧很重要。

4. 出血和血肿形成

主要与切口缝合前创面止血有关。局部出血可形成血肿。血肿如发生在开门侧的硬膜外可引起压迫，使临床症状进行性加重。

5. 关门

与术中固定有关。由于固定不牢固使得已经开门的椎板恢复原位。如开门侧关门后椎板边缘陷入关节突内侧，进入椎管，则更加重椎管狭窄，甚至造成新的致压物，进一步改进固定方法是值得注意的问题。

6. 椎板游离

由于铰链侧椎板切开过深，或在开门过程中完全骨折，使整个椎板呈游离状态，两侧截骨处均不能紧密接触，不能骨性愈合，反而成为脊髓的骨性致压物。

二、双开门椎管扩大成形术

双开门椎管扩大成形术是将两侧椎板作为铰链，自棘突中央及椎板处切开并翻向两侧分离开门减压。此术式利用棘突作为开门后的骨性支撑物，减压效果较单开门彻底。

（一）手术适应证

1. 3 个节段以上的椎管狭窄。

2. 颈椎后纵韧带骨化症。

3. 3 个节段以上的脊髓型颈椎病。

4. 前路减压术后仍有脊髓压迫症状者。

5. 黄韧带钙化症。

（二）手术禁忌证

1. 颈椎板先天性畸形、融合或椎板裂。

2. 颈椎严重的后凸畸形。

3. 颈椎椎体间不稳定或有脱位。

4. 全身情况差，不能耐受手术者。

（三）手术入路

取颈后正中入路。

（四）操作

沿颈后正中切开，剥离、显露手术范围的棘突、椎板和关节突关节，切除将拟行开门的棘突或棘突末端分叉部。切除棘间韧带至棘突基底部。自棘突基底部分离黄韧带，使之与椎板下缘分离，用电钻伸入棘突正中劈开。用电钻在两侧椎板外侧缘与关节突关节内侧处切开椎板的外层骨皮质，保留内层皮质。使用棘突撑开器将棘突基底和椎板向两侧分开，造成椎板两侧内层骨皮质的不完全性骨折，棘突向两侧双开门，椎管扩大，切除黄韧带，松解硬膜外粘连，取自体髂骨或利用剪下的棘突，修整后嵌入棘突间植骨，钢丝或不吸收线固定，棘突间用吸收性明胶海棉或脂肪覆盖，放置引流，逐层缝合。

（五）注意事项

1. 棘突中线切开时，注意不要造成该部椎板骨折，黄韧带应先做剥离，防止损伤硬脊膜。

2. 椎板分离时，用力均匀缓慢，不能造成完全骨折，一旦造成椎板完全骨折，应做妥善的固定，或一并切除。

3. 移植骨块与棘突切开面须是松质骨接触，固定须牢固。

三、颈椎后路椎板减压侧块螺钉或椎弓根钉内固定术

后路正中切开的后侧入路可以显露颈椎的后部结构，能最直接显露棘突、椎板和小关节。后路椎板减压术原理为在尽量不破坏颈椎后方结构的前提下，通过切除椎板以解除脊髓的压迫。在椎板切除术时，可能导致脊柱的半脱位、脱位和严重的成角畸形，引起神经结构受压增加和神经失用恶化。

（一）适应证

1. 长节段的颈椎后纵韧带钙化并且压迫脊髓。

2. 发育性椎管狭窄合并脊髓型颈椎病。

3. 椎管狭窄合并颈椎不稳定。

4. 外伤性脊髓中央管综合征。

5. 颈椎椎管内肿瘤。

6. 多节段椎间盘突出。

（二）禁忌证

1. 身体情况差，合并有重要脏器功能障碍，不能耐受手术。

2. 颈椎前结构损伤，伴有明显椎体不稳定者。

3. 病程长，脊髓已经变性，四肢肌肉萎缩者。

4. 颈椎后凸畸形是手术相对禁忌证，当后凸大于 10°～ 15°时，手术无法达到充分减压。

（三）手术方法

1. 枕骨到第 2 颈椎椎体的后侧入路

（1）术前准备：取俯卧位，头部支架固定，最好头部轻微屈曲。颈部的适度屈曲能减少关节突关节和椎板的重叠，有助于减少硬膜外和椎体周围静脉的出血。常规皮肤准备后，铺手术治疗巾，用巾钳或缝线固定。从枕骨到第 2 颈椎做后正中皮肤切口。

（2）用稀释成 1：500 000 的肾上腺素溶液做皮肤、皮下组织浸润，以利止血。用电刀和骨膜剥离器显露颈椎后部结构，用拉钩将切口拉开。通过没有血管的项韧带加深切口，避免切开肌肉组织。需要注意的是项韧带不与正中切线在一条直线上。

（3）显露颈椎时，要注意在中线两侧 1.5 cm 范围内解剖，以免损伤椎动脉。向两侧牵开软组织，在后正中线上确定第 1 颈椎后结节，然后剥离骨膜到骨质，寰椎的后弓常常很薄，直接压力可引起骨折而使器械从第 1 颈椎后弓上滑开进而穿透寰枕膜。硬脊膜在寰椎的上下缘都较为薄弱。因而要特别小心谨慎此步骤的操作。第 2 颈神经节是第 1 颈椎后弓外侧的一个重要标志，大约位于寰椎外侧 1.5 cm 侧块上的椎动脉沟内。穿透 1.5 cm 安全范围以外的寰椎上缘寰枕膜可能损伤椎动脉。在第 2 颈椎以下，小关节外缘是安全解剖的外侧界限。显露枕骨、寰椎和第 2 颈椎后部结构以后，就可进行进一步的手术步骤。

2. 第 3 ～ 7 颈椎的后侧入路

手术方法：暴露方法同前，不同的是第 3 ～ 7 颈椎的后侧入路可用电刀和骨膜剥离器显露颈椎的后部结构至两侧小关节的外缘，安全解剖范围比前者广。

3. 椎板切除 + 螺钉内固定

分离、去除目标椎体椎板和侧块表面软组织。用电刀标志出双侧椎板和侧块的交界区，高速磨钻沿此交界线快速磨除椎板的外板和板层中间松质骨进行开槽，暂不需切开内板，棉片和骨腊对开槽缝渗血进行临时压迫止血；咬骨钳切断黄韧带；采用超声骨刀沿开槽缝切断椎板内板后，可见椎板漂浮游离，并轻轻将椎板掀开，用神经剥离子进行椎板和硬膜钝性分离，注意谨慎操作，避免出血和硬膜粘连。采用电刀划出每块侧块上缘、下缘、外缘及其与椎板交界区，根据个体差异选择最佳进钉点，可选择侧块或者椎弓根置入。选取侧块中心内侧 1 mm 处作为进钉点，用磨钻去除骨皮质。

第 3 ～ 6 颈椎侧块钻孔时，方向为向外倾斜 25°～ 35°，向头侧倾斜 25°（与小关节关节面平行）。开道时，对于用单皮质骨螺钉固定的大多数患者，用手钻钻出深为 14 mm 的孔道。如果准备用双皮质骨螺钉，则在当前孔道的基础上，深度增加 2 mm。对孔道的每一步操作之后，都需要用球探来探知孔道，并感知其皮质骨。理想的孔道内侧紧贴着椎动脉，如果钻孔时方向太靠内侧，则可能损伤椎动脉。如果准备在颈椎椎弓根置入螺钉，术前需要仔细地分析和测量椎弓根的大小、方向。穿透骨皮质，用椎弓根探子向内倾斜 30°～ 40°钻入椎弓根，也有人认为这个方向与身体同侧的椎板垂直。植入所有的螺钉，去除侧块和椎板的骨皮质，磨去小关节的皮质骨，裁剪并预弯合适的棒，将棒植入螺钉头内，用螺帽锁紧。固定完毕，透视观察螺钉固定位置是否合适。冲洗后放置引流装置，逐层闭合切口。

（四）术中注意事项

1. 术中体位必须保持适度屈曲，以利于显露，但不能过度屈曲，以免加重损伤。

2. 椎板显露时，宜以术者手指为先导，当切开筋膜、手指触及椎板后方可插入骨膜剥离器，骨膜下剥离不伤及肌层以减少出血。

3. 如遇硬膜与椎板或黄韧带粘连，则必须仔细分离后，再做椎板咬除，避免损伤或撕裂硬膜或伤及脊髓。

4. 保持术野清晰，是手术顺利进行的重要条件，如遇骨面出血则用骨蜡止血，如有静脉丛出血则可充填吸收性明胶海绵止血。

（五）并发症

1. 椎弓根骨折。打磨钉道或者置入螺钉导致椎弓根或侧块破裂。

2. 硬脊膜撕裂，形成脑脊液漏。

3. 神经根损伤、脊髓损伤、椎动脉损伤。其中脊髓损伤可导致瘫痪。

第三节 肩部常用手术

一、肩关节穿刺术

（一）适应证

1. 怀疑化脓性关节炎时，可以行关节穿刺以获取关节液并协助诊断，病变早期意义较大。及早获取关节液，进行检测并进行细菌培养和药敏试验，有利于作为进一步治疗的依据，另外还可以在必要时向关节腔内注射抗生素用于治疗。

2.当外伤后发生关节积液时，可以通过关节穿刺，彻底抽尽关节积液，从而有利于预防关节内感染和后期的关节粘连，避免更多地影响关节功能。

3.当病人其他症状不是十分典型时，进行关节诊断性穿刺，并通过关节液化验进行鉴别诊断，可以用于很多关节疾病的鉴别诊断。

4.通过进行关节穿刺，如果抽出物为有脂肪球漂浮其上的血性液体，则有助于进行关节内骨折的诊断。

5.通过进行关节穿刺，向关节腔内注射空气或造影剂，进行关节造影术，以了解关节软骨或骨端的变化，用于相关疾病的诊断。

（二）禁忌证

穿刺进针点局部软组织感染。

（三）操作规程

1. 术前评估

检查是否有相应的器械和用品，操作应由经过培训的专业的有资质医师完成。

2. 知情告知

操作前做到全面、准确、通俗告知，向患者家属充分说明目前的病情及治疗的目的、意义，以及可能出现的不良后果。

3. 操作前准备

消毒物品、穿刺针、注射器、无菌试管、无菌纱布、绷带等。

（四）操作步骤

1. 麻醉

局部严格消毒，术者戴无菌手套，铺无菌巾。进行1%利多卡因局部麻醉，右手持注射器，左手固定穿刺点，当针进入关节腔后，右手不动，固定针头及注射器，左手抽动注射器筒栓进行抽液或注射等操作。

2. 穿刺方法

（1）前侧入路：是肩关节最简单、常用的穿刺途径。触及锁骨及其下方的喙突，穿刺针在喙突尖端的下方肱骨头中间的部位，沿着关节间隙直接向背侧内侧刺入，进针约3 cm即进入关节腔。

（2）后侧入路：由于操作时远离患者视线，因此更加人性化。患侧手臂内旋内收交叉过胸前搭至对侧肩部，可以使肩关节充分打开。针从肩峰后外侧角的下方（1～2 cm）向喙突顶端方向刺入，进针2～3 cm即进入关节腔。

（3）肩峰下滑囊入路：肩峰下滑囊是腱板与肩峰之间的滑液囊，具有帮助腱板滑行的功能，肩峰下滑液囊的大小因人而异，当上肢下垂时形成约 1 cm 的空隙。触知肩峰外缘与肩峰角，并确定与腱板之间的空隙，穿刺针以 30°仰角从稍后方在肩峰的下面刺入，进针 2～3 cm 即进入肩峰下滑囊。肩关节积液波动多在前面较明显，故亦可从肩峰前面波动最明显处刺入。

（五）注意事项

1. 严防感染

除本身已是化脓性关节炎外，对每例关节穿刺者都不应发生关节内感染。术者必须严格遵守无菌操作原则，穿刺应在注射室或手术室内进行。局部用碘酒、乙醇严格消毒，其范围要足够大，并敷以消毒巾，术者戴消毒手套后方可穿刺。

2. 针头不可太粗

一般用 18～20 号注射针头穿刺，针头过粗容易损伤关节，太细又不容易抽出关节液。穿刺过程中如果针头碰到骨质，应该将针头后退，并改变再进针的方向，切忌强行进针，否则容易损伤关节面或将针头折断。

3. 关节液应送检

抽出的关节液，除了做培养、药敏试验或动物接种外，还应该做常规检查。对送化验的标本应先放入抗凝剂，以免凝结。抽取的关节液还应该进行认真地肉眼观察，初步判定其性状，予以及时治疗。正常关节液为草黄色，清晰透明；若为暗红色陈旧性血液，往往为外伤性；抽出的血液内含有脂肪滴，则可能为关节内骨折；浑浊的液体多提示有感染；若为脓液，则感染的诊断确定无疑。

4. 糖皮质激素注射

反复在关节腔内注射糖皮质激素，可造成关节损伤，因此，任何关节内注射应与前面提到的糖皮质激素一样，1 年内不应超过 3 次。

5. 其他

在关节穿刺时，应尽量抽尽关节液，并根据积液性质判断是否注入抗生素。术后应对局部进行加压包扎，以减少关节肿胀及疼痛，同时亦可减少再渗出。根据积液多少，可确定再穿刺的时间，一般每周穿刺 2 次即可。

（六）不良事件及处理

1. 注射局部、关节轻或中度疼痛和肿胀

患者多能耐受，无须特殊治疗，也可对症处理，一般 2～3 天后症状消失。

2. 药物注入局部软组织

此不良事件可立即引起局部胀痛，应及时发现并尽量减少注入局部组织的药物量。局部可采用热敷，促进消肿，如疼痛症状较重者可口服及外涂止痛药物（膏或霜剂）。

3. 过敏反应

过敏反应主要表现为荨麻疹，严重时可出现过敏性休克，如发现过敏反应立即停药，并做相应脱敏处理。对禽类及蛋类过敏的患者应慎重使用羟基磷灰石。

4. 注射关节化脓性感染

这种情况较少见，严格无菌操作可基本避免此不良事件，如确定为关节感染则按感染性关节炎治疗。

二、肩关节镜手术

（一）优点

切口小不易感染，皮肤瘢痕极小；手术创伤小，手术安全，可重复手术，一次关节镜手术可以同时治疗多种疾病；适应证宽，适用于关节内的各种病变；诊断明确，准确率可达 98%，对病人经济有效。

（二）手术适应证与禁忌证

1. 适应证

①肩关节诊断性检查；②肩峰撞击症；③肩关节不稳；④盂唇损伤；⑤肩袖损伤；⑥肱二头肌肌腱病变；⑦关节囊松解术；⑧关节内骨折的复位与内固定。

2. 禁忌证

肩关节有急性炎症，严重的心、肝、肾功能障碍患者，不能耐受手术及麻醉者。

（三）操作方法简介

1. 手术器械与设备

多采用直径 4.0 mm 30°广角关节镜、冷光源、摄像成像系统、监视器、手动器械、射频汽化仪和计算机视频成像捕捉采集系统。

2. 麻醉方式

操作时根据条件选用全身麻醉、高位硬膜外阻滞麻醉或斜角肌间沟臂丛神经阻滞麻醉。

3. 体位

一般采用沙滩椅坐位或侧卧位。

（1）沙滩椅坐位体位要求：上半身后倾 15°～30°，屈髋 45°～60°，屈膝 30°；头颈部稳定固定，防止气管插管脱落；腰部加保护垫防止悬空；暴露患肩，确保操作和肩关节活动无阻挡。

（2）侧卧位体位要求：患肩在上，（改良侧卧位）身体后倾 20°～30°，使关节盂与地面平行；普遍采用肩外展 30°～70°，前屈 20°～30°位；肩峰下间隙和肩锁关节手术时，肩外展 20°～ 45°，前屈 0°位；无菌手臂牵引装置牵引重量一般不超过 3 kg；腋窝下方放置软性腋垫，提高患者的肺通气，注意监测健侧上肢血氧饱和度和脉搏，以确保腋窝处神经血管不受压迫；腓神经和外踝骨突部位需要保护。

4. 手术入路

术前或消毒后应将肩峰、锁骨和喙突的轮廓标记出来，尤其是肩峰的前角和后角。在距离锁骨外 1/3 前缘下方大约 2.5 cm 处触诊可明确喙突的位置。

（1）盂肱关节常用入路（图 5.3.1）

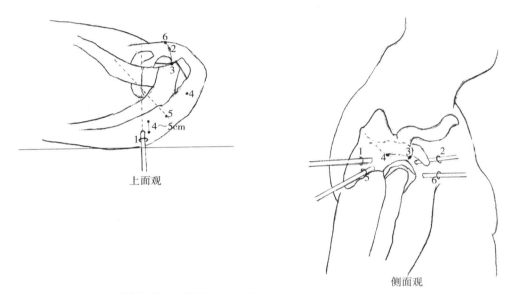

1. 后侧入路；2. 前侧入路；3. 前上外侧入路；4.Port of Wilmington 入路；
5. 后外侧入路；6. 5 点钟位入路。
图 5.3.1　盂肱关节常用入路

1）后侧入路：传统的后侧入路在肩峰后外侧角下方 2 cm、内侧 1 cm 处，此入路位置在盂肱关节的关节线水平。此皮肤切口可以同时满足盂肱关节和肩峰下间隙的观察。但在较复杂的重建手术中，要根据需要适当调整皮肤切口的位置，通常可在此切口基础上向内移 2 ～ 3 cm、下移 1 ～ 2 cm 用于盂肱关节手术，特别是前下盂唇和肩胛下肌腱的手术。

2）前侧入路：主要是通过肩袖间隙做的入路，包括前侧入路、前下侧入路、前上外侧入路等。其中前侧入路最为常用，在喙突顶点与肩峰前角连线的中点，做一个 8 mm 的刺入切口。前下侧入路位于喙突水平偏内 1 cm，此通道位于肩袖间隙内、紧贴肩胛下肌上缘，可用于前盂唇中部的铆钉置入。前上外侧入路位于肩峰前角的后、外侧 1 cm，是肩袖间隙的上外侧缘，通过此入路可以正面观察肩胛盂的全貌，用于上盂唇损伤铆钉的置入和肩胛下肌损伤的观察和操作。

3）5 点钟入路：建立在前下入路下方 1 cm 处，经过肩胛下肌的外侧部分，主要用于 Bankart 损伤（班卡特损伤）修补中 5 点钟位的铆钉置入。使用该通道可使 5 点钟位的铆钉不需要向下斜行置入，否则有可能造成肩盂前下部分的骨折。

（2）肩峰下入路

1）后侧入路：主要用于肩峰下间隙的观察和撕裂肩袖的后半部分的缝合操作，可以使用盂肱关节后侧入路的同一皮肤切口，也可另做一切口，位于肩峰后角的内、下各 1 cm，以便于肩峰下间隙以及锁骨远端的观察。

2）外侧入路：位于锁骨后缘延长线上、肩峰外侧 3 ～ 4 cm 处，该通道平行于肩峰底面并可近乎正面观察肩袖撕裂的部位。在肩袖修补过程中，该通道也常作为工作入路，此时可使用 Port of Wilmington 入路作为观察入路。

3）前侧入路：使用盂肱关节前侧入路同一皮肤切口，紧贴肩峰前角下表面进入肩峰下间隙可用作肩袖修补过线工作通道或灌注入路。

5. 手术步骤

（1）后侧通道建立：①盂肱关节后侧通道，将手指放在喙突上，经后侧皮肤切口插入鞘芯和关节镜鞘管，令关节镜前端指向手指，于盂肱关节赤道稍上方进入关节。尽管理论上关节镜是在冈下肌和小圆肌之间穿过肩袖，但通常镜子是贯穿冈下肌体的。在变换通道重新进入后侧通道时，由于关节肿胀解剖标识不清，使得准确进入通道变得困难，有时需要多次重复尝试。术者可在软组织突破后尝试用鞘芯在关节盂表面轻轻滑动，此时应明显感到软骨的触感，这有助于判断鞘芯是否进入关节腔。当然也可以在前侧通道的观察下，使用交换棒辅助重建后侧通道。②肩峰下后侧通道，使用同一后侧皮肤切口，先将镜头退出，术者一手拇指置于肩峰后角，食指置于前角，另一手操作轻轻触探肩峰后缘，然后紧贴肩峰下表面对着肩峰前角刺入穿刺鞘芯，需要将鞘芯一直穿刺到该间隙较前的位置以突破间隙中部的帘幕，否则将影响观察。用鞘芯触探肩峰后缘并紧贴肩峰下表面进行穿刺是该通道成功建立的关键。

（2）前侧通道建立：主要用作工作通道，用于前侧盂唇和肩袖前部修补的器械通道。可采用由内向外或由外向内的建立方法，后者较为常用。①由内向外：经后侧观察肩袖间隙，在肩胛下肌腱上缘和肱二头肌长头腱下方，根据术式需要，确定合适位点后，将关节镜向前深入并顶住肩袖间隙内的目标位点，此时在喙突外侧皮肤可清晰见到光源的亮区，在此点做皮肤切口后，退出后侧关节镜但保留镜鞘且位置不动，插入交换棒并顶出前侧皮肤，从而完成前侧通道的建立。此法简单直观，但在镜头推出和交换棒顶出的过程中，应注意有可能发生镜鞘位置的移动。②由外向内：经后侧通道插入关节镜后，在关节镜直接监视下，在喙突外侧用手指触探前侧关节囊找到肩袖间隙上合适的位点，切开皮肤并插入腰穿针，在目标位点准确穿入关节腔，确定位置满意后，用尖刀扩大皮肤切口并插入工作鞘管。此法定位准确，为多数关节镜外科医生所采用。

（3）前上外侧通道建立：可清晰观察关节盂的全貌，特别是前缘，在肩峰下间隙则容易到达肩峰前角下缘及冈上肌常见的损伤部位，常用于 Bankart 损伤前盂唇修补的观察通道和肩峰下间隙的前侧工作通道。在后侧通道的监视下，于肩峰前角的内下各1cm 处做一皮肤切口，使用腰穿针在肱二头肌长头腱前方插入盂肱关节，试探位置满意后插入工作鞘管。同样在肩峰下间隙后侧通道的监视下，在同一皮肤切口内使用腰穿针插入肩峰下间隙，确定位置满意后插入相应刨削或穿刺过线工具。

（4）经后侧通道的肩关节镜探查：经后侧通道插入关节镜，找到自上向下走行的肱二头肌腱及其起点，向上转动关节镜观察冈上肌，要观察冈下肌和小圆肌，不仅需转动关节镜，还要旋转肱骨头；肩关节上方三角由肱二头肌腱、肩胛下肌上缘和关节盂形成，是经前侧通道进入关节的安全区，将关节镜送至关节盂前上缘并向下转动，以检查盂肱前复合体，这时可能需施力使肩关节分离，或用 70° 关节镜替换 30° 关节镜，将关节镜向前送至前方三角并转动镜子，从而可向下方观察肩胛下肌深面的空隙，这一空隙是游离体常在的部位。下一步，使关节镜朝向下方并向后旋转，以观察肩关节后隐窝；经后侧通道易完成对肱骨头和关节盂的观察，要观察整个关节面，则需小心地活动肩关节。

（四）手术要点及易损伤结构

1. 神经

后侧神经界面位于小圆肌（由腋神经支配）和冈下肌（由肩胛上神经支配）之间。前侧神经界面位于胸大肌（由胸内、外侧神经支配）和三角肌（由腋神经支配）之间。

（1）腋神经：腋神经穿过四边孔而离开腋窝后壁。在肩峰顶点下方约 7 cm 水平，于三角肌深面环绕肱骨走行。若以肩峰后外侧角为参照，正确定位后侧通道，其位置应在腋神经上方约 3 cm 处。只有当切口位置过低时才会危及该神经。

（2）肩胛上神经：肩胛上神经出冈上窝绕过肩胛冈基底而进入冈下窝，支配冈上肌和冈下肌。若后侧通道过于偏向内侧，则可能损伤该神经。后侧通道的正确位置在该神经外侧约 2 cm 处。

（3）肌皮神经：肌皮神经自喙突顶点下方约 2 ～ 8 cm 范围内进入并支配上臂屈肌群。因此，偏向喙突上方和外侧的通道不大可能损伤该神经。

2. 血管

（1）头静脉：该血管表浅，行于三角肌和胸大肌之间。仅当切口过于偏外侧时方可伤及该血管。

（2）胸肩峰动脉：肩峰支沿喙肩韧带内侧走行，经典的前侧通道不会伤及此动脉。但是，用于进入肩峰下间隙的更上方的入路会损伤该动脉的分支。

（五）肩关节病损的镜下表现

1. 旋转袖损伤

（1）旋转袖破裂的部位和范围：镜下可见被撕裂的组织块。较大的旋转袖破裂由于关节腔不能充水扩张，关节镜的检查价值较小。

（2）旋转袖破裂的程度：如系全层破裂可通过破损处直接看到肩峰下滑囊滑膜层，且常伴二头肌腱断裂、移位等其他病理变化。浅层破裂一般仅 2～3 mm 深，多见于紧附于肱骨头的冈上肌腱区域。至于旋转袖上方的浅层破裂，可经三角肌下滑囊观察。

（3）旋转袖损伤是新鲜还是陈旧性：新鲜损伤有反应性滑膜炎病理变化，损伤的旋转袖呈急性血性变化。陈旧性损伤的创缘光滑，呈纤维性变，损伤的腱性组织可脱垂于关节腔内，产生绞锁或弹响症状。

2. 肩关节脱位和半脱位

当肩关节处于不稳定情况下，肱骨外展外旋时，松弛或破裂的前关节囊和盂肱韧带允许肱骨头向前滑动，超过关节盂前缘引起前侧盂唇损伤，造成半脱位或脱位现象。复位时，破裂的关节囊和盂唇又可进一步损伤肱骨头软骨面。镜下观察：

（1）前关节囊在损伤的急性期呈炎症出血状态，慢性期呈现纤维化和滑膜增生。习惯性肩脱位的关节囊极度松弛，甚至出现宽大的肩胛下滑囊。

（2）肩胛盂唇呈桶柄状或边缘性撕裂，反复损伤的撕裂组织瘢痕化或游离成碎片。

（3）肱骨头表面软骨面失去正常光泽，部分破坏呈压缩性骨折病损。

3. 关节内游离体

发生于肩关节软骨炎、骨关节炎或创伤后，形状大小不一，出现于肩关节囊的腋窝部。

4. 肱二头肌腱炎和肱二头肌腱断裂

肱二头肌腱炎是一种退行性病理变化，表现为结节间沟骨质增生，肌腱滑膜充血、水肿。反复磨损后可致肌腱断裂，镜下肌腱缺如或仅见残存的部分腱性组织。

5. 肩关节周围炎

关节腔难以扩张，但关节囊内无粘连现象，滑膜呈非特异性炎症变化。给予关节腔冲洗，注入类固醇药物后症状明显改善。

6. 慢性滑膜炎

非特异性滑膜炎仅损害滑膜本身，不损害关节内其他结构。镜下见滑膜充血、水肿、增生。类风湿性滑膜炎关节镜下可见滑膜增厚，有绒毛菜花状突起，关节软骨被血管翳侵蚀，呈破坏性改变。

7. 肩关节内粘连

发生于损伤、感染和外科手术后。镜下见关节腔内充满黏液纤维素样渗出，条索状，影响关节活动。

三、肩关节开放手术入路

在保守治疗无效或关节镜下无法完成治疗操作时可进行肩关节开放手术治疗，常见的手术入路包括肩关节前内侧入路、腋前入路、前外侧入路、经肩峰入路、后方入路等，下面以肩关节前内侧入路为例讲解。

肩关节前内侧入路是肩关节最常用的手术入路，适用于肩关节周围有限区域的手术。具体操作如下：

（1）手术切口从肩锁关节的前上方沿锁骨外 1/3 前缘向内侧走行，随后再沿着三角肌前缘向远端延伸，到该肌起点至止点的 2/3 处。

（2）手术视野显露逐层切开皮肤、皮下组织及深筋膜，显露三角肌的前缘。头静脉和胸肩峰动脉的三角肌支位于三角肌胸大肌间隙（三角肌胸大肌间沟）。术中头静脉一旦显露，就分别结扎其远近端。确定三角肌在锁骨上的起点，沿着锁骨外 1/3 将三角肌切断，把三角肌的前部向外反折，显露喙突周围的结构以及关节囊的前部。在肩胛下肌肱骨小结节止点的内侧约 2.5 cm，把肩胛下肌在肌腹肌腱交界处切断。向内侧将肌腱与其下方的关节囊分离，显露关节盂唇。

（3）关闭切口时，将喙突复位，用螺钉固定，最后原位缝合三角肌，常规关闭切口。

（4）如果不需要进一步的暴露，皮肤切口和深层解剖可以限于该路径的三角肌胸大肌间隙的位置。三角肌前部也不须从锁骨上分离，向内侧牵开肱二头肌的短头而不需要对肩胛骨喙突进行截骨即可从前面进入肩关节。应小心避免对其位于切口远端部分的肱二头肌短头下面的肌皮神经的牵拉损伤。如果需更加广泛的显露，可按库宾斯（Cubbins）等建议的改良前内侧入路方法进行暴露。

参考文献

［1］Powell J W，Sasso R C，Metcalf N H，et al.Quality of spinal motion with cervical disk arthroplasty：computer-aided radiographic analysis［J］. J Spinal Disord Tech，2010，23：89-95.

［2］Di Angelo D J，Foley K T，Morrow B R，et al.In vitro biomechanics of cervical dise arthroplasty with the Pro-Disc-C total dise implant［J］. Neurosurg Focus，2004，17：E7.

［3］DiAngelo D J，Roberston J T，Metcalf N H，et al. Biomechanical testing of an artificial cervical joint and an anterior cervical plate［J］.J Spinal Disord Tech，2003，16：314-323.

［4］Wigfidid C，Gill S，Nelson R，et al.Influence of an artificial cervical joint compared with fusion on adjacent-level motion in the treatment of degenerative cervical dise disease［J］.J Neurosurg，2002，96

（1）：17-21.

［5］Wigfield C C，Gill S S，Nelson R J，et al. The new Frenchay artificial cervical jointresults from a two-year pilot study［J］. Spine，2002，27：2446-2452.

［6］Anderson P A，Sasso R C，Hipp J，et al.Kinematics of the cervical adjacent segments after disc arthroplasty compared with anterior discectomy and rusion：a systematic review and meta-analysis［J］. Spine，2012，37（22）：85-95.

［7］Harrod C C，Hibrand A S，Fischer D J，et al. Adjacent segment pathology following cervical motion-sparing procedures or devices compared with fusion surgery：a systematic review［J］. Spine，2012，37（22）：96-112.

［8］Lehman R，Bevevino A J，Brewer D D，et al.A systematic review of cervical artificial disc replacement wear characteristics and durability［J］. Evid Based Spine Care J，2012，3：31-38.

［9］Cavanaugh D A，Nunley P D，Kerr EJ II，et al.Delayed hyper-reactivity to metal ions after cervical disc arthroplasty：a case report and literature review［J］. Spine，2009，34：262-265.

［10］Saso RC，Anderson PA，Riew KD，et al.Results of cervical arthroplasty compared with anterior discectomy and rusion：four-year clinical outcomes in a rospective，randomized controlled trial［J］. JBone Joint Surg Am，2011，93：1684-1692.

［11］刘长安，张卫平，王凌云，等.颈椎前路多节段椎体次全切减压植骨融合内固定术治疗多节段脊髓型颈椎病［J］.解放军医药杂志，2015，27（04）：24-27+36.

［12］李磊，刘春花，黄卫民，等.3种前路术式治疗相邻两节段脊髓型颈椎病的疗效分析［J］.新疆医科大学学报，2016，39（10）：1253-1256.

［13］齐英娜，李春根，柳根哲，等.颈椎前路混杂手术治疗颈椎退行性疾病35例［J］.中国中医骨伤科杂志，2020，28（01）：52-56.

［14］董桂贤，刘玉民，张宁.Hybrid手术与颈椎前路融合手术治疗多节段颈椎病的临床比较［J］.颈腰痛杂志，2018，39（03）：369-370.

［15］丁凡.椎前路Hybrid手术治疗多节段颈椎病的临床研究［D］.南方医科大学，2016.

［16］胥少汀，葛宝丰，卢世壁.实用骨科学：下［M］.4版修订本.郑州：河南科学技术出版社，2019.

［17］张卫红.临床骨科疾病治疗新进展［M］.长春：吉林科学技术出版社，2019.

［18］Hirabayashi K，Watanabe K，Wakano K，et al. Expansive open-door laminoplasty for cervical spinal stenotic myelopathy［J］. Spine，1983，8（7）：693-699.

［19］Hirabayashi S，Yamada H，Motosuneya T，et al. Comparison of enlargement of the spinal canal after cervical laminoplasty：open-door type and double-door type［J］. Eur Spine J，2010，19（10）：1690-1694.

［20］Wang SJ，Jiang SD，Jiang LS，et al. Axial pain after posterior cervical spine surgery：a systematic review［J］.Eur Spine J，2011，20（2）：185-194.

［21］陶海鹰，杨博，卫爱林，等.Centerpiece钛板系统治疗多节段脊髓型颈椎病的早期疗效分析［J］.临床外科杂志，2019，27（12）：1060-1062.

［22］刘正军，姜康.颈椎后路全椎板减压侧块螺钉内固定术治疗多节段脊髓型颈椎病的疗效［J］.中华临床医师杂志（电子版），2015，9（16）：3136-3139.

［23］吕成堂，王玉武，陈维东，等.后路椎板减压侧块螺钉钉-棒系统治疗颈椎管狭窄伴退变性颈椎失稳症的可行性研究［J］.脊柱外科杂志，2009，7（04）：242-244.

［24］魏梁锋.颈椎后路椎板切除脊髓内减压术治疗急性创伤性颈髓损伤［J］.中华神经创伤外科电子杂志，2016，2（03）：191-192.

［25］贾连顺，徐印坎.颈椎后路减压和扩大椎管术的进展（国外文献综述）［J］.国外医学.外科学分册，1985（02）：102-105.

［26］唐佩福，王岩，卢世璧.坎贝尔骨科手术学［M］.13版.北京：北京大学出版社，2018.

［27］王惠芳，王予彬.肩关节镜治疗进展及术后康复现状［C］//中华医学会全国物理医学与康复学学术会议.中华医学会，2009.

［28］罗艺，陈进鸿，柯顺忠，等.关节镜技术在手术治疗中的临床疗效观察［J］.影像研究与医学应用，2018，002（007）：125-127.

［29］邓磊.肩关节外科［M］.北京：科学技术文献出版社，2007.

［30］黄晓虹，王晓宁，Huang，等."沙滩椅体位"在肩关节手术中的应用［J］.护理研究，2010.

［31］包倪荣，赵建宁.肩关节手术入路的解剖与临床［J］.中华解剖与临床杂志，2015，20（001）：83-87.

第六章 骨伤科疾病辨证及常用治疗

第一节 中医骨伤科疾病辨证方法概论

一、概论

颈肩痛包括头颈部位、肩及其周围部位，如颈项部、肩背部、肩胛部等的疼痛，中医辨证将其归属痹证范畴。

中医把颈部分为颈、项两个部位，前部为颈，后部为项。《素问·骨空论》言："大风颈项痛，刺风府。"《素问·至真要大论》云："诸痉项强，皆属于湿。"张仲景《伤寒杂病论》有"项背强几几""头项强痛"的记载。以疼痛为主者称为项痛，以功能障碍为主者则称为项强。

肩痛不仅仅包括肩关节及其周围的肌肉筋骨疼痛，还往往累及胛背，引起肩胛痛、肩背痛；肩痛影响上臂甚至肘、手部位者，则称为肩臂痛、肩肘痛。肩痛往往导致上肢不同程度的功能活动障碍。若肩痛合并严重功能活动障碍而以上肢不能抬举为主要临床表现的，则称为肩不举、肩痛不举、肩凝。《黄帝内经》中记载为"肩背痛""肩前痛"等，《针灸甲乙经》称"肩背痛""肩臂痛""肩背痹痛""肩胛周痹"，《针灸资生经》称"肩痛周痹""肩胛痛""肩痹"等。

二、颈肩痛的病因病机

颈肩痛的主要致病原因：一是损伤；二是外邪，主要为风、寒、湿外袭；三是卫阳不固，腠理开泄，或血气不足，或各脏器正气不足。其中以外邪侵袭为最主要致病因素。其病理机制为在损伤、外邪侵袭、正气不足的致病因素作用下，血瘀气滞，经脉气血运行不畅，中医所谓"痹"即闭塞不通之意，而"不通则痛"。《素问·痹论》有言："风寒湿三气杂至，合而为痹。"根据风、寒、湿三种邪气致病的程度不同，"风气胜者为行痹，寒气胜者为痛痹，湿气胜者为着痹"。

三、颈肩痛的治疗原则

（一）活血，行气，止痛

活血可祛瘀，行气以疏通经络，止痛能解除不适症状，共同达到通痹止痛的目的，是治疗颈肩痛的基本原则。

（二）祛风，除湿，散寒

针对性地消除其具体致病因素。风、寒、湿、风寒、风湿、寒湿之邪袭入，有所偏重，则处方用药必亦随之调整，针对其所偏重的致病邪气，有所侧重的予以遣方用药。

（三）辨寒热，分虚实

虽痹证绝大多数为风寒、寒湿之阴邪所致，但亦有阴邪郁闭、蕴久化热者，故需区分寒痹、热痹。一般急性病多为实证，而久病多为虚证；以外邪袭入、外因为主者多为实证，以正气不足、内因为主致病者多为虚证。颈肩痛以外邪袭入发病者居多，故多为实证，然因正气不足而复感外邪者，为虚证；对于病情复杂者，当分清虚实，明确补泻，或攻补兼施。

（四）辨证与辨病相结合

对损伤所致的颈肩痛，应在辨明疾病的基础上，再以中医辨证的方法，予以分型施治。

四、颈肩痛的筋骨辨证论治

筋骨有赖于气血温煦和肝肾濡养，其主要功能是连属关节，筋骨损伤必然伤及气血和影响脏腑精气，导致颈肩痛的发生。

造成筋骨损伤的原因主要是外力伤害和劳损。人体受到外来的暴力及劳损等伤害之后，可以引起筋骨的损伤，在受伤部位出现疼痛、肿胀、功能障碍等病理变化。同时年龄、体质、局部解剖结构的异常及工种等都与颈肩痛的发生、发展及预后有关。青年及肝肾气盛的人，筋骨强盛，不易损伤，即使筋骨损伤也易修复；年老体衰及肝肾气虚的人，筋骨衰弱，每易致筋骨损伤，且损伤后修复迟缓。

（一）气滞血瘀

因急骤的外界暴力的作用引起筋骨损伤，经络随之受伤，气机不利，血肿形成，使气血运行发生障碍，导致颈肩痛诸证发生。"气伤痛，形伤肿"，气血损伤之颈肩痛常有伤气伤血之偏重。气滞重者，其特点为外无肿形，胀闷疼痛，疼痛范围较广，痛无定处，体表无明显压痛点；血瘀重者，外有肿形，刺痛固定不移，或在伤处出现青紫。

（二）气血两虚

气血虚弱的原因在伤科疾病中主要有两种：一是素体气血不足，伤筋动骨使气血愈虚；二是因血瘀形成，瘀血不去，新血不生，日久则导致气血双虚，引起全身或某一脏腑器官组织出现功能不足或衰退，发生颈肩痛诸证。其特点为颈背腰部麻木疼痛，痛势隐隐，伴见面色无华，疲倦乏力，头晕目眩，自汗气短，手足麻木，痉挛僵硬，关节活动不利，脉细弱等气血双亏、筋脉失养的症状。

（三）肝肾亏虚

筋骨与五脏六腑均有联系，但关系最为密切的为肝肾二脏。肝主筋藏血，肾主骨生髓。如久卧、久行、久坐、久立或长期不正确姿势的劳动工作，或生活习惯不良而使人体某一部分长时间过度用力，积劳所伤，肝肾亏损，出现衰老状态，表现为筋骨的运动不灵活，手足拘挛，肢体麻木，屈伸不利等症。骨是支持人体的支架，骨的坚硬依赖肾气的濡养，肾精不足则骨髓空虚，即可出现颈背沉紧酸痛，上肢痿软，活动不便等症。肝肾亏虚主要发生在久病之后或年老体弱的患者。

（四）风寒湿侵袭

单独风寒湿邪侵袭所致的筋骨损伤临床比较少见，多数是因为外力、劳损后复感风寒湿邪导致颈肩痛的发生，其中尤以劳损后复感寒湿的筋骨劳损最为多见。其痛以颈肩部沉重疼痛、阴冷天加重为特点。

第二节　正骨、推拿与针灸

一、正骨疗法

正骨疗法历史悠久，是具有中医学特色的治疗方法。《周礼·天官》有疡医治疗折疡的记载。唐代《理伤续断方》中介绍了揣、摸、拔伸等正骨手法，王肯堂的《证治准绳》也记载了许多正骨手法，特别是清代《医宗金鉴》总结前人正骨经验，提出了摸、接、端、提、推、拿、按、摩八法，称正骨八法。手法在骨伤科治疗中占有重要地位，是骨伤科的手法、固定、药物、练功四大治疗方法之一。

（一）手法特点

基本手法为推、拿、按、摩、点、打、揉、搓、滚、摇、捋、抖、伸、震、拨、转、戳、扳、归、散等20种。强调施术过程中手法的轻、巧、柔、和。手法轻柔一方面可以使患者放松，更容易触及病灶所在，而且更加能够达到手法的治疗效果；另一方面，可以提高手法运用的安全性，防止因患者抵抗而出现牵拉伤。巧的反义词是拙，这就强调在治疗时要灵活应运基本手法，做到手摸心会、手法与心法相依。另外，巧还包括在施术过程中要注意观察患者表情，询问其感觉，随时调整手法强度。和是要做到轻巧柔相结合，心手相和，从而达到机体之和，缓解患者症状。

（二）手法步骤

1. 预备手法

运用㨰法、按法、揉法，寻找痛点，通过手法使痛点变软消失，同时放松颈部僵硬的肌群，促进局部血液循环，使患者放松，为下一步行扳法做好准备。

2. 治疗手法

治疗手法即不定点旋转扳法，操作时患者取坐位，术者站在患者身后，先让患者向欲扳侧转头至最大角度，然后术者一手扶患者肩部，另肘夹持患者下颌，嘱患者做深呼吸，突然发力扳动，即可听到一连串清脆的颈椎关节弹响声。以同样的方法向对侧扳动一次。以此来调整颈椎曲度和小关节紊乱，松解局部组织粘连，整复颈椎关节的错缝，加宽狭窄的椎间隙，扩大狭窄的椎间孔，从而缓解由于颈椎病变对神经根、血管及周围软组织的压迫和刺激所引起的症状。此手法是关键手法，需在轻度牵引下进行，要注意颈项部是血管、神经的重要通路，在操作时要做到轻柔巧，避免粗暴，不用强求关节弹响声，以免发生危险。

3. 善后手法

用劈法、散法、拿法、归合法进一步解除肌肉痉挛，改善血液供应，消除软组织的炎性反应，从而起到舒筋活络止痛作用。在颈椎病的手法治疗过程中，应始终坚持"筋骨并重，动静结合"的整体观念，既重视颈椎的正骨复位，又重视颈肌等软组织的松解治疗，恢复颈椎动静态平衡，才能取得满意的疗效。

二、推拿疗法

推拿是以手和肢体其他部分，进行各种不同柔和的施术方法。掌握推拿手法的要领及合理的运用，对疾病的治疗效果有直接的影响。在做手法操作时，要求动作持久有力，用力均匀，手法要柔和，才能达到深透的治疗作用。要注意患者身体有强弱、证有虚实、治疗部位有大有小、肌肉组织厚薄的部位不一样，因此在选择手法和用劲时，都必须要结合患者体质的情况，选择相适应的手法进行治疗。同时要注意手法操作要点：①注意点、线、面的操作程序；②推拿用力要有节律；③注意推拿手法要由浅而深；④推拿时要由慢而快；⑤急则治其标，缓则治其本，是推拿治病的原则；⑥推拿一般以局部取穴、上下取穴、循经取穴、以痛取穴为主要取穴方法。

（一）推法

1. 操作方法

术者肩肘关节放松，动作自然，屈腕内收，四指略屈曲，拇指外展略屈，用掌部或大小鱼际部接触治疗部位（包括经络穴位的循行部位），进行推法施术。推法分很多种，包括一指推、掌根推、鱼际推等等。推法要领是推之有力，需实不虚，不能轻浮在表。

2. 推法的特点

推法是一种施加有节奏的压力的手法，推而易行，并且这种力易于渗透到皮下肌肉组织层，能使软组织的毛细血管扩张，血液循环加快。

3. 推法的作用

推法能行气活血、疏通经络，能缓解肌肉组织的痉挛，放松肌肉，消肿止痛，活血化瘀。

4. 推法的应用

（1）在治疗开始时，用推法行气活血。

（2）在变换手法时，可以交替配合使用。

（3）在结束手法治疗时，也可用推法做调节。

（二）拿法

1. 操作方法

术者肩肘关节放松，使气能运行于手指。术者以拇指与其他手指在治疗部位或穴位，做对应钳形用力，使治疗部位在挤压状态下暂时性隆起，达到治疗的作用。在拿法用劲时，要注意由轻到重，不可突然用劲，动作要连贯，不要断断续续。

2. 拿法的特点

拿法是从两个相反的方向，在同一治疗部位对称性施加压力，并向上提，是强刺激的兴奋手法之一。多用于四肢及肌肉韧带丰满的部位。

3. 拿法的作用

祛风散寒，开窍止痛，缓解肌肉组织的痉挛，并且能够调节神经的兴奋性。

4. 拿法的应用

（1）在颈项强痛治疗中，可拿肩井穴、合谷穴。

（2）在肩关节周围炎症的治疗中，可拿腋下。

（3）拿法多在实证中应用，有时也可与其他手法交替使用。

（三）按法

1. 操作方法

术者用手指的指腹部、指尖、掌根部、掌部、鱼际部贴在治疗部位或穴位上，徐徐向下用力施压，并持续一定时间，然后徐徐放松移动位置。按法由于用力点不同，又分掌根按法、拇指按法、鱼际按法等。如用掌心按则面积较大，又称为压法。也可以使用指关节尖端挤按，或用肘部鹰嘴突按压，则刺激作用更强，又称为点法。

2. 按法的特点

由于按法是徐徐用力，使局部组织一紧一松，组织较深部充血，局部组织温度提高，有温热感。故"按之则热气至，热气至则痛止。"因此，按法是治疗中的常用手法，常在其他手法中穿插使用。

3. 按法的作用

温经散寒，行气止痛。

4. 按法的应用

按法是一种柔和刺激手法，常与揉法结合为按揉手法。常用于四肢及腰背颈项部，适用于刺激全身各部穴位。

（四）摩法

1. 操作方法

术者用手指指腹或掌心，放在治疗部位或穴位上，做来回直线运动，或顺、逆时针方向做圆形摩动。摩法分单指摩、指摩、掌心摩、掌根摩等。

2. 摩法的特点

通过摩擦用力，可起到治病的作用。轻摩、缓摩能够起到安抚、镇静、安神的作用，急摩、重摩能够摩擦生热，有一种灼热感。在一般情况下，急摩为泻法，缓摩为补法。

3. 摩法的作用

摩法能活血止痛，镇静安神，温经散寒，调补脏腑，并且能解除肌肉组织的痉挛。

4. 摩法的应用

（1）摩法主要是以患处为施术部位，根据疾病的性质及程度，实证用泻法，虚证用补法。

（2）在治疗中，常与推、揉、按、压等手法交替使用。

（五）擦法

1. 操作方法

术者用手背及小指侧部，或小指、无名指、中指的掌指关节部位，放在治疗的部位或穴位上，通过腕关节屈伸外旋的连续动作，使产生的力持续地作用于治疗部位上，不要跳动或使手背拖来拖去摩擦，动作要均匀且有节律地进行。

2. 滚法的特点

滚法压力柔和，接触体表面积大，因为有节奏的波动，所以能使局部组织活动能力增强。

3. 滚法的作用

滚法有舒筋活血、滑利关节、强筋壮骨、帮助解除肌肉疲劳的作用。

4. 滚法的应用

（1）适用于肩背、腰腿部，以及四肢肌肉丰满的部位。

（2）对风湿酸痛、麻木不仁、肢体瘫痪、运动功能障碍等疾病，常用滚法治之，并配合按、推、揉等手法交替使用。

（六）揉法

1. 操作方法

术者用指腹、掌心或大小鱼际部与治疗的体表紧贴做揉动。揉动的手指或手掌不移开接触的体表，使治疗部位的皮下组织随着术者指腹或掌根揉动而滑动。揉法又分为拇指揉、中指揉、四指揉、五指揉、掌根揉、大小鱼际揉、按压揉等不同方法。

2. 揉法的特点

揉法是术者用力使治疗部位的皮下组织滑动摩擦的方法。揉法的刺激比较缓和，多在强刺激手法后作为一种缓冲手法应用。例如，在施点按手法后，随之用揉法，这样可以缓和或防止强刺激手法后引起病人的不良反应。

3. 揉法的作用

揉法有宽胸理气、消积导滞、活血祛瘀、消肿止痛的作用。

4. 揉法的应用

（1）揉法缓和，刺激较轻，适用于全身各部位。

（2）揉法常与按、按、摩等手法交替使用。

（七）搓法

1. 操作方法

术者用自己双手的掌面夹住病人的治疗部位，做相应的快速的用力搓揉，同时做上下往返的移动，即为搓法。在施术的过程中，术者在双手用力时，力量要对称。

2. 搓法的特点

搓法由于速度快、用力对称，使皮肤、肌肉、筋膜等组织松弛，气血运行通畅，促进了肌体组织的代谢过程。

3. 搓法的作用

搓法有调节营卫气血、舒松脉络、放松肌肉的作用。

4. 搓法的应用

（1）搓法适用于四肢部位，多在治疗中作为结束手法使用。

（2）在治疗中常与运拉法、抖法配合交替使用。

（八）抖法

1. 操作方法

术者用自己的双手紧握病人腕关节或踝关节，微微用力做连续的小幅度的上下颤动，使病人的患处有松动。

2. 抖法的特点

由于抖法使肢体运动，增强了治疗手法的作用，使病人的患处关节组织松弛，气血循环得到加强。

3. 抖法的作用

抖法能舒筋活络，使肌肉关节组织松弛。

4. 抖法的运用

（1）抖法常用于四肢部位，多在治疗结束时使用。

（2）在治疗中，常与运拉法、搓法、拍打法交替使用。

（九）拍打法

1. 操作方法

拍打法中包含有叩击法。操作时，术者握空拳或用掌部拍打所要治疗的部位和穴位。拍打时，术者的肩、肘、腕关节尽量放松，用力适度，不可击伤病人，切忌粗暴动作。用力时由轻到重，要根据病人的病情及体质的强弱而定。

2. 拍打法的特点

拍打法可使局部组织发生振动，治疗作用易于渗透到患处。

3. 拍打法的作用

叩击拍打法的作用能使皮下深层组织发生振动，促使血液循环加快，使患处营养加强，气血畅通，并能调节神经的兴奋作用。

4. 拍打法的应用

（1）多运用于肌肉组织丰满的部位，如大腿、腰部、肩背部等。

（2）在治疗中，常与搓法、抖法、运拉法等配合交替使用。

三、针灸疗法

针灸疗法是运用针灸或艾灸作用于人体相应穴位从而达到治疗疾病目的的一种便

捷的方法。其具有行气活血、调和阴阳、舒筋活络等作用。人体四肢以及皮肉筋骨之所以能维持正常功能，都离不开经络的润养。在骨伤科中，经络的运用甚广，尤其是在疼痛方面效果尤佳。临床应用上主要根据上病下治、缪刺法、以痛为输、循经取穴等理论指导取穴治疗。如颈椎病的针灸治疗，根据痛点所在经络在足上定远部穴位，此为上病下治；若左侧斜方肌压痛，取右侧中渚，反之取左侧，此为缪刺法；根据压痛点定局部穴位，此为以痛为输；因其主要痛点在太阳经、少阳经上，故还可根据实际情况在此二经上循经取穴。

第三节　牵　引

颈、腰椎的牵引疗法是应用外力对颈椎或腰椎施加持续牵拉力，使其发生一定范围内的分离，周围软组织得到适当的牵伸，从而达到治疗目的的一种方法。牵引疗法是临床上治疗颈椎病及腰椎间盘突出症的有效方法。

一、牵引疗法治疗机制

1.牵引可持续牵拉颈腰部肌肉、韧带等软组织，达到放松肌肉，解除痉挛的目的。

2.牵开椎间隙，有利于椎间盘的还纳，对早期及轻型病例效果较好。

3.牵开狭窄的椎间孔，缓解对神经根的压迫和刺激，还可牵开被嵌顿的小关节滑膜。

4.恢复椎体小关节的正常序列，消除椎节不稳，缓解椎动脉的扭曲、狭窄及痉挛。

5.松解软组织粘连，改善血液循环，利于局部炎症的吸收。

6.脊柱外伤时起到早期制动和复位作用。

二、操作方法

（一）颈椎常用牵引方法

常见的牵引方法有颌枕带牵引、颅骨牵引、充气式颈托牵引等，体位常采用坐位或仰卧位。轻者采用坐位间断牵引，牵引姿势以头部略向前倾，颈部轻度屈曲为宜。牵引悬重从3 kg开始，可增至12 kg。每次0.5～1小时，每日1～2次，15天为1个疗程。重者及外伤患者可采用持续卧位牵引，并根据患者病情、体质、年龄、颈部肌肉等情况及临床症状进行灵活调整。牵引治疗初期少数病人可有头昏、头胀或颈肩部疲劳感，故可以小重量、短时间开始，以后根据病人的具体情况再适当增加牵引的重量和延长牵引的时间，牵引后症状持续加重者，不宜再用。颈椎牵引多用于神经根型颈椎病，对椎动脉型或交感型颈椎病宜采用轻重量，从1.5 kg开始，逐渐增至4～5 kg，也可采用卧位、轻重量（2～3 kg），持续牵引 3 周，若发生不良反应应停止牵引。脊髓型颈椎病患者应谨慎采用此疗法。

（二）腰椎常用牵引方法

1. 手法牵引

患者俯卧位，助手固定患者双肩，术者握患者踝部，身体后靠对躯干进行牵引，使嵌顿的滑膜或突出小的椎间盘得以复位，从而达到治疗的目的。

2. 悬吊牵引法

此法适用于青壮年患者。患者自行攀抓单杠或门框等，身体悬空，利用身体自身的重量进行牵引。注意牵引时身体尽量放松，以保证牵引效果。

3. 牵引床牵引法

患者仰卧于牵引床上，在髂部骨盆处系一较宽的骨盆带，骨盆带两侧多系宽带固定于牵引床一端，再用一胸廓带将上身固定于牵引床另一端，启动电按钮（或手动操作），进行牵引。牵引重量每侧以 5～10 kg 为宜，可酌情适当增加牵引重量至 40 kg。每日 1～2 次，每次 30 分钟，一般连续牵引 20～30 日。若采用 30～40 kg 的大重量牵引，每次 10 分钟，休息 5 分钟，重复 3 遍。大多数患者可获得立竿见影的效果，疼痛迅速缓解。症状缓解后，可在腰围的保护下，适当地下床活动。

三、注意事项

1. 根据患者个体差异，选择适当的牵引重量，身体状况好、年轻者，重量可稍大，体弱、老年人，则需减少牵引时间及重量。

2. 牵引带松紧要适度，避免医源性损伤。

3. 牵引时应选择正确体位。

4. 密切观察牵引时患者的感受及反应，根据实际情况做必要的调整，如引起患者关节疼痛严重、头晕等不适症状时，立即停止牵引。

5. 伴有颈椎其他疾患时，请专科协助牵引治疗。

第四节　中　药

药物疗法是治疗骨伤科疾病的一种重要方法。人体是一个统一的整体，其正常生命活动依赖于气血、营卫、脏腑、经络等维持。若机体遭受损伤，其正常活动必然受到影响，可导致内在气血、营卫、脏腑、经络功能失调。因此，治疗损伤，必须遵从整体观。

一、骨伤内治法

根据损伤"专从血论""恶血必归于肝""肝主筋,肾主骨"以及"客者除之,劳者温之,结者散之,留者攻之,燥者濡之"等骨伤科基本理论,临床应用可以归纳为下、消、清、开、和、续、补、舒等内治方法。

(一)损伤三期辨证治法

根据损伤的发展过程,通常分初、中、后三期。三期分治方法是以调和疏通气血、生新续损、强筋壮骨为主要目的。临证时,必须结合患者体质及损伤情况辨证施治。

1. 初期治法

初期一般在伤后 1～2 周内,由于气滞血瘀,需消肿止痛,以活血化瘀为主,即采用"下法"或"消法";若瘀血积久不消,郁而化热,或邪毒入侵,或迫血妄行,可用"清法";气闭昏厥或瘀血攻心,则用"开法"。

(1)攻下逐瘀法:本法适用于损伤早期蓄瘀,大便不通,腹胀拒按,舌苔黄,脉洪大而数的体实患者。临床多应用于胸、腰、腹部损伤蓄瘀而致的阳明腑实证,常用方剂有大承气汤、桃核承气汤、鸡鸣散加减等。攻下逐瘀法属"下法",常用苦寒泻下药以攻逐瘀血、通泄大便、排除积滞。由于药效峻猛,对年老体弱、气血虚衰和妇女妊娠、经期及产后失血过多者,应当禁用或慎用该法。

(2)行气消瘀法:为骨伤科内治法中最常用的一种治疗方法。适用于损伤后有气滞血瘀,局部肿痛,无里实热证,或有某种禁忌而不能猛攻急下者。常用的方剂有以消瘀活血为主的桃红四物汤、复元活血汤、活血止痛汤,以行气为主的柴胡疏肝散、复元通气散、金铃子散,以及活血祛瘀、行气止痛并重的血府逐瘀汤、膈下逐瘀汤、顺气活血汤等。临证可根据损伤的不同,或重于活血化瘀,或重于行气止痛,或活血行气并重。行气消瘀法属于"消法",具有消散瘀血的作用。行气消瘀方剂一般并不峻猛,如需逐瘀通下,可与攻下药配合;但对于年老、体虚、妊娠、产后、经期、幼儿等,仍需慎用。

(3)清热凉血法:本法包括清热解毒与凉血止血两法。适用于跌仆损伤后积瘀化热、热毒蕴结于内,或创伤感染、邪毒侵袭、火毒内攻、迫血错经妄行等证。常用的清热解毒方剂有五味消毒饮、黄连解毒汤,凉血止血方剂有清营汤、犀角地黄汤等。清热凉血法属"清法",药性寒凉,若身体素虚、脏腑虚寒、饮食素少、肠胃虚滑,或妇女分娩后有热证者,均慎用。《疡科选粹》曰:"盖血见寒则凝。"应用本法应注意防止寒凉太过。

(4)开窍活血法:属"开法",是用辛香开窍、活血化瘀、镇心安神的药物,以治疗跌仆损伤后气血逆乱、气滞血瘀、瘀血攻心、神昏窍闭等危重症的一种急救方法。

适用于头部损伤或跌打重症神志昏迷者。神志昏迷可分为闭证和脱证两种：闭证是实证，治宜开窍活血、镇心安神；脱证是虚证，是伤后元阳衰微、浮阳外脱的表现，治宜固脱，忌用开窍。常用方剂有苏合香丸、复苏汤、羚角钩藤汤、镇肝熄风汤等。若热毒蕴结筋骨而致神昏谵语、高热抽搐者，宜用紫雪丹合清营凉血之剂。开窍药走窜性强，易引起流产、早产，孕妇慎用。

2. 中期治法

中期在损伤后 3～6 周期间，虽损伤症状改善，肿胀瘀阻渐趋消退，疼痛逐步减轻，但瘀阻去而未尽，疼痛减而未止，仍应以活血化瘀、和营生新、接骨续筋为主，故以"和""续"两法为基础。

（1）和营止痛法：属"和法"，适用于损伤后，虽经消、下等法治疗，但仍气滞瘀凝，肿痛尚未尽除，而继续运用攻下之法又恐伤正气。常用方剂有和营止痛汤、橘术四物汤、定痛和血汤、和营通气散等。

（2）接骨续筋法：属"续法"，适用于损伤中期，筋骨已有连接但未坚实者。瘀血不去则新血不生，新血不生则骨不能合、筋不能续，所以使用接骨续筋药，佐活血祛瘀之药，以活血化瘀、接骨续筋。常用的方剂有续骨活血汤、新伤续断汤、接骨丹、接骨紫金丹等。

3. 后期治法

后期为损伤 7～8 周以后，瘀肿已消，但筋骨尚未坚实，功能尚未恢复，应以补气养血、补益肝肾、补养脾胃为主，称为"补法"；而筋肌拘挛，风寒湿痹，关节屈伸不利者则予以温经散寒、舒筋活络之法，称为"舒法"。

（1）补气养血法：本法是使用补养气血药物，使气血旺盛以濡养筋骨的治疗方法。凡外伤筋骨、内伤气血以及长期卧床，出现气血亏损、筋骨痿弱等证候，均可应用本法。损伤气虚为主，用四君子汤；损伤血虚为主，用四物汤；气血双补用八珍汤或十全大补汤。对损伤大出血而引起的血脱者，补益气血法要及早使用，以防气随血脱，方选当归补血汤，重用黄芪。

（2）补益肝肾法：本法又称强壮筋骨法，凡骨折、脱位、筋伤的后期，年老体虚，筋骨痿弱，肢体关节屈伸不利，骨折迟缓愈合，骨质疏松等肝肾亏虚者，均可使用本法加强肝肾功能，加速骨折愈合，增强机体抗病能力，以利损伤的修复。常用的方剂有壮筋养血汤、生血补髓汤，肾阴虚用六味地黄汤或左归丸，肾阳虚用金匮肾气丸或右归丸，筋骨痿软、疲乏衰弱者用健步虎潜丸、壮筋续骨丹等。在补益肝肾法中参以补气养血药，可增强养肝益肾的功效，加速损伤筋骨的康复。

（3）补养脾胃法：本法适用于损伤后期，耗伤正气，或长期卧床缺少活动而导致的脾胃气虚，运化失职，饮食不消，四肢疲乏无力，肌肉萎缩等。因胃主受纳，脾主运化，补益脾胃可促进气血生化，充养四肢百骸，本法即通过助生化之源而加速损伤筋骨的修复，为损伤后期常用之调理方法。常用方剂有补中益气汤、参苓白术散、归脾汤、健脾养胃汤等。

（4）舒筋活络法：属"舒法"，适用于损伤后期，气血运行不畅，瘀血未尽，腠理空虚，复感外邪，以致风寒湿邪入络，遇气候变化则局部症状加重的陈伤旧疾的治疗。本法主要使用活血药与祛风通络药，以宣通气血，祛风除湿，舒筋通络。如陈伤旧患寒湿入络者用小活络丹、大活络丹、麻桂温经汤，肢节痹痛者用蠲痹汤、舒筋汤、舒筋活血汤，腰痹痛者用独活寄生汤、三痹汤。祛风寒湿药，药性多辛燥，易损伤阴血，故阴虚者慎用，或配合养血滋阴药同用。

对上述的分期治疗原则，必须灵活变通，对特殊病例尤须仔细辨证，正确施治，不可拘泥规则或机械分期。

（二）损伤部位辨证治法

损伤虽同属瘀血，但由于损伤的部位不同，治疗的方药也有所不同。因此，选用主方后，可根据损伤的部位不同加入几味引经药，使药力作用于损伤部位，加强治疗效果。明代医家异远真人《跌损妙方·用药歌》曰："归尾兼生地，槟榔赤芍宜。四味堪为主，加减任迁移。乳香并没药，骨碎以补之。头上加羌活，防风白芷随。胸中加枳壳，枳实又云皮。腕下用桔梗，菖蒲厚朴治。背上用乌药，灵仙妙可施。两手要续断，五加连桂枝。两胁柴胡进，胆草紫荆医。大茴与故纸，杜仲入腰支。小茴与木香，肚痛不须疑。大便若阻隔，大黄枳实推。小便如闭塞，车前木通提。假使实见肿，泽兰效最奇。倘然伤一腿，牛膝木瓜知。全身有丹方，饮酒贵满卮。苎麻烧存性，桃仁何累累。红花少不得，血竭也难离。"该歌诀介绍跌打损伤主方配合部位引经药和随症加减用药法，便于损伤的辨证治疗。

二、骨病内治法

骨病的发生可能与损伤有关，但其病理变化、临床表现与损伤并不相同，故治疗有其特殊性。《素问·至真要大论》说："寒者热之，热者寒之……客者除之，劳者温之，结者散之。"骨病的用药基本遵循上述原则。如骨痈疽多属热证，"热者寒之"，宜用清热解毒法；骨痨多属寒证，"寒者热之"，宜用温阳驱寒法；痹证因风寒湿邪侵袭，"客者除之"，宜用舒筋活络法；骨病局部出现结节、肿块者，癥瘕积聚，"结者散之"，宜用祛痰散结法。"清法"与"舒法"已在骨伤内治法中阐述，骨病内治法补充"温法"与"散法"。

（一）温阳驱寒法

属"温法"，适用于阴寒内盛之骨痨或附骨疽。本法是用温阳通络的药物，使阴寒凝滞之邪得以驱散。流痰初起，患处漫肿酸痛，不红不热，形体恶寒，口不作渴，小便清利，苔白，脉迟等内有虚寒现象者，可选用阳和汤加减。阳和汤以熟地黄大补气血为君，鹿角胶生精补髓、养血助阳、强壮筋骨为辅，麻黄、姜、桂宣通气血，使上述两药补而不滞，主治一切阴疽。

（二）祛痰散结法

属"散法"，适用于骨病见无名肿块、痰浊留滞于肌肉或经隧之内者。骨病的癥瘕积聚均为痰滞交阻、气血凝留所致。此外，外感六淫或内伤情志，以及体质虚弱等，亦能使气机阻滞，液聚成痰。本法在临床运用时要针对不同病因，与下法、消法、和法等配合使用，才能达到化痰、消肿、软坚之目的。常用方剂有二陈汤、温胆汤、苓桂术甘汤等。

三、外治法

损伤外治法是指对损伤局部进行治疗的方法，在骨伤科治疗中占有重要的地位。临床外用药物大致可分为敷贴药、搽擦药、熏洗湿敷药与热熨药。

（一）敷贴药

外用药应用最多的剂型是药膏、膏药和药散三种。使用时将药物制剂直接敷贴在损伤局部，使药力发挥作用，可收到较好疗效。

1. 药膏（又称敷药或软膏）

将药碾成细末，然后选加饴糖、蜜、油、水、鲜草药汁、酒、醋或医用凡士林等，调匀如厚糊状，涂敷伤处。如消瘀止痛药膏、定痛膏、双柏膏、接骨续筋药膏、金黄膏、四黄膏、生肌玉红膏等。

2. 膏药

古称为薄帖，是中医学外用药物中的一种特有剂型。《肘后备急方》中就有膏药制法的记载，后世广泛地应用于各科疾病的治疗上，骨伤科临床应用更为普遍。膏药是将药物碾成细末配以香油、黄丹或蜂蜡等基质炼制而成，然后摊在皮纸或布上备用。临床应用时将膏药烘热烊化后贴患处，如狗皮膏、万灵膏等。

3. 药散

又称药粉、掺药。将药物碾成极细的粉末，收贮瓶内备用。使用时可将药散直接掺于伤口处，或置于膏药上，将膏药烘热后贴患处。如云南白药、丁桂散、桂麝散等。

（二）搽擦药

搽擦药可直接涂搽于伤处，或在施行理筋手法时配合推擦等手法使用，或在热敷熏洗后进行自我按摩时涂搽。

1. 酊剂

又称为外用药酒或外用药水，用药与白酒、醋浸制而成。近年来还有用乙醇溶液浸泡加工炼制的酒剂。其具有活血止痛、舒筋活络、祛风散寒的作用，如伤筋药水、正骨水等。

2. 油膏与油剂

用香油把药物熬煎去渣后制成油剂，或加黄蜡或白蜡收膏炼制而成油膏，具有温经通络、消散瘀血的作用。适用于关节筋络寒湿冷痛等证，也可配合手法及练功前后做局部搽擦。常用的有跌打万花油、活络油膏、伤油膏等。

（三）熏洗湿敷药

1. 热敷熏洗

古称"淋拓""淋谍""淋洗"或"淋浴"，是将药物置于锅或盆中加水煮沸后熏洗患处的一种方法。先用热气熏蒸患处，待水温稍减后用药水浸洗患处。冬季气温低，可在患处加盖棉垫，以保持热度持久。每日 2 次，每次 15 ～ 30 分钟，每帖药可熏洗数次。药水因蒸发而减少时，可酌情加适量水再煮沸熏洗。具有舒松关节筋络、疏导腠理、流通气血、活血止痛的作用。适用于关节强直拘挛、酸痛麻木或损伤兼夹风湿者。多用于四肢关节、腰背部的伤患，常用的药物如散瘀和伤汤、海桐皮汤、八仙逍遥汤、上肢损伤洗方、下肢损伤洗方等。

2. 湿敷洗涤

古称"溻渍""洗伤"等，在《外科精义》中有"其在四肢者潮渍之，其在腰腹背者淋射之，其在下部者浴渍之"的记载。该法多用于创伤，使用方法是"以净帛或新棉蘸药水""渍其患处"。现临床上把药制成水溶液，供创伤伤口湿敷洗涤用。常用的有金银花煎水、野菊花煎水、2% ～ 20% 黄柏溶液以及蒲公英等鲜药煎汁。

（四）热熨药

热熨法是一种热疗方法。本法选用温经祛寒、行气活血止痛的药物，加热后用布包裹，热熨患处，借助其热力作用于局部，适用于不宜外洗的腰脊躯体之新伤、陈伤。主要的剂型有下列几种：

1. 坎离砂

又称风寒砂。用铁砂加热后与醋水煎成药汁搅拌后制成，临用时加醋少许拌匀置布袋中，数分钟内会自然发热，热熨患处，适用于陈伤兼有风湿证者。

2. 熨药

俗称"腾药"。将药置于布袋中，扎好袋口放在蒸锅中加热后熨患处，适用于各种风寒湿肿痛证，能舒筋活络，消瘀退肿。常用的有正骨熨药等。

3. 其他

如用粗盐、黄沙、米糠、麸皮、吴茱萸等炒热后装入布袋中热熨患处。民间还采用葱姜豉盐炒热，布包卷脐上治风寒。这些方法简便有效，适用于各种风寒湿型筋骨痹痛、腹胀痛及尿潴留等证。

第五节　颈部软组织手术治疗

一、小针刀疗法

20世纪70年代，朱汉章集中医针刺和西医手术的优点，发明了小针刀疗法，对于慢性损伤性疾病如软组织粘连、瘢痕引起的疼痛获得了较好疗效。小针刀疗法简便易廉、安全有效，是在疼痛治疗学中的创新。

（一）治疗机理

1. 静态平衡

静止状态时，人体组织器官都有相对稳定的位置及毗邻关系，以维持各部稳定的正常力学状态和生理功能，此谓静态平衡。

2. 动态平衡

活动状态时，人体组织器官都有不同的活动方向及范围以维持人体各种活动状态下的正常力学状态和生理功能，谓之动态平衡。

3. 失衡与新的平衡

软组织损伤或病变（炎症、退行性病变）后所产生的粘连、瘢痕，使肌肉、韧带、筋膜、腱鞘、滑囊的位置和运动时的方向发生改变，运动范围受到限制，破坏了机体的动、静平衡，引起疼痛和功能障碍。小针刀疗法主要是利用小针刀剥离粘连组织、松解痉挛肌肉、切碎硬结瘢痕，使局部血循环得以改善或重新恢复，降低局部致痛物质（如缓激肽、5-羟色胺、P物质等）的含量，由于小针刀刺激穴位产生的刺激量比针灸针大，体内生成的抗物质增加明显，疏通经络作用强，提高局部组织的氧分压，再配以适当的功能锻炼，达到新的静态平衡和动态平衡。

（二）小针刀治疗的适应证和禁忌证

1. 适应证

（1）顽固性痛点或痛性结节、条索：软组织粘连以及由此产生的痛性结节、条索或久治遗留的顽固性痛点，可用小针刀松解粘连，缓解疼痛。

（2）滑囊炎：各种急、慢性损伤后滑囊闭锁，囊内压增高，滑囊肿大压迫周围组织产生疼痛，小针刀将滑囊切开数孔，起到降压疏通、消肿止痛的作用。

（3）腱鞘炎：对于各种腱鞘炎或韧带挛缩引起的疼痛，应用小针刀可松解压迫、解除疼痛，尤其是狭窄性腱鞘炎、腕管综合征、跖管综合征等，疗效更为显著。

（4）紧张性肌病：对于非脑源性肌紧张、肌痉挛引起的疼痛，应用小针刀可疏通剥离解除痉挛，甚至切断部分痉挛的肌纤维，以缓解疼痛，恢复和维持原有的运动功能。

（5）钙化性肌炎：各部位肌肉、韧带钙化引起的疼痛和活动受限，可应用针刀将钙化块切碎，促进其慢慢吸收，以消除症状和恢复功能。

（6）骨赘：对于因肌肉、韧带损伤、紧张、挛缩而在其附着点引起的骨赘，可应用针刀铲削磨平，同时松解病变的肌肉、韧带。应当指出，颈、胸、腰部骨刺不宜用针刀治疗。

2. 禁忌证

（1）施术局部有感染征象或肌肉坏死者。

（2）施术局部有难以避开的重要血管、神经和脏器者。

（3）全身发热、感染患者。

（4）严重内脏病的发作期者。

（5）有出血倾向及凝血功能障碍者。

（6）定性、定位诊断不明确者。

（7）体质虚弱、高血压、糖尿病、冠心病和晚期肿瘤患者，慎用小针刀。

（三）小针刀操作方法

1. 小针刀刀具种类

根据临床不同用途，小针刀分为Ⅰ型、Ⅱ型、Ⅲ型。

Ⅰ型：其刀口宽 0.8 mm，刀柄长 20 mm，根据针体长度分为 Ⅰ-1、Ⅰ-2、Ⅰ-3、Ⅰ-4 四个号别，Ⅰ-1 最长（15 cm），Ⅰ-4 最短（5 cm）。

Ⅱ型、Ⅲ型主要用于治疗骨性病变。

小针刀具有一定的质量要求，针体要细、硬面有弹性，刀口小而锋利，弹性大，韧性好，硬度适宜，不易弯曲或折断，要达到剥离粘连、疏通阻滞，而又不致造成较大组织创伤的目的。

2. 消毒维护

使用小针刀前仔细检查，发现裂纹、生锈均不宜使用。小针刀使用后应清洗干净，用纱布分别包好后高压消毒，置于干燥处，消毒备用期限不可超过 1 周，无高压清毒条件时，用器械消毒液浸泡 30 分钟后，捞出拭干使用。

3. 操作技术

（1）针刀进入步骤

1）定点：根据定点部位和病变层次以及周围解剖关系找准进针点。

2）定向：针刀和刀口线与大血管、神经及肌纤维走向平行，可有效地避免神经、血管和重要脏器的损伤。

3）刺入：快速刺入皮肤，尽量减少进皮时的痛苦，进皮后，根据病变部位的不同，采用相应手法。在复杂而有重要结构的进针处，应缓慢地试探进针，以免损伤这些结构，如梨状肌下孔处，坐骨神经干与之伴行的血管，针刀刺入皮肤后，缓慢试探进针，一方面可通过神经血管的"自身保护作用"躲开针刀；另一方面，如进针过程中出现剧痛、麻木，说明可能触及血管和神经，此时应调整针刀的角度后再进针，以免损伤重要结构。在层次少、结构简单的进针处，可快速进针一次到位，以减少进针时的痛感，如冈上肌、肱骨外上髁处，有骨板或骨干做天然屏障，肌腹或肌腱间又无重要结构，无损伤之虑，可快速进针一次到位。

（2）针刀运行：针刀运行是小针刀疗法实施的主要内容，既要发挥针的作用，又要发挥刀的作用。

1）针的运行：中医针灸具有协调阴阳、扶正祛邪、疏通经络、调理气血等作用，对多种疼痛亦有良好的止痛效果，小针刀发挥针的作用时，同样具有上述功效，同时因小针刀的结构不同于毫针，刺激量大，调节作用强，故可起到一般针灸难以达到的治疗效果。

提插法：针刀达治疗穴位后，由深层提到浅层，再由浅层插向深层的方法称为提插法。

纵运法：在针刀提插的同时，沿经络走行的方向平行运行针刀数次。

横运法：在针刀提插的同时，与经络走行的方向垂直运行针刀数次。

留针：目的是加强针感和针刺的持续作用。

2）刀的运行：主要据病变的不同和病变所在组织部位的不同，选用不同的刀法或组合。

纵行剥离法：适用于粘连、瘢痕发生在肌附着处周围的病变，刀口线与肌纤维走向平行进皮，刀口达骨面时沿肌纤维走向纵行疏剥，若附着部位较宽，可分几条线纵行剥离，不可横行剥离，以免将肌附着点撬起。

横行剥离法：适用于粘连发生在肌纤维非附着部的病变，刀口线与肌纤维走向平行进皮，刀口达骨面时与肌纤维走向垂直铲剥，将粘连的肌肉或韧带从骨面上铲起，感觉刀下松动时出刀。

通透剥离法：适用于范围较大、病变组织较厚的粘连、瘢痕，在病变范围内取数点进刀，进刀点选在肌间隙或其他软组织间处，达骨面时将软组织从骨面上铲起，并将病变处的粘连、瘢痕切透疏通。

切开疏通法：适用于瘢痕、粘连发生的软组织之间，范围较小，但病变坚硬或钙化、骨化的部位，刀口线与肌纤维走向平行进皮，针刀达病变处将其切开疏通，以便逐渐吸收。

纤维切割法：适用于肌纤维紧张或挛缩引起的病变，刀口线与肌纤维走向垂直进皮，切断少量紧张或挛缩的肌纤维，主要用于四肢、腰部较大的肌，应用时注意切断肌纤维的数量一般不超过其所在肌肉的 1/3。

铲削磨平法：适用于长在骨干边缘或关节的骨刺的治疗，刀口线与骨刺轴竖线垂直进皮，达骨面后，将骨刺尖部或锐利的边缘去平。

瘢痕刮除法：适用于发生在腱鞘壁或肌肉附着点处的瘢痕的治疗，刀口线与肌纤维走向平行进皮，沿其纵轴切口数刀，反复疏通至刀下有柔韧感，再将其从附着点处刮除。

3）针刀并用：根据病变的不同，除单用针法或刀法治疗外，更多的治疗是以针刀并用。一般来讲，针刀并用时，应先用针法，后用刀法。先用针法，可在敏感点得到较强的感应；后用刀法，可对病变处进行彻底的松解、剥离，如膝骨关节炎合并滑膜炎的病人，先取血海穴进行针刺治疗，进行穴位刺激和留针，后在关节周围行刀法治疗，对紧张挛缩的韧带进行剥离、松解，这样比单纯的针或刀的治疗效果明显提高，关节积液清退迅速，疼痛逐渐减轻，关节功能得以改善。

（3）小针刀疗法的注意事项：利用针刀的刀法治疗，应遵循手术原则，刀法治疗对病变组织进行疏通、切割、铲削和刮除，甚至穿透关节腔，因此严格的操作规程、适当的术前局麻和镇痛液的应用，可以减轻病人的痛苦以利于治疗，但也不必千篇一律拘泥于此。另外，还应注意以下几点：

1）不可损伤较大的血管和神经，腰背部不可进针太深。

2）严格掌握禁忌证和适应证。

3）对思想紧张和体弱的病人，防止晕针休克。

4）防止针体折断或卷刃。

5）使用前必须检查刀刃，如有断裂不可使用，刀刃变钝或卷刃，经处理后消毒使用。

二、封闭疗法

封闭疗法对急、慢性颈肩痛的治疗效果显著，可达到迅速止痛的目的。

（一）封闭疗法的主要作用

1.阻止疼痛病理反射过程的发生或发展，消除传向神经系统的病理冲动。

2.保护神经系统，逐步恢复机体正常功能。

3.消除颈肩肌肉痉挛及其所引起的疼痛。

4.改善肌肉等软组织营养状况，促进血液循环。

（二）封闭疗法的适应证与禁忌证

除少数脊柱器质性病变（如感染、结核、肿瘤等）外，其他一般颈腰背痛疾患均可应用。有下列情形者，不可采用封闭疗法：

1. 有封闭药物过敏史者。

2. 治疗者没有充分掌握封闭疗法的作用、用法、治疗目的、操作过程及急救处理时。

3. 因封闭疗法后的止痛作用而延误急症诊断及手术者。

4. 急性炎症组织内不能封闭。

5. 全身情况极度衰竭时。

6. 严重的肝功能障碍者。

7. 严重的肾功能障碍者。

（三）封闭疗法的注意事项

1. 认真做好器械准备：治疗者应根据封闭部位、种类、深浅和药液用量等进行准备。一般情况下，应准备消毒的 20 mL 注射器 1 支、7 cm 左右长 20 号长针头 1 只、18 号皮下注射针头 1 只、手术巾 4 块、纱布 1 块、棉花球 2 个、镊子 1 把及消毒手套 1 副。

2. 术前做好解释工作，使患者充分理解，提高信心，消除顾虑，以取得密切配合。

3. 术前不宜饮食过饱，排空小便。必要时封闭前半小时，服用苯巴比妥类药物。

4. 做好药物皮试，阴性时再做封闭。

5. 准备急救药品和器械。

6. 严格消毒及无菌操作：封闭处皮肤应彻底洗涤干净，严格消毒。封闭区四周覆盖无菌巾，治疗者应戴口罩，深部及范围较大的封闭应戴消毒手套。

7. 注射时，应先在封闭点做皮内局麻，然后再逐渐边注射边进针，直到所需封闭的部位，这样可以减少疼痛。注射药液前，应先将注射器抽吸一下，观察是否误刺入血管或蛛网膜下腔，如有回血，应将针头拔出，改变方向再行注射。注射时，还应随时注意患者神色、呼吸及其主观反应。

8. 深部封闭时，若须改变注射方向，应将针头拔回至皮下组织后，再改变方向，将针重新刺入，决不可直接将针在深部组织中随便更换方向。

9. 注射完毕后，一般需卧床休息 15 分钟，观察有无不良反应。

10. 做好记录工作，除姓名、年龄等外，要详细记录诊断、注射部位、药液种类和浓度及注射后有无反应，若经急救者，更应详记。

（四）封闭疗法的反应及处理

应积极预防中毒及过敏反应的发生，轻度反应时，患者可有发热、颜面潮红、头晕等感觉；反应较重时，出现口干、流泪、恶心、呕吐、不安、面色苍白、胸闷出汗、呼吸困难、口唇发白及惊厥等症状须立即抢救。

处理方法如下：

（1）立即停止注射药液，将针拔出。

（2）吸氧。

（3）卧位双下肢抬高，测量血压、脉搏和呼吸。

（4）静脉内注射5%～10%的葡萄糖液。

（5）注入足量的维生素C及抗过敏药物。

（6）反应较重时，给予麻黄碱（肌内或皮下注射）0.015～0.025 g，苯巴比妥类药物，如硫喷妥钠，静脉注射，以减少中毒症状及对抗惊厥，硫喷妥钠浓度在2.5%以下，一般1次剂量为0.2～0.5 g，缓慢注入，约10秒内注入1%硫喷妥钠溶液4～7 mL，注入时注意防止引起呼吸麻痹，不可应用吗啡。

（五）常用的封闭溶液

常用的封闭溶液有利多卡因注射液、复方倍他米松注射液。

（六）封闭疗法的操作技术

1. 浅部封闭

（1）项韧带区封闭：沿韧带压痛点做项韧带层封闭，封闭时深达颈椎两旁及棘突上方，每周封闭1～2次，一般不超过3次。

（2）颈椎椎旁肌封闭：封闭部位的确定依据：①根据X线片颈椎体增生明显处、椎间孔狭窄节段；②患者主诉疼痛及压痛区；③颈部左右旋转时所引起的牵拉或疼痛部位。定位后封闭棘上韧带，然后徐徐将针向椎旁肌肉做肌层封闭，封闭时应防止误刺入椎管。

（3）肩胛骨内上角封闭（相当于肩胛提肌止点处）：①取俯卧位，两前臂前举置头下，这时肩胛骨突出，骨性标志明显；②确定骨内上角压痛点，将针与皮肤呈45°刺入，针尖可抵达骨面，抽吸针管无回血即可进行药液封闭，此时可感觉酸胀或放射到颈肩部疼痛部位，封闭时注意避免针误刺入胸膜腔内。

（4）骨腋窝缘封闭（相当于冈下肌、小圆肌及大圆肌肩骨交叉或骨连接处）：侧卧位，患侧在上，臂上举确定压痛点后，以45°刺入皮肤，深度达扁骨窝缘压痛区，进行封闭。

（5）冈上切迹封闭（相当于肩上神经处）：以肩胛冈全长的中外1/3交界点上方3 cm处，呈45°刺入皮肤，直对冈上切迹。

（6）肩峰下封闭（相当于肩峰下滑囊、冈上肌止点处）：患者侧卧，肩峰下后外侧方向压痛区，常有一凹陷间隙，针可在针尖下凹陷处刺入，做四周封闭，若针深入可进入关节腔内，也可用利多卡因、曲安松龙封闭。

（7）肱二头肌间沟封闭：仰卧，患肢置于体侧，在肱骨头部前上方，相当于三角肌上端内侧缘深处，即为肱二头肌间沟部位，沟内有肱二头肌长头，针可直接插入该部，并稍指向头侧，进行封闭，同时也可向四周有关压痛点注射如肱二头肌短头、胸大肌、背阔肌的止点处。

为便于记忆和检查，可按解剖特点将以上封闭点分成4个综合区：

（1）骨结节间沟区：包括肌腱沟处肱二头肌长头、胸大肌和背阔肌的肱骨结节止点处。

（2）综合区：包括冈上肌、冈下肌、大小圆肌骨止点处。

（3）肩胛附件综合区：包括三角肌下滑囊、肩胛提肌、大小菱形肌及大小圆肌骨附着处。

（4）关节区：如肩锁关节、胸锁关节等。

2. 深部封闭

（1）颈椎横突封闭：适用于颈肩前区疼痛。患者仰卧头偏向健侧，用拇指将胸锁乳突肌推向中线，于该肌外缘探及较高起的第6颈椎横突，封闭时将针刺入皮肤后，逐渐深抵该横突，不要移动，抽吸针管无回血，即行封闭。药液可顺肌间浸润，该区疼痛即可消失，有时还可出现霍纳综合征（Horner综合征）的症状。

（2）颈神经封闭：适用于颈背部疼痛，并有助于诊断及定位。①前路封闭：仰卧，头偏向健侧，将颈总动脉鞘拉向外侧，手指即可摸到颈总动脉与颈中间组织之间隙，针即在此间隙内缓慢刺入，抵椎体外侧的横突处，即可进行封闭。②侧路封闭：仰卧，头抬起，下巴指向天花板，首先用手指摸清所需封闭部位的横突，针在乳突尖与第6颈椎横突结节连线前0.5 cm处进针，直抵所需刺的横突上，然后再将针拔出少许，再向下内方向进针少许，即为颈神经根附近，进行封闭，此法比较安全，并可避免针刺入椎间孔。总地来说，颈深部封闭仍有一定的危险性，故除熟悉解剖、技术精湛并有相当经验者外，一般不宜轻易使用。

三、开放手术

开放手术治疗软组织损伤，主要用于肌腱、韧带的断裂伤，软骨盘的损伤以及神经血管的损伤等。在临床上要严格掌握手术适应证的范围，因为大多数软组织损伤经过保守治疗或闭合手术均可获得良好疗效，只有少数病症需手术治疗。

第六节　其　他

一、中药离子导入

中药离子导入疗法是利用直流电使中药离子进入人体以达到治疗目的的方法。在颈肩疾病的治疗中多使用疏通经络、活血止痛的中药，根据辨证配以具有补气血、益肝肾、祛风湿、强筋骨等作用的中药，针对症状和证候两方面来治疗，具有较好的疗效。

（一）中药离子导入治疗机制

1. 直流电的作用

（1）镇静和兴奋作用：以阳极为主电极时，可以产生催眠、镇痛和缓解痉挛的效果；用阴极为主电极时，可以治疗器官功能低下、神经麻痹、知觉障碍等疾病。

（2）扩张血管、促进局部血液循环：直流电促进局部血液循环的作用是比较明显的。治疗后局部皮肤发红就是一个证明。直流电促进局部血液循环的作用，是直流电之所以能够治疗一些慢性炎症、治疗供血和营养障碍的主要因素之一。

（3）改变组织含水量：在直流电作用下，溶液中同时发生电泳和电渗现象，使阴阳极下的胶体密度、渗透压和水分等发生变化，这就影响了组织含水量。所以阴极能使瘢痕软化，使干燥的组织变软。对于有水肿或有渗出物的病灶，则可利用阳极的脱水作用进行治疗。

（4）改善局部营养和代谢：除了用于促进局部血液循环外，直流电还改变了细胞膜的通透性。在直流电作用下，阴极下膜蛋白分散，物质经膜的交换增快，代谢加强，因此阴极直流电可以治疗浅层组织的慢性炎症和皮肤上的缺血性、营养不良性溃疡。

此外，直流电还有抗菌、促进骨折愈合、消除静脉血栓、调节自主神经功能等作用。

2. 中药离子的作用

中药离子导入的具体途径及作用方式是：当将所需导入的中药离子放在极性与该离子电性相同的电极下时，由于电学上同性相斥的原理，离子即被斥入人体。离子进入人体后的主要作用是：

（1）在局部直接与组织发生反应。

（2）对皮肤感受器的刺激引起轴突反射及皮肤内脏反射，对人体产生一定的作用。

（3）被血液或淋巴带到全身而引起反应。

（4）集中在对该离子有亲和力的器官上，发挥特殊的治疗作用。

（5）中药离子导入腧穴部位时，通过腧穴来激发经气从而发挥调节阴阳、扶正祛邪等治疗作用。

（二）中药离子导入的操作方法

1. 根据治疗部位选择金属极板及衬垫。极板宜平坦，衬垫要微温而湿润。

2. 中药导入药液应均匀地洒布在滤纸或绒布上，在滤纸或绒布上放置湿润的衬垫和电极，副电极衬垫下不放置滤纸或绒布。

3. 将电极固定妥当。

4. 检查电疗机，各指针和输出旋钮在零位，转向开关指向正确，导线连接的极性正确无误，电表倍数开关所指的量程应适合治疗量的要求，然后开启电疗机。

5. 徐徐转动电位器逐渐增加电流量至接近处方规定的电流强度处，过 1 ～ 2 分钟后调至规定的电流强度。

6. 电流强度以衬垫面积计算，一般成人可用 0.05 ～ 0.2 mA/cm²，小儿用 0.02 ～ 0.08 mA/cm²，反射疗法可用 0.02 ～ 0.03 mA/cm²。

7. 治疗时间一般 15 ～ 25 分钟。初次稍短，以后逐次延长。

8. 治疗次数每日或隔日 1 次，多数 12 ～ 18 天为 1 个疗程。

9. 治疗完毕，先缓慢将电流降到零位，再关闭开关，取下电极板和衬垫、绒布等物，再检查皮肤有无异常。

（三）中药离子导入的注意事项

1. 导入极性不能有错误，带正电荷的中药离子从正极导入，反之从负极导入。

2. 治疗前检查患者皮肤情况，如有轻微破损，宜贴以胶布或涂以凡士林；如毛发过多，宜剃去或用温水浸湿；如有知觉丧失或损伤严重，则不宜在此部位治疗。

3. 调整电流量时宜缓慢，要逐渐增加或减少，以免产生刺激作用。治疗中如有烧灼感甚至疼痛，则需调整电流强度。

4. 高热，心力衰竭、恶性肿瘤、湿疹、有出血倾向以及对直流电不能耐受者，禁用本法。

二、硬膜外腔药物疗法

硬膜外腔药物疗法是将药物（麻醉药物、糖皮质激素、中药注射液等）注入硬膜外腔，透过脊神经根部硬膜，从而阻滞神经根的传导功能，并且根据注入的药物种类不同，发挥相应治疗作用的治疗方法。

（一）硬膜外腔药物疗法机制

硬膜外腔注射药物的作用机制尚未完全明确。多认为椎间孔内的神经鞘膜较薄，易于药物渗透。局部药物注入后，可作用于脊神经根和神经节，阻断疼痛的传导途径，使痛觉消失。另外，通过缓解疼痛引起的反射性肌肉痉挛及血管收缩，改善局部的代谢及血液循环，增加抗炎效果。

（二）硬膜外腔药物疗法的适应证和禁忌证

1. 适应证

手术后镇痛，癌痛治疗，慢性疼痛的治疗。

2. 禁忌证

严重的凝血功能障碍、未纠正的低血容量、严重全身感染或穿刺部位感染、严重呼吸抑制患者。

（三）硬膜外腔药物治疗的操作方法和注意事项

1. 操作方法

备好穿刺注射器具，患者取患侧卧位、双手抱膝、头尽量向胸部弯曲，使棘突间隙增大，皮肤常规消毒。在穿刺点靠近下一个棘突上缘处，用1％普鲁卡因逐层麻醉。硬膜外穿刺针沿上下两椎体的棘突间隙进针，刺入部位在脊椎的正中矢状线上，针的斜度与棘突走行方向平行。穿刺针依次穿过皮肤、皮下组织、棘上韧带、棘间韧带、黄韧带。刺破黄韧带后常可有落空感，停止进针，拔除针芯，回吸无脑脊液或血液流出，注入空气无阻力即证实已穿刺到硬膜外腔。根据需要注入治疗药后拔除穿刺针，或经穿刺针置入硬膜外导管。

2. 注意事项

硬膜外腔穿刺时要缓慢进针，用力均匀，若阻力变化不明显，可反复借助注气阻力消失来确定是否进入硬膜外腔，防止损伤脊髓或脊神经。

三、支具疗法

支具可起到制动和保护作用，增加颈部的稳定性，使局部软组织得到休息；有利于缓解肌肉痉挛，并减少由于颈部不稳而引起的一系列病理变化；促进局部血运恢复，改善椎间关节炎症，缓解疼痛。但长期应用可引起颈部肌肉萎缩，关节僵硬，不利于颈部功能的恢复。颈部支具多用于各种类型的颈椎病、颈椎骨折脱位、颈椎结核等，作为保守治疗或手术后的辅助治疗。对颈肩部的肌筋膜炎或肩周炎引起的颈肩痛，一般不主张用支具。

此外还有割治、挑治疗法，心理疗法，气功疗法等，在此不一一详述。

参考文献

［1］李义凯，叶淦湖.中国脊柱推拿手法全书［M］.北京：军事医学科学出版社，2005：65-68.

［2］俞大方.推拿学［M］.上海：上海科学技术出版社，1985：6-20.

［3］伊智雄，刘春英.实用颈背腰痛中医治疗学［M］.北京：人民卫生出版社，1997：136-159.

［4］严隽陶.推拿学［M］.北京：中国中医药出版社，2003：84-118.

［5］王国才.推拿手法学［M］.北京：中国中医药出版社，2003：35-37.

［6］邵铭熙.实用推拿学［M］.北京：人民军医出版社，1998：651-660.

［7］石学敏.针灸学［M］.北京：中国中医药出版社，2004.

［8］周秉文.颈肩痛［M］.北京：人民卫生出版社，1998.

第七章　急慢性损伤性颈肩痛

第一节　颈部软组织劳损

颈部软组织劳损是颈痛的主要病因之一，常见于急性损伤后因治疗、休息不当而引发的慢性疼痛，或因长期姿势不良或强迫体位引起的持续性疼痛，多见于需要长期低头或仰头工作的从业者，如会计、IT 行业者。

一、病因

长期一个姿势容易造成颈部关节或肌肉的劳损。软组织劳损是指肌肉长期处于痉挛状态，肌纤维缺血，形成固定的激痛点，引起持续性疼痛；如外加风寒侵袭会造成肌肉的进一步收缩，加重缺血状态，加重软组织劳损性疼痛。

二、临床表现

软组织劳损的症状各有不同。病人可主诉颈项部肌肉不适、发紧，以钝痛、酸痛为主，可累及肩臂部、上背部及头枕部，但无固定的放射痛。疼痛可因劳累诱发，或因感受风寒、阴雨等天气改变而加重。肩部热敷或按摩可减轻症状。

三、诊断与鉴别诊断

（一）诊断

本症的诊断主要靠详细询问病史及仔细体格检查，理化检查多为正常，影像学检查可协助排除其他骨关节病变和脊髓病变。

患者常有急性颈部外伤史或颈部不良姿势史。检查时可见病人颈椎曲度偏直，因疼痛导致屈伸不利，牵拉劳损组织可引起疼痛，颈项肌肉僵硬、痉挛，可在颈后及其两侧触及压痛点，常见压痛点有：颈枕部中线旁的头后大小直肌及上斜肌、脊旁肌，头颈半棘肌，头颈夹肌，斜方肌上外缘，肩胛提肌及大小菱形肌。颈前肌肉劳损疼痛较少见。颈椎活动范围多不受限，击顶、臂丛牵拉试验多为阴性。

（二）鉴别诊断

1. 颈椎失稳症

颈椎失稳可引起颈部肌群痉挛，产生与软组织劳损相似的疼痛。颈椎失稳是颈椎稳定性及矢状位参数发生改变，其治疗以稳定颈椎为主，缓解肌痉挛为辅。

2. 颈肌筋膜炎

颈肌筋膜炎与损伤、组织退变、炎症或粘连有关，或因感受风寒、潮湿等因素诱发，常有颈部活动受限的表现，或可触及皮下结节、条索或肿块。

3. 颈椎病

颈椎退行性骨关节病（颈椎病），也可以表现为颈僵硬及颈肌痛，但颈椎病有较明显的骨关节改变，且颈椎病多有活动时开始痛、活动后渐缓解、无固定肌痛及压痛点等特点，有时可出现根性痛及放射痛表现。

四、治疗

颈部软组织劳损的治疗关键在于祛除病因，并积极进行预防。对发生急性颈部扭伤或牵拉伤的患者，应彻底休息和治疗，避免遗留慢性痛。对一些由于不良体位所引发的劳损，应改变不良劳动及作息习惯和姿势，并可以定时进行颈部松解活动或自我按摩，以缓解颈肌疲劳。避免感受风寒，加强体育锻炼，有助于适应各种不同姿势的劳作。

（一）中药内治法

该病的治则应以活血化瘀贯穿始终。

1. 颈项受挫，气滞血瘀

治则：行气消瘀，活血止痛。

方药：羌活灵仙汤加减（经验方）。

羌活、威灵仙、香附、牛膝、木通、赤芍各 9 g，薏苡仁 12 g，乳香、没药、地龙各 6 g，鸡血藤 9 g，牡丹皮 6 g，千年健 4.5 g，土鳖虫、生姜、甘草各 4.5 g，五加皮 9 g。

肿甚者，去土鳖虫、地龙，加川芎 12 g，枳壳 12 g；痛甚者，加三七粉 3 g。

2. 气滞血瘀，气血虚弱

治则：补气养血，活血止痛。

方药：八珍汤加味（《外科发挥》）。

茯苓、党参各 12 g，白术 9 g，当归 10 g，川芎 6 g，白芍 12 g，熟地黄 12 g，羌活、香附各 9 g，鸡血藤 12 g。

3. 气血虚弱，复感风寒湿邪

治则：补气养血，活血祛除外邪。

方药：桃红四物汤加减（《医宗金鉴》）。

熟地 12 g，川芎 9 g，白芍 10 g，当归 12 g，桃仁 6 g，红花 6 g，桂枝 9 g，防风 9 g，羌活 9 g，牛膝 4.5 g。

若湿邪偏重则去熟地，加薏苡仁 20 g，威灵仙 12 g。若寒邪偏重则在原方基础上加制附子 6 g，制川乌 3 g。

（二）中药外治法

中药外治法以舒筋活血、温经通络为原则，具有减轻疼痛、缩短疗程的作用。

方药：热敷散（经验方）。

刘寄奴 12 g，独活 2 g，防风 12 g，秦艽 12 g，红花 9 g，艾叶 9 g，桑枝 30 g，赤芍 15 g，花椒 9 g，川芎 9 g，草乌 9 g，生姜 30 g，栀子 9 g，五加皮 15 g，透骨草 12 g。

用法：用食醋将药拌湿，用纱布包裹，蒸热后热熨患处，亦可煎汤外洗患处。

（三）推拿疗法

本病的推拿治疗以舒筋通络为原则，使颈部肌肉放松，气血通畅，诸症状亦随之解除。

用轻柔地按揉、一指禅推法、㨰法在颈项及肩部治疗 5 分钟，配合轻缓的头部前屈、后伸及左右旋转活动，使紧张的肌肉逐渐放松。

在充分放松后，采用按压、弹拨、拿法治疗双侧颈项部 5 分钟，力度以患者耐受为宜，不可使用暴力。

点按风池、风府、大椎、肩井、天宗等穴 3 分钟后，揉捏两侧颈项部、再按肌纤维走行方向理顺约 5 分钟即可结束治疗。

（四）针灸治疗

针灸治疗颈部软组织劳损，可缓解肌肉痉挛和紧张，促进功能恢复。选穴时，应以近部取穴为主，循经肢体远端取穴为辅。一般来说，症状表现在颈后部多与手足太阳经和手足少阳经关系密切，症状表现在颈前部多与手足阳明经有关。

1. 治则

调气养血，通络止痛。

2. 取穴

（1）颈后部软组织损伤取穴：主穴取天柱、风池、肩中俞、肩井、后溪、悬钟，配穴取天髎、相应夹脊穴、昆仑、阿是穴。

（2）颈前部软组织损伤取穴：主穴取扶突、天鼎、风池、合谷，配穴取阿是穴、天窗、悬钟、外关。

3. 灸法

一般急、慢性损伤均可用灸法治疗，常用的种类有艾条灸、艾炷灸、温针灸、温灸器灸等。

（1）取穴：同上。

（2）操作方法：每次选 3 ～ 5 个穴位，灸 10 ～ 20 分钟或 5 ～ 7 壮，每日 1 次，10 日为 1 个疗程。

（3）禁忌：高血压患者不宜艾灸。

（五）中药离子导入法

中药离子导入疗法用于本病的原理主要是改善受损伤部位组织的血液循环，使局部紊乱的代谢得到调节，进而促进软组织的修复。

（六）西医治疗

应从工作和生活习惯、体位、姿势方面纠正不良体态。在急性期卧床休息 7 ～ 10 天。若肌肉或韧带有明显压痛点，可用 1% 普鲁卡因或利多卡因 5 ～ 8 mL 封闭，3 ～ 5 天 1 次，3 次为 1 个疗程。同时可进行局部热敷或理疗，必要时可遵医嘱服用镇痛剂。

第二节　颈肩部肌筋膜炎

一、概述

筋膜是一种广泛存在的结缔组织结构，其胶原纤维一般交织排列。肌筋膜为一层薄薄的、近似半透明的致密状物质，它包裹着骨骼肌组织，使之成为一个整体。同时，肌筋膜也包绕着肌纤维和肌肉等，继而延续形成肌腱和韧带，并在肌束间穿行，与骨广泛连接。肌筋膜的功能是多方面的：首先，它能减少肌间摩擦，保证每块肌肉和肌群能够单独进行运动，可以约束肌腱，改变肌的牵引方向，以调节肌的作用；其次，扩大肌的附着面积，从而将肌肉的力量传向骨骼；最后，肌筋膜还决定着骨骼肌的形状并起着支持骨骼的作用。

肌筋膜炎又称肌筋膜疼痛综合征（myofascial pain syndromes，MPS），是以慢性肌肉疼痛且伴有一个或多个触发点为主要特征的常见软组织疾病，是原发于肌肉、筋膜等结缔组织且以颈肩腰背痛为特征的症候群。据报道，MPS 的发病率高达 30% ～ 93%，MPS 在普通人群中亦十分常见，骨科诊所有 21% 的患者患有 MPS，而在疼痛治疗中心，则有高达 85% ～ 93% 的患者有 MPS 的表现。肌筋膜触发点是 MPS

的主要临床特征之一，触发点是一个受累骨骼肌上能够激惹疼痛的位置，通常可在这个位置上摸到一个拉紧的带（条索样结节），触压时疼痛，并且能引起远处的牵涉痛和压痛，还可引起受累的肌无力、骨骼肌的牵张范围减少和关节运动受限。

1942年，美国临床学教授珍妮特·特维尔（Janet Travel）首先发现众多的来自非器质性神经肌纤维的疼痛综合征都是由于肌筋膜痛性触发点所造成的，这种触发点是由某种原因引起骨骼肌肉张力带的形成，造成肌肉长期的肌力不平衡，而导致一系列的肌筋膜痛性综合征。此后，对肌筋膜触发点的研究不断深入，临床诊断和治疗效果不断提高。大多数学者都认同肌筋膜触发点引发的肌筋膜综合征是由一个或多个疼痛触发点引起的，以局部和牵涉痛、感觉、运动、自主神经症状和体征为特点的一种综合征。其引发的肌筋膜痛的特点为：①肌筋膜触发点是小而敏感的压痛区，存在于可触及的肌紧张带中，可自发地或在受压或针刺时引起较远区域的疼痛，即所谓的牵涉痛区。②压痛点，与之相反，诱发局部疼痛而没有牵涉。③肌紧张带，由一组紧张的肌纤维组成，触诊时很敏感而且持续性发硬，触发点或压痛点代表了肌紧张带中最敏感的压力敏感区。④肌肉痉挛/短缩，不同于肌紧张带只局限于局部肌纤维，是压痛和质地坚硬蔓延到整块肌肉，肌肉痉挛是非随意的肌肉收缩，常伴有疼痛。尽管现在仍缺乏对于MPS诊断以及发病机制的统一认识，但临床上已有了许多对于MPS的治疗方法。

肌筋膜疼痛综合征因发病部位在骨骼肌与筋膜，根据经络学说经筋理论，本病属经筋病的范畴，又称"筋痹"。如《素问·长刺节论》言"病在筋，筋挛节痛，不可以行，名曰筋痹"，即经筋病证多表现为肌肉、肌腱、筋膜、关节、韧带等组织在感觉、运动方面的功能失常。《灵枢·经筋》中叙述经筋病的特征为："其病足下转筋，及所过而结者皆痛及转筋"，其"结者皆痛"与MPS触发点吻合，"转筋"的描述又与肌紧张带符合。

二、临床诊断

颈肩部肌筋膜炎患者通常有急性软组织损伤史、长期固定姿势的工作或者劳动强度较大。常见的症状包括局部肌肉疼痛、酸胀、沉重，疼痛呈持续性，晨起较重，活动后可有所缓解，过度活动则会加重。也可因感染、疲劳、潮湿等因素而加重，遇热可减轻。

在体格检查方面，可在受累肌肉的一点或多点发现激痛点，多位于运动神经终板区，触诊该点时疼痛最为剧烈，并且可引发出牵涉痛。根据激痛点的性质可分为活跃性激痛点和隐性激痛点，活跃性激痛点可出现自发性疼痛，隐性激痛点则在受压下才会引起疼痛。除激痛点外，多无其他阳性体征，无明显的神经功能缺失，关节活动度可因疼痛和肌肉缩短而减少。另外，疼痛也可引起肌力减弱。

目前尚无常规实验室和影像学检查可证实肌紧张和激痛点，但有些辅助检查可能存在一定价值。针刺肌电图将针与肌电图仪器相连并缓慢刺入压痛部位，观察到运动单元活动电位，即表明位于激痛点区域，其形态与肌束震颤相似，但更为复杂。

目前关于 MPS 的诊断标准，目前常用的是西蒙斯（Smons）诊断标准：分为主要标准和次要标准。主要标准：①主诉区域性疼痛；②主诉疼痛或触发点牵涉痛的预期分布区域的感觉异常；③受累肌肉可触及紧张带；④紧张带内的某一点呈剧烈点状触痛；⑤在测量时，存在某种程度的运动受限。次要标准：①压痛点重复出现主诉的临床疼痛或感觉异常；②横向抓触或针刺入带状区触发点诱发局部抽搐反应；③伸展肌肉或注射触发点缓解疼痛。满足 5 个主要标准和至少 1 个次要标准，才能确诊为 MPS。

三、治疗

颈肩部肌筋膜炎的治疗原则在于减轻疼痛，缓解骨骼肌的痉挛，改善周围的血液循环。在此基础上产生了多种治疗方法，包括非药物治疗和药物治疗。非药物治疗包括针灸、推拿、小针刀、伸展训练等，药物治疗包括口服非甾体类抗炎药、肌肉松弛剂及镇静催眠药、抗抑郁药，激痛点封闭等。总之，肌筋膜疼痛综合征的治疗原则就是以各种方法灭活触发点，使肌肉内的挛缩肌束松开，使机体或各关节的生物力学处于一个正常平衡状态。本着这个原则，只要能灭活疼痛触发点，任何治疗方法均可被应用。

1. 针灸疗法

本病症状表现多与手足太阳经、少阳经密切相关，尤其是手足太阳经。因此，选穴时应以手足太阳经为主，辅以手足少阳经穴。针灸治疗本病当以温经散寒、调和气血为法。临床通常选取那些反应最为明显的穴位（阿是穴，即激痛点）作为首选的穴位施治。常用的针灸方法有针刺法、火针法、温针法、铍针法、电针法，针刺法多采用浅刺、齐刺、平刺、透刺等，可根据具体情况灵活应用。

2. 推拿疗法

目前研究认为中医推拿手法对肌筋膜疼痛综合征具有良好的治疗作用，针对该病的推拿治疗，最关键的是需要找到激痛点的位置，针对触发点去推拿治疗，任何一种推拿按摩的手法都可以被应用，多以一指禅推法、拇指点法、手掌按法、滚法和拿捏法为主。

3. 小针刀疗法

在颈肌筋膜炎的治疗上，考虑主要有以下几个方面的作用机制：通过解除肌筋膜压痛点的痉挛状态来缓解疼痛症状；通过作用于神经系统而减少伤害性刺激信号的传入；并可抑制肌筋膜压痛点无菌性炎性反应的发生；通过切割瘢痕、松解粘连来调节软组织的动态平衡；可以调高肌筋膜炎患者的局部痛阈；通过对压痛点软组织的减张、减压来解除皮神经的卡压，从而对肌筋膜炎起到很好的治疗作用。

小针刀治疗的步骤为定点、定向、加压分离、松解，关键是要找准激痛点的位置，熟悉局部的解剖结构，进行充分的松解。

4. 中药疗法

主要采用局部外敷、药物熏蒸、药浴等方式，药力可以直达病所，改善颈部软组织血运，促进炎症吸收和炎性介质的稀释和转移，从而降低末梢神经的兴奋性，起到镇痛消炎的目的。颈肩部肌筋膜炎病因病机可分为风寒湿邪侵袭、脾肾亏虚、肝郁气滞。据此可辨证施予口服药物治疗，辨证为风寒湿痹型治以祛风散寒、除湿通络，方用羌活胜湿汤或蠲痹汤加减；辨证为脾肾亏虚证治以温补脾肾、祛瘀止痛，方用四神丸加减；辨证为肝郁气滞型治以疏肝理气、活血通络，方用柴胡疏肝散加减。

5. 理疗

物理疗法中电刺激疗法最为常用，现在冲击波及激光也逐渐开始广泛应用。这些物理疗法无创、经济性高、安全性高、不良反应少，尤其适合不愿或不耐受注射等有创治疗类患者。

6. 西药疗法

目前临床上 MPS 的治疗药物有非甾体抗炎药（NSAIDS）、肌肉松弛药、镇静催眠药、抗抑郁药物及类固醇激素。NSAIDS 和肌肉松弛剂用于治疗轻中度 MPS，镇静催眠药可用于治疗重度 MPS，出现神经性症状时可应用抗抑郁药。需要指出的是，这些药物只能暂时缓解疼痛，对减轻单纯性肌筋膜痛的远期疗效不乐观。目前常用的肌肉松弛剂虽有一定的缓解肌痉挛的作用，但对肌筋膜炎患者激痛点的疗效一般。

7. 激痛点封闭疗法

激痛点封闭疗法的目的是消除激痛点，使用的药物包括局部麻醉药、皮质类固醇和肉毒杆菌等。肉毒杆菌神经毒素是由肉毒梭状芽孢杆菌产生的一种毒素，通过阻断乙酰胆碱在神经肌肉接头处的释放来松弛肌肉，其治疗作用包括化学性神经阻制作用（阻止乙酰胆碱的释放而导致局部肌肉松弛）及部分直接抗伤害作用（阻止外周和中枢神经敏化），可有效缓解疼痛。

需要注意的是，颈肩部肌筋膜炎随着病因的不同、范围大小的不同、病程的阶段不同，其局部的病理性刺激因素亦不同，治疗方法的选择要针对不同的主要矛盾。急性期可能主要是一种炎性反应，这种反应可能是与血管性反应所致的局限性水肿有关，而这样的局限性水肿就可以引起疼痛和压痛。所以在急性期的治疗主要是抑制局部炎症反应、改善局部微循环、消除水肿，局部的封闭疗法常疗效较好。当肌筋膜炎的急性期未得到及时而恰当的治疗，或因种种内外因素不能使其控制时，肌筋膜的组织形态在急性炎症的基础上进一步发生变化，如粘连、瘢痕化、增厚、弹性下降、张力增高，这时剧痛的程度可能缓解，但持续不退，且可能出现其他复杂的症候群，肌筋膜不能适应肌肉的张力和位移活动，这时治疗就应优选"以松止痛"的方法，如推拿、小针刀则是较好的选择。

第三节　落　枕

落枕，又称失枕，多因睡眠姿势不良或感受风寒而引起颈部肌肉紧张、痉挛，导致颈部疼痛，活动受限，好发于青壮年，冬春两季多发。

一、病因病机

多因睡眠时姿势不良，头颈过度偏转，或睡眠时枕头过高、过低或过硬，使局部肌肉长时间处于紧张状态，持续牵拉而发生静力性损伤。常见受累的肌肉有胸锁乳突肌、颈前斜角肌、颈长肌或肩胛提肌、斜方肌等，并可出现颈肩部或一侧上肢的反射性疼痛。

中医认为落枕常因平素缺乏锻炼，身体虚弱，气血运行不畅，舒缩活动失调，复遭受风寒侵袭，如严冬受寒、盛夏贪凉，风寒外邪使颈背部某些肌肉气血凝滞，经络痹阻，僵凝疼痛，功能障碍。

二、诊查要点

晨起突感颈部疼痛不适，头常歪向患侧，活动欠利，不能自由旋转后顾，如向后看时，须整个躯干向后转动。颈项部肌肉痉挛压痛，触及条索状硬结，斜方肌及大小菱形肌部位亦常有压痛。

三、鉴别诊断

落枕病程一般较短，急性起病，若久延不愈，则需要与其他引起项背痛的疾病相鉴别。

颈椎小关节紊乱症：棘突上或棘突一侧韧带压痛或明显增厚，X线片可见到小关节轻度增生或关节间隙模糊。

颈椎半脱位：患者多有外伤史，颈项强直，功能活动受限，动则痛甚。X线片可明确诊断。

四、治疗

落枕以手法治疗为主，配合药物、针灸、物理治疗。

（一）理筋手法

手法治疗落枕有很好的疗效，可很快缓解肌肉痉挛，消除疼痛，往往治疗一次后，症状即减轻大半。用点按、拿捏等手法，手法部位可施于项背部痛点。先用小鱼际在患者颈项部和肩胛部肌肉上揉摩放松，后提拿患处，以患者感到酸胀、微痛为度，手法不宜太重以免加重肌肉痉挛。其后可加用端项旋转手法牵引放松颈部肌肉群，嘱患者放松颈部，术者一手托住患者下颌，一手拿捏住患者风池穴位置，两手同时向上用力提，此时让患者的躯干重量起反向牵引作用。以上手法重复3～5次，起到活血理经、解痉止痛的作用。

（二）药物治疗

1. 内服药

治宜疏风驱寒、宣痹通络，可辨证选用葛根汤、桂枝汤、独活寄生汤等。

2. 外治药

本病多采用外用药物治疗，如膏药、药膏等。膏药多外贴颈部痛处，每日更换1次，止痛效果较理想，但病人自感贴膏药后颈部活动受到一定限制，需注意，某些膏药中含有辛香走窜、动血滑胎之药，故孕妇忌用。药膏可选用氟比洛芬贴膏、活血止痛膏、伤湿止痛膏等，每日1～2次。

（三）针灸治疗

主穴为华佗夹脊穴、后溪、中渚。若有肩痛加肩髃穴，若头晕加百会、太阳、风池。余按病邪所犯经络，随症治之。

（四）物理治疗

热敷疗法采用热水袋、电热手炉、热毛巾及红外线灯照射均可起到止痛作用。必须注意防止烫伤。可应用醋敷法：取食醋100 g，加热至不烫手为宜，然后用纱布蘸热醋在颈背痛处热敷，可用两块纱布轮换进行，痛处保持湿热感，同时活动颈部，每次20分钟，每日2～3次。此外还可选用艾灸，局部选取阿是穴，以及附近的经络穴位，每日1次或隔日1次，有行气活血、疏通经络的功效。

（五）练功活动

可做头颈的前屈后伸、左右旋转动作，以舒筋活络。

（六）预防调护

避免不良睡姿，枕头高度适宜。日常生活常做头颈屈伸、旋转运动，加强颈部肌肉锻炼。避风寒。

第四节 急性颈扭伤

急性颈扭伤是指支持颈椎的组织突然受到牵拉而受到的损伤。轻者仅有肌肉纤维损伤或少量肌腱纤维损伤，较重者可引起较大的韧带断裂，重者甚至可伤及椎间盘、小关节及骨。

一、病因病机

颈部的肌肉、韧带突然受到前屈、后伸或扭转力，超出肌肉和韧带正常的张力限度，引起肌纤维的部分撕裂或韧带损伤，或刺激交感神经、椎动脉等而出现症状。如在汽车突然减速或停止时，头部猛烈前冲；投篮时头部突然后仰；扭头时颈部过度扭转；头部受到直接暴力冲击时，如摔倒、坠地、塌方、挤压等，均可引起颈部的扭挫伤。多发生于颈 5～6、颈 6～7 或颈 7～胸 1 棘突后方。

颈部的扭伤还与颈椎及周围组织弹性及张力有关。老年人组织退变、脆弱，易损伤，在退变增生的节段上方或下方的活动节段，因其应力集中，亦易损伤。

二、临床表现

（一）症状

1. 疼痛

伤及肌肉者，伤处肌肉可有牵拉痛或压痛，疼痛可在数天内缓解；伤及韧带者，伤后短时间内即出现剧痛，并可放射到枕后、肩臂、前胸，患者因为疼痛，坐位时，常以手扶头，卧位时不能主动将头抬起。

2. 颈肩活动受限

中度损伤者，可因肌肉保护性痉挛而导致疼痛范围广泛，颈部各方向活动皆可诱发疼痛而出现活动限制；重度损伤者，患者长久不能维持头颈部于中立位，特别不能低头读书，常以手支撑。

3. 交感神经症状

伤及交感神经可引起恶心、头晕、视力障碍、头痛、耳鸣、心前区疼痛等交感神经症状。

4. 颈椎不稳相关症状

颈部过伸和过屈都会出现颈椎不稳现象，且有神经根受压表现。

（二）体征

1. 颈部肌肉痉挛

检查可发现颈前肌肉、颈后肌肉或斜方肌有痉挛。

2. 压痛

扭伤后，待颈部疼痛减轻时，可找到较局限的压痛点。

（三）影像学检查

1.X 线检查

侧位片可见颈椎变直，或椎体后缘连线不光滑或折曲，有上颈椎症状者，应摄张口位片；屈、伸侧位片应在症状渐轻，已排除骨折、脱位时摄片，此时可见到损伤后失稳现象，如角度位移的程度及部位。

2. CT 检查

CT 检查可以排除颈椎爆裂骨折及椎间盘突出。

3. MRI 检查

MRI 检查可协助诊断是否合并有脊髓水肿或损伤。

根据病史、症状、体征和影像学特征，不难诊断。

三、治疗

（一）保守治疗

1. 卧床休息

颈部垫窄枕，头两侧用小沙袋固定，或用 2 ～ 3 kg 枕颌布兜牵引，使头部保持中立位。疼痛缓解后，可带支具起床，支具应使头处于稍后仰位。

2. 推拿按摩治疗

常用理筋手法。患者取坐位，术者左手扶住患者额部，右手以拇、中指轮换点压痛点及天柱、风池等穴，继续用右手拇指、食指在患侧做由上而下的按摩，并重复几次。对于肌肉痉挛者，可在痛点周围加用拿捏手法。若疑有颈椎间盘损伤，早期神经症状明显者，不宜使用手法治疗。

3. 牵引治疗

颈部偏歪者，可行枕颌布兜牵引，待症状消失后，带支具下地活动，锻炼颈肌。

4. 封闭治疗

做痛点封闭。

5. 针灸治疗

常取穴风池、大椎、合谷、昆仑等，用泻法，不留针。

6. 药物治疗

对于疼痛剧烈者，可给予解痉、止痛药物，如非甾体抗炎药、美索巴莫或中成药百宝丹、跌打丸等。

7. 练功疗法

向患者说明有意识地松弛颈部肌肉，适度练习头颈的俯仰、旋转动作。

（二）手术治疗

有较重的颈椎失稳、症状持续者可行手术治疗。一般做椎间盘切除植骨以稳定颈椎。

第五节 挥鞭伤

挥鞭伤，其定义为由后方或侧方撞击所致的颈部加速减速机制所造成的骨或软组织损伤。多见于高速行驶车辆因突然刹车，或撞击到相对静止的车辆尾部使其突然减速，车上的乘客因惯性作用，头部在很短的时间内向前和向后剧烈晃动，使颈椎和颈髓发生的损伤。常见第 1 ~ 2、5 ~ 6 颈椎骨折或脱位，以及其内的颈髓损伤和邻近软组织的挫伤出血。

一、发生机制

目前关于挥鞭伤的发生机制仍有争议，但资料统计表明其发生率与道路交通伤发生率呈正相关，尤其以追尾事故高发。在追尾过程中，人体头颈部运动情况可以分为以下三个阶段。

第一阶段：回收 / 伸展。

在碰撞瞬间，车身有一个向前的加速度，由于靠背的阻碍和头部的惯性，躯体胸部向前运动并有上提的趋势，而头部水平向后运动，导致出现颈椎下部伸展而上部弯曲的反"S"形出现，随后头部继续后仰，整个颈部伸展。

第二阶段：向前运动。

在有头枕的情况下，头部与头枕接触并继续后仰，但是头枕的存在阻止了这种趋势的继续，在头枕的反弹作用下，头部开始向前运动。如果没有头枕，头部将进一步后仰，颈部伸展达到极限。然后开始反向运动。

第三阶段：拉伸 / 弯曲限制。

在向前运动超过正常位置后，头颈部继续向前运动，并带动躯干向前，胸部接触到安全带，人体开始在安全带约束下向前运动，此时颈部开始向前弯曲，并处于拉伸状态，直到头部运动达到极限。

二、临床表现

1. 颈痛和头痛为挥鞭伤最为常见的两种临床症状

典型的颈痛表现为颈后区的钝痛，颈部活动可使疼痛程度进一步加剧，疼痛还可向头、肩、臂或肩胛间区放射，多数患者可出现颈部肌肉痉挛和颈椎活动受限，这些症状多在 1～2 周内缓解。

头痛是挥鞭伤中仅次于颈痛的常见症状，有时甚至是最为明显的症状。其典型表现为枕部或枕下疼痛，并可向前放射至颞部、眼眶及头顶部。

2. 背痛和上肢放射痛及感觉、运动功能障碍

大约有 20%～35% 的挥鞭伤患者在伤后第 1 个月有肩胛间区或腰背部疼痛。挥鞭伤的上肢症状有别于因神经根受压所引起的典型根性痛症状，多数患者在肩胛骨周围有明确的压痛点，但感觉、运动功能障碍及反射改变少见。

3. 认知及心理异常

挥鞭伤可造成记忆、思维等方面的能力下降，患者在日常生活和工作中容易疲劳和神经过敏。

4. 其他

其他的症状还有吞咽困难、头晕、视力障碍、颅神经损伤、自主神经系统损害、颞下颌关节功能障碍以及斜颈、前胸痛等。

魁北克工作组将挥鞭伤按照临床症状的严重程度分为以下 5 个等级：

（1）Ⅰ级：无颈部不适、无异常体征。

（2）Ⅱ级：颈部疼痛、僵硬或仅有压痛、无异常体征。

（3）Ⅲ级：颈部症状及肌肉骨骼体征。

（4）Ⅳ级：颈部症状及神经学体征。

（5）Ⅴ级：颈部症状及骨折或脱位。

三、临床分型

（一）以损伤类型分型

1. 颈部软组织损伤型

其损伤的是中胚叶的组织，即肌肉、筋膜、韧带、肌腱、腱鞘及骨膜。故主要的表现为头颈部的持续性钝痛，伴有深部的压痛点和肌肉的强直。

2. 颈神经根损伤型

出现与受累神经根支配区域相一致的皮肤放射性疼痛。疼痛呈持续性或阵发性切割样疼痛，且伴有痛觉过敏或迟钝、腱反射异常等。

3. 椎 – 基底动脉型（血供障碍型）

可出现眩晕、耳鸣、一过性的意识消失，乃至视力障碍、视野缺损、眼球震颤、构音障碍或小脑运动失调等独特的症状和体征。

4. 交感神经型（自主神经型）

表现为恶心、流泪、多汗、唾液分泌异常、颜面潮红、皮肤温度异常或心悸等交感神经功能紊乱的症状和体征。

5. 脊髓损伤型

主要由颈椎脱臼、颈椎骨折或脊髓水肿等引起，检查时可见下肢运动及感觉功能障碍，腱反射异常，病理性反射阳性、肌肉萎缩，甚至大小便功能障碍。

（二）以病程缓急分型

1. 急性期

自受伤后 1 周以内为急性期。

2. 亚急性期

亚急性期介于急性期和慢性期之间。

3. 慢性期

症状持续 3 周以上，常伴有慢性的颈部肌肉的痉挛，顽固性的交感神经的症状和颈神经根的症状，同时可伴有健忘、焦虑和注意力下降、精力减退等精神症状。

四、影像学表现

挥鞭伤患者行 X 线平片检查时常无明显异常发现，部分病例在侧位片上可见椎前软组织阴影增宽。

CT 检查可显示椎管退变。如椎管狭窄及椎间盘突出，不能显示其他软组织及脊髓的改变。

MRI 可显示脊髓内信号改变和椎间盘突出退变情况，可以对患者预后做出判断。

五、诊断标准

1. 车祸史。

2. 颈痛和颈强直，疲劳后明显加重，同时伴有肩、手臂放射痛或头痛，一部分患者（女性多见）有焦虑、失眠、手臂"蚁走样"感觉异常和推物无力，偶有耳鸣、眩晕、恶心等症状。

3. 体检时，所有的患者颈项部有压痛，但可有（无）手臂放射痛，颈椎活动度明显下降。

4. 影像学检查，多数患者有颈椎退行性改变（颈椎骨质增生和强直）与年龄不符，椎间隙狭窄，椎间关节、椎间盘损害，但仍有一部分未见明显影像学异常征象。

六、治疗及预后

关于挥鞭伤的治疗，目前尚无一致意见。鉴于绝大多数患者临床症状较轻，一般可选择非手术治疗的方法。主要是针对患者的疼痛尤其是颈痛症状，可以在急性期使用颈领行局部制动并给予镇痛及肌肉松弛药物治疗，但应注意避免使用过硬的颈领以免重复颈椎过伸机制加重损伤。热疗、冷疗或高频电磁治疗对于缓解疼痛症状也有一定帮助。对于诊断清楚伴有颈椎间盘突出的颈脊髓损伤的患者，应尽早行手术治疗，其中颈前路手术为首选。

尽管有关挥鞭伤预后的研究并不少见，但多数研究由于在患者选择标准及随访方面的缺陷而缺乏说服力。目前对于预后的影响因素意见还不统一，一般认为预后较差的有关因素主要为：肩痛、上肢痛及麻木、肩胛间区痛、神经损害体征、颈部僵硬及肌肉痉挛、枕颈部疼痛、X线平片示颈椎明显退变、颈椎屈/伸侧位片示颈椎活动范围受限、交通伤类型（后或前方撞击）、高龄、女性等。

第六节　颈脊髓损伤

颈脊髓损伤是指颈脊髓由于创伤、肿瘤等因素造成脊髓内出血、水肿、炎症反应，导致颈脊髓细胞坏死、轴突崩解，并出现肢体感觉、运动及自主神经功能障碍等临床表现。

一、病因及分类

（一）开放性

多见于战时的火器伤或锐器伤（如刀刺伤）。多伴有脊椎的损伤，主要见于枪弹、刀刺、爆炸性损伤使刀刃、砸伤、撞伤等直接作用于脊椎，使其发生骨折或脱位，进而使脊髓受到损害，损伤与外力作用的部位一致，损伤程度与外力的大小成正比。由于椎板的阻挡，损伤常偏于一侧，多引起脊髓的半断性损伤。

（二）闭合性

主要见于车祸伤、坠落伤、运动性扭伤、脊柱扭伤、过重负荷等，脊柱发生过度伸展、屈曲、扭转，造成脊柱骨折、脱位，脊椎附件的损伤或韧带及脊髓供血血管的损伤，进而造成闭合性损伤。病理上按损伤的轻重可分为脊髓震荡、脊髓挫裂伤、脊髓压迫或横断、椎管内血肿。

二、病理

（一）原发性脊髓损伤

1. 脊髓休克

患者受伤后，脊髓功能处于暂时性抑制状态，可由于椎间盘或黄韧带突向椎管对脊髓发生一过性挤压所引起；亦可能由于脊髓内的神经细胞受到强烈震动发生超限抑制所致。

2. 脊髓挫伤

椎体骨折、脱位，附件骨折，骨折片、黄韧带、椎间盘、软骨板挤压脊髓；刀刃或弹片直接作用于脊髓，造成脊髓实质性损害。根据其损伤程度的轻重，可以分为脊髓挫伤、脊髓挫裂伤及脊髓碾挫伤，后者可使脊髓成为糨糊状。

3. 脊髓断裂

发现脊髓断裂后 4 小时，断端灰质中央有片状出血，24 小时后断端中心损坏殆尽，白质也开始坏死，最后断端中间形成空腔并为瘢痕组织所填充。

（二）继发性脊髓损伤

1. 脊髓水肿

外力作用于脊髓使之发生创伤性反应，脊髓缺氧以及脊髓受到的某种压力突然解除时，都可使脊髓出现不同程度的水肿。

2. 脊髓受压

脊柱损伤以后，移位的椎体及骨折片、破碎的椎间盘组织可压迫脊髓造成患者瘫痪。由于脊髓本身没有受到直接损伤，当压迫因素很快解除时，其功能可望全部或者大部分恢复。然而，当脊髓受压时间过长或者程度过重时，脊髓组织可因血液循环障碍发生缺血、缺氧而坏死、液化，最后形成瘢痕或者出现萎缩等继发性病理改变，使其功能永远不能恢复。

3. 椎管内出血

人体受伤后，硬膜内外的小血管破裂出血；使椎管内压力升高而压迫脊髓，患者可出现不同程度的继发性脊髓受压损害的症状。若血肿被吸收，其感觉功能、运动功能可有一定程度的恢复；如果继续出血，血肿向上蔓延，则脊髓受压范围逐渐变大，患者的神经症状逐渐恶化，截瘫平面逐渐升高；如果病变在颈段，出血蔓延到延髓，患者可因呼吸中枢、循环中枢受到压迫而死亡。

三、临床表现

脊髓损伤是脊柱骨折的严重并发症，由于椎体的移位或碎骨片凸出于椎管内，使脊髓或马尾神经产生不同程度的损伤。

在脊髓休克期间表现为受伤平面以下出现弛缓性瘫痪，运动、反射及括约肌功能丧失，有感觉平面丧失及大小便失禁，2～4 周后逐渐演变成痉挛性瘫痪，表现为肌张力增高，腱反射亢进，并出现病理性椎体束征，颈段脊髓损伤则表现为四肢瘫，上颈椎损伤的四肢瘫均为痉挛性瘫痪，下颈椎损伤的四肢瘫由于脊髓颈膨大部位和神经根的毁损，上肢表现为弛缓性瘫痪，下肢仍为痉挛性瘫痪。

脊髓半切征：又名 Brown-Sequard 征，损伤平面以下同侧肢体的运动及深感觉消失，对侧肢体痛觉和温觉消失。

脊髓前综合征：颈脊髓前方受压严重，有时可引起脊髓前中央动脉闭塞，出现四肢瘫痪，下肢瘫痪重于上肢瘫痪，但下肢和会阴部仍保持位置觉和深感觉，有时甚至还保留有浅感觉。

脊髓中央管周围综合征：多数发生于颈椎过伸性损伤。颈椎管因颈椎过伸而发生急剧容积变化，脊髓受皱褶黄韧带、椎间盘或骨刺的前后挤压，使脊髓中央管周围的传导束受到损伤，表现为损伤平面以下的四肢瘫，没有感觉分离，预后差。

脊髓损伤程度按美国脊髓损伤协会 ASIA 分级分为以下 5 个等级：

（1）完全性损伤：骶段 $S_{4\sim5}$ 无任何感觉或运动功能。

（2）不完全损伤：损伤平面以下包括骶段有感觉但无运动功能。

（3）不完全损伤：损伤平面以下存在运动功能，大部分关键肌肌力 3 级以下。

（4）不完全损伤：损伤平面以下存在运动功能，大部分关键肌肌力 3 级或以上。

（5）正常：感觉或运动功能正常。

四、辅助检查

（一）腰椎穿刺

在脊柱损伤合并脊髓损伤的病人，为确定脑脊液的性质及蛛网膜下腔是否畅通，对了解脊髓损伤的程度及决定是否手术减压有一定参考价值，目前已很少应用。在脊髓损伤早期，如为脊髓震荡或脊髓水肿，脑脊液多澄清，少数有蛛网膜下腔出血者，脑脊液可有不同程度出血，陈旧者可呈褐黄色。蛛网膜下腔梗阻的轻重与脊髓受压程度虽有密切关系，但并非总能反映脊髓损伤情况，如脊髓横断伤，在搬动病人时，移位的椎体已经复位，虽原来可能有完全性梗阻，但检查时脑脊液通畅或仅有轻度梗阻，而单纯脊髓水肿也可能引起完全梗阻。在损伤晚期，如有蛛网膜粘连，虽蛛网膜下腔梗阻，并不能确切反映脊髓损伤程度。在观察过程中，随着血肿吸收和水肿消退，原来是完全性梗阻的可变为部分性，或虽为部分性，但趋减轻。如无改善，或恢复到一定程度不再进展，可能还有一定程度实质性压迫，应考虑手术治疗。

（二）影像学检查

1. X 线平片检查

目前对脊柱骨折的 X 线检查最常用者仍为平片检查，除个别部位外，对椎体骨折或骨折脱位多能很好显示，但对于附件骨折往往不能显示或显示较差。

2. CT 检查

目前对脊柱疾患，CT 已被广泛应用，对脊柱损伤也不例外，特别对附件损伤及椎管情况，能清楚地显示这些结构复杂的解剖关系。CT 对椎体、椎弓根、椎板及椎间关节是否有骨折、脱位及移位情况都能很好显示，对了解外伤后椎管狭窄情况损伤累及范围、脊髓或神经根是否遭受压迫均能提供更可靠的根据，对制定手术方案及选择手术都有很大帮助。椎体或附件骨折在 CT 横断面影像上均可清楚显示低密度骨折线。压缩性骨折为椎体致密线及局部轮廓不连贯。有时骨折游离碎片突入椎管内。脊柱骨折伴脱位可见椎体及附件排列异常，重建矢状面和冠状面影像，更有利于正确诊断。在 CT 横断面影像上，脊髓挫裂伤表现为脊髓外形膨大，边缘模糊，密度不均时可见点状高密度区。脊髓内血肿时可见高密度软组织影，脊髓外血肿可使脊髓移位。CT 影像难以区分硬膜外和硬膜下血肿。脊髓断裂后，必伴有硬膜囊破裂，CTA 显示高密度造影剂充满椎管内，脊髓结构发生紊乱。

3. MRI 检查

MRI 检查能很好显示脊髓损伤的范围、程度和损伤原因及椎管受压原因，MRI 所显示的脊髓损伤的长度及损伤的混杂信号等特点能在一定程度上反映神经缺失程度，因而对临床早期诊治及判断预后具有很大的指导作用。

五、诊断与鉴别诊断

（一）诊断

在临床上诊断并不很困难。根据患者提供的病史、症状，经过全面系统的神经功能检查，再结合 X 线片、CT 和 MRI 等影像学资料可得出完整的结论。通过身体两侧感觉功能正常的最低脊髓段确定感觉平面。通过身体两侧运动功能正常（5 级）的最低脊髓段确定运动平面。若两侧不一致，根据至少肌力为 3 级的那块关键肌确定，且要求该平面以上的关键肌的肌力正常（5 级）。对于临床上无法徒手检查的肌节，可参考感觉平面确定运动平面，若这些感觉正常则认为这些节段运动功能正常，若这些感觉受损则认为这些节段运动功能亦受损。根据感觉平面与运动平面均正常的最低颈脊髓节段，可确定神经损伤平面。

（二）鉴别诊断

1. 外伤性癔症样瘫痪

患者无器质性病变，遭受外伤后导致神经功能失调而引起瘫痪，出现运动及感觉方面障碍的称为外伤性癔症样瘫痪（franmatic hysterical paralysis）。其特点为：①瘫痪可为全瘫、不全瘫、单瘫、四肢瘫，肌张力多增高，反射亢进，无病理反射；②感觉障碍范围广泛，但与神经分布区不符，与运动障碍不符；③大小便功能障碍很少出现；④可经暗示治疗好转。

2. 脊髓出血性疾病

脊髓出血性疾病一般起病急，多有根性疼痛，运动及感觉障碍范围随解剖部位有所不同。膀胱直肠括约肌障碍也属常见。蛛网膜下腔出血主要有脊膜及神经根刺激症状。脊髓内出血与硬膜外出血常有脊髓压迫症表现。蛛网膜下腔和某些脊髓内出血，腰椎穿刺脑脊液检查为血性，其他部位出血多为非血性，脑脊液内蛋白含量可增高。血管畸形引起者，脊髓造影或脊髓血管造影可以证实。其他种类出血，有时在手术时方能鉴别确诊。

3. 脊髓缺血性疾病

脊髓前动脉缺血临床表现为脊髓前动脉供应的脊髓前 2/3 部分出现软化，下肢完全瘫痪。感觉障碍表现为平面以下温、痛觉消失或减弱，但深部感觉存在，并表现浅反射消失，深反射亢进，病理反射阳性。诊断主要以选择性脊髓血管造影为首选，脊髓前动脉完全阻塞表现为该动脉不显影，不完全阻塞为前动脉纤细，CT 或 MRI 除可见椎体后缘髓核突出或骨刺外，还可见脊髓缺血表现。脊髓后动脉缺血临床表现为肌力很少有障碍，主要为感觉障碍，可有节段性感觉分离，深感觉消失，诊断主要也是依据选择性脊髓血管造影，表现为后动脉走行消失，常伴有后根动脉消失。

六、治疗

（一）急救搬运

用平托法搬运患者前，先一人托住患者头部制动，使其保持中立位，并适当施以轴向牵引力，使脊柱保持轴向平稳，二人托住患者腰、臀部，一人伸直并拢患者下肢，并托其下肢，一致用力，平起平放，将患者平放到硬板担架上。若用滚动法搬运，翻身时一定要保证头、颈、躯干、下肢上下一致同轴翻转，绝不可"扭麻花"式翻身，以防扭断或挤碎骨折部位的脊髓，导致或加重截瘫。然后再平稳搬运至救护车送至医院。因颈围固定不牢固，有止血带的作用，容易压迫气管影响呼吸，而且颈围可能会掩盖大血管损伤后正在形成的血肿和气管破裂后形成的颈部皮下气肿，所以急性颈脊髓损伤现场救护通常不用颈围。如急性颈脊髓损伤患者需要长时间长途运送时可采用简易颈部支架。

（二）急诊处理

脊髓损伤患者送达急诊室后应迅速进行简要的全身检查，再次明确有无休克及其他重要脏器损伤和其他部位损伤。待生命体征平稳后，再进一步进行神经系统检查，明确是否有颈脊髓损伤，并判断颈脊髓损伤的平面以及损伤的严重程度。如果颈脊髓损伤患者在送达急诊室前未得到确实固定，到达急诊室后应立即采取制动措施，除支具固定外，牵引是最有效的制动方法。

（三）减轻脊髓水肿和继发性损害

（1）地塞米松：10～20 mg 静脉滴注，连续应用5～7日后，改为口服，每日3次，每次0.75 mg，维持2周左右。

（2）甘露醇：20% 甘露醇250 mL 静脉滴注，每日2次，连续5～7次。

（3）甲泼尼龙冲击疗法：每千克体重30 mg 剂量一次给药，15分钟静脉注射完毕，间隔45分钟后，再以5.4 mg/（kg·h）维持。脊髓损伤3小时内维持23小时，脊髓损伤3～8小时内维持47小时。

（4）高压氧治疗：疗程为脊髓损伤24小时内，予每日3次，持续3日；脊髓损伤24～72小时内，予每日2次，持续3日；脊髓损伤超过72小时，予每日1次，持续3日。

（四）促进神经恢复药物

（1）神经营养因子（NTFs）：目前临床较为常用的为鼠神经生长因子，18 μg，肌内注射，每日1次，4周为1个疗程。早期给药可促进红核脊髓神经细胞的再生，抑制损伤引起的细胞凋亡，但伤后6～8周再给药则其促进神经元再生的作用并不明显。

（2）神经节苷脂（ganglioside，GM-1）：每日20～40 mg，遵医嘱一次或分次肌内注射或缓慢静脉滴注。在病变急性期（尤急性创伤）每日100 mg，静脉滴注，2～3周后改为维持量，每日20～40 mg，一般6周。

（五）局部亚低温治疗

亚低温（30℃～35℃）治疗是一种以物理方法将患者的体温降低到预期水平而达到治疗疾病目的的方法。局部低温可以降低损伤部位的组织代谢，进而减少损伤组织耗氧量，增强损伤脊髓的耐缺氧能力，减轻损伤脊髓区域水肿，降低脑脊液的压力，减少酸性物质产生，从而促进损伤脊髓的恢复。

（六）自由基清除剂

脊髓损伤后损伤组织自由基的生成增加和胞膜脂质过氧化为形成继发性脊髓损伤的重要机制。而维生素E、维生素C、甘露醇、皮质类固醇和大剂量阿片类拮抗剂等具有清除自由基的作用，可改善脊髓损伤的临床预后。除此之外，镁离子、5-羟色胺受体激活剂、部分中药（如三七、人参）、米诺环素及离子通道阻滞剂等亦被认为有改善脊髓损伤临床预后的作用。

（七）手术治疗

手术治疗的目的是解除对脊髓的压迫、减轻神经的水肿和恢复脊椎的稳定性。早期脊髓减压术，结合牵引、过伸整复骨折脱位，辅以椎间椎骨融合及内固定稳定脊柱等为目前治疗脊髓损伤较为理想的方式。如果外伤后诊断明确，有明确的骨折脱位压迫神经，原则上无绝对手术禁忌证的情况下急诊手术，可以尽可能挽救患者的神经功能，即便患者神经严重损伤，估计无恢复的希望，也可以稳定脊柱，便于术后护理，大大减少术后并发症。日本骨科协会认为脊髓损伤7日内手术治疗的平均改善率和优良率较损伤7日后手术者高。

（八）陈旧性脊髓损伤的治疗

实际上是陈旧性脊椎损伤合并脊髓损伤。临床上超过2周甚至3周，除非手术切开，已不能通过间接整复骨折脱位者为陈旧性脊椎骨折脱位合并脊髓损伤。陈旧性脊髓损伤分为稳定型和不稳定型，功能障碍主要由不稳定所致。不稳定的发生可以是急性、亚急性或慢性，并可引起临床症状和影像学异常进行性加重。不稳定型损伤伴有临床症状者一般需要手术治疗，其目的是：①解除疼痛症状；②改善神经功能；③维持脊柱稳定性。在可能情况下纠正畸形。

（九）中医治疗

中医认为脊髓损伤的主要病机在于督脉损伤，经脉不通，肾阳虚衰，兼有瘀血阻滞。临床实践也证明，针药并用以补督脉，壮元阳，活血通络，对不完全性脊髓损伤患者有比较满意的疗效，对完全性脊髓损伤患者也有一定的疗效。

（1）补阳还五汤：源于《医林改错》，补阳还五汤由黄芪、当归、地龙、白芍、桃仁、红花、赤芍等组成，具有益气、活血、通络的功能，方中重用黄芪意在"重益气，轻活血"。

（2）髓复康：由生黄芪、白芍、赤芍、红花、骨碎补、葛根、三七和枸杞子组成，具有活血通络、温补元气的作用。

（3）醒髓汤：由黄芪、马钱子、三七等中药组成，具有泻热行气、止血利湿、活血化瘀的作用。

（4）针灸：以刺灸法为主，配合运用电针，同时运用拔罐、推拿、理疗等辅助方法。取穴以阿是穴和循经取穴为主，辅以辨证取穴。主穴分两组：一组为百会、前顶、夹脊、环跳、肾俞、承扶、殷门、承山、昆仑；一组为百会、前顶、肩隅、曲池、外关、合谷、大肠俞、阳陵泉、足三里、三阴交、太冲、八风。配穴：小便失禁加关元、气海、八风，大便失禁加天枢、支沟。治法：以电针为主，每次取主穴1组，频率6～8次/分钟，刺激量以可耐受为度，留针30分钟，1次/日，5次/周，3个月为1个疗程。

第七节　枕神经卡压综合征

枕神经卡压综合征（occipital nerve entrapment syndrome，ONES）属于皮神经卡压综合征的范畴，临床以枕部针刺或刀割样跳痛，并沿神经分布放射状扩散至同侧颞顶部、前额及眼眶等为主要症状，其发作呈阵发性疼痛，间歇期为钝痛。

一、病因病机

（一）中医学认识

中医学认为枕神经卡压综合征可归属于中医学的"头痛""枕后痛""痹证"等范畴。颈项部急慢性损伤、外感风寒湿邪、闭阻经络或气血瘀滞不畅，不通则痛，均可引起本病。该病病因多端，但不外乎外感、内伤两大类。其中外感主要为六淫邪气致病。《素问·风论》云："风气循风府而上，则为脑风。"《丹溪心法》云："太阳头痛，恶风。"风为百病之长，其性轻扬、开泄、上行，多易夹杂时邪上犯于头。因此，外感头痛多因风邪上犯巅顶、阻遏清阳而发。内伤头痛则与肝、脾、肾有关，主要包括肝阳上亢、痰浊上泛、气血不足、肾虚致痛等。

（二）西医学认识

枕大神经（greater occipital nerve）由第2颈神经后支内侧支组成，较粗大，走行中经寰枢椎关节后方，向上斜行穿过多条肌组织、多个腱性组织，再分为数支分布于枕顶部，伴随枕动脉。

枕小神经（lesser occipital nerve）由第2～3颈神经前支组成，其走行过程中沿胸锁乳突肌后缘上行至枕部，与下方的枕大神经、耳大神经相交，分布于枕部及耳后部上1/3皮肤。

耳大神经（great auricular nerve）由第2～3颈神经前支组成，在胸锁乳突肌后缘中点处浅出，沿耳垂方向行至耳下，分布于耳垂及耳后部（1/3处除外）皮肤。耳大神经卡压综合征多为急性发病、病程较短，临床上极为少见。

枕后腱弓（pulvinar tendinous arch）是由胸锁乳突肌和斜方肌附着于上项线时与枕骨面形成的横行腱弓，其主要是由致密的纤维组织构成，属于骨纤维管。

西医学认为枕神经卡压综合征，多是由于枕神经在其走行过程中，受到肌腱、腱弓、筋膜等组织的挤压、粘连所引起的一系列症候群。其病理性环节在于枕项部的内外生物力学平衡失稳，进而引起软组织损害及上颈椎骨关节病变，以形成炎性刺激与机械性压迫和卡压。颈椎病发作、枕项部受损、先天性寰枕关节畸形、长期体位不正、寒冷刺激等因素，均为其发病诱因。

二、临床诊断

（一）症状

以头痛为主诉，多位于枕部、耳前区、头顶或前额、眼眶及眼球；疼痛性质为单一或胀痛、刺痛等并存的混合性疼痛；触及毛发即可诱发，严重时伴发恶心、呕吐，头痛可呈发作性，每次发作持续时间从数分钟到数小时不等，也可呈持续性；有时伴有肩部疼痛或僵硬。

（二）体征

在枕大神经压痛点（即风池穴处）、枕小神经压痛点（乳突后内侧即翳明穴）、耳大神经压痛点（乳突尖下缘）三个位置，有一个以上出现蒂内尔征（Tinel 征）阳性或迟发阳性。

（三）影像学检查

颈椎 X 线常无病变，部分患者伴寰枕间隙狭窄或消失、项韧带钙化。

（四）其他

在压痛点注射利多卡因注射液神经阻滞后头痛明显减轻。

三、中医治疗

根据症状、病位可以将枕神经卡压综合征归属为"头痛"。外感头痛属实证，以风邪为主，故治疗以疏风为主，兼以散寒、清热、祛湿。内伤头痛多属虚证或虚实夹杂证，虚者以滋阴养血、益肾填精为主；实证当平肝、化痰、行瘀；虚实夹杂者，酌情兼顾并治。

1. 外感头痛

（1）风寒头痛

主症：头痛连及项背，常有拘急收紧感，或伴恶风畏寒，遇风尤剧，口不渴，苔薄白，脉浮紧。

病机概要：风寒外袭，上犯巅顶，凝滞经脉。

治法：疏散风寒止痛。

代表方：川芎茶调散加减。本方有疏风散寒止痛作用，主要用于风寒上犯清窍所导致的头痛。

常用药：川芎善行头目，活血通窍，祛风止痛，为治头痛之要药；白芷、藁本、羌活、细辛、荆芥、防风疏风解表，散寒止痛。

（2）风热头痛

主症：头痛而胀，甚则头胀如裂，发热或恶风，面红目赤，口渴喜饮，大便不畅，或便秘，舌尖红，苔薄黄，脉浮数。

病机概要：风热外袭，上扰清窍，窍络失和。

治法：疏风清热和络。

代表方：芎芷石膏汤加减。本方功能清热散风止痛，可用于风热上扰头窍而致的头痛。

常用药：菊花、桑叶、薄荷、蔓荆子辛凉微寒，轻清上浮，疏散风热，通窍止痛；川芎活血通窍，祛风止痛；白芷、羌活散风通窍而止头痛；生石膏清热和络。

（3）风湿头痛

主症：头痛如裹，肢体困重，胸闷纳呆，大便溏，苔白腻，脉濡。

病机概要：风湿之邪上蒙头窍，困遏清阳。

治法：祛风胜湿通窍。

代表方：羌活胜湿汤加减。本方功能祛风胜湿，用于风湿困遏所致之头痛。

常用药：羌活、独活、藁本、白芷、防风、细辛、蔓荆子祛风除湿散寒而止头痛；川芎辛温通窍，活血止痛。

2. 内伤头痛

（1）肝阳头痛

主症：头昏胀痛，两侧为重，心烦易怒，夜寐不宁，口苦面红，或兼胁痛，舌红苔黄，脉弦数。

病机概要：肝失条达，气郁化火，阳亢风动。

治法：平肝潜阳息风。

代表方：天麻钩藤饮加减。本方功能平肝息风潜阳，补益肝肾，可用于肝阳偏亢，风阳上扰而引起的头痛、眩晕等。

常用药：天麻、钩藤、石决明平肝息风；山栀、黄芩、牡丹皮苦寒，清泄肝热；桑寄生、杜仲补益肝肾；牛膝、益母草、白芍活血调血，引血下行；首乌藤养心安神。

（2）血虚头痛

主症：头痛隐隐，时时昏晕，心悸失眠，面色少华，神疲乏力，遇劳加重，舌质淡，苔薄白，脉细弱。

病机概要：气血不足，不能上荣，窍络失养。

治法：养血滋阴，和络止痛。

代表方：加味四物汤加减。本方功用养血调血，柔肝止痛，可用于治疗因血虚头窍失养而引起的头痛。

常用药：当归、生地黄、白芍、何首乌养血滋阴；川芎、菊花、蔓荆子清利头目，平肝止痛；五味子、远志、酸枣仁养心安神。

（3）痰浊头痛

主症：头昏闷，重痛，眩晕，胸脘痞闷，呕吐痰涎，舌苔白腻，脉滑。

病机：痰浊中阻，清窍失养，浊阴上蒙。

治法：健脾燥湿，化痰降逆。

代表方：半夏白术天麻汤加减。本方功能燥湿化痰，平肝息风，用于治疗脾虚生痰、风痰上扰清窍所导致的头痛。

常用药：半夏、陈皮和中化痰；白术、茯苓健脾化湿；天麻、白蒺藜、蔓荆子平肝息风止痛。

（4）肾虚头痛

主症：头痛且空，眩晕耳鸣，腰膝酸软，神疲乏力，滑精带下，舌红少苔，脉细无力。

病机概要：肾精亏虚，髓海不足，脑窍失荣。

治法：养阴补肾，填精生髓。

代表方：大补元煎加减。本方功能滋补肾阴，可用于肾精亏虚，肾阴不足证。

常用药：熟地、枸杞子、女贞子滋肾填精；杜仲、川断补益肝肾；龟板滋阴益肾潜阳；山茱萸养肝涩精；山药、人参、当归、白芍补益气血。

（5）瘀血头痛

主症：头痛经久不愈，痛处固定不移，痛如锥刺，或有头部外伤史，舌紫黯，或有瘀斑、瘀点，苔薄白，脉细或细涩。

病机概要：瘀血阻窍，络脉滞涩，不通则痛。

治法：活血化瘀，通窍止痛。

代表方：通窍活血汤加减。本方功用活血化瘀，通窍止痛，可用于瘀血阻滞脉络所造成的头部刺痛、唇舌紫黯诸症。

常用药：川芎、赤芍、桃仁、益母草活血化瘀止痛；当归活血养血；白芷、细辛辛散，通窍止痛。

四、西医治疗

（一）药物治疗

药物治疗是比较常见、简便的方法，临床常用包括非甾体抗炎药、肌肉松弛药、维生素 B 族、激素等。在疾病早期，药物疗效明显，可以促进炎性物质吸收、缓解疼痛、修复损伤的神经。但随着病程进展，药物的敏感性越来越差，止痛效果也越来越弱，需要加大药量，甚至用到最大药量仍不管用；疾病后期则容易形成瘢痕、粘连。

（二）神经阻滞疗法

本法是药物疗效不佳时，采取的替代方法，在治疗各种头痛中应用广泛，但具体数据却并不多，且对于剂量、操作等尚未形成规范化方案。最常选取枕大神经的一些终末分支，效果更好。神经阻滞疗法适用于门诊治疗，不良反应较小，疼痛缓解迅速、明显。药物注射时，需控制好药量，且操作过程中注意及时回抽，避免注入血管内，否则，可能发生局部麻醉的全身性不良反应。

（三）手术疗法

治疗重点在于手术松解被不同组织压迫的外周神经。枕大神经的解压，传统上涉及部分位于枕大神经内侧的头半棘肌的局部切除，在神经和肌腱插入皮下皮瓣，从而阻断周围肌肉对神经的影响。手术疗法风险较高，创口较大，容易感染，且手术后的瘢痕粘连、结缔组织增生容易导致再次卡压病变，术后需要进行抗炎性预防。

第八节　损伤性臂丛神经痛

臂丛由第5颈神经根至第1胸神经根组成，引起臂丛神经各部的损害都可引起疼痛，同时伴有运动及感觉障碍。

一、病因

1. 牵拉伤，如上肢被皮带卷入致伤。
2. 对撞伤，如被快速行驶的汽车撞击肩部或肩部被飞石所击伤。
3. 切割伤或枪弹伤。
4. 挤压伤，如锁骨骨折或肩锁部被挤压。
5. 产伤，分娩时胎位异常或产程中牵拉致伤。

本病多由牵拉或撞击引起臂丛损伤，可合并颈椎骨折、锁骨骨折及肩关节损伤等，单纯因牵拉（如全麻后两臂过伸）也可造成臂丛损伤。

二、临床表现

（一）臂丛神经根损伤

1. 上臂丛神经根（$C_{5\sim7}$）损伤

腋神经、肌皮神经、肩胛上神经及肩胛背神经麻痹，桡神经、正中神经部分麻痪。肩关节不能外展与上举，肘关节不能屈曲，腕关节虽能屈伸但肌力减弱，前臂旋转亦有障碍，手指活动尚属正常，上肢伸面感觉大部分缺失。三角肌、冈上下肌、肩胛提肌、大小菱形肌、桡侧腕屈肌、旋前圆肌、肱桡肌、旋后肌等出现瘫痪或部分瘫痪。

2. 下臂丛神经根（ C_8、T_1 ）损伤

尺神经麻痹，臂内侧皮神经、前臂内侧皮神经受损，正中神经、桡神经部分麻痹。手的功能丧失或发生严重障碍，肩、肘、腕关节活动尚好，患侧常出现 Horner 征。手内肌全部萎缩，骨间肌尤其明显，手指不能屈伸或有严重障碍，拇指不能掌侧外展，前臂及手部尺侧皮肤感觉缺失。尺侧腕屈肌、指深浅屈肌、大小鱼际肌群、全部蚓状肌与骨间肌出现瘫痪。而肱三头肌、前臂伸肌群部分瘫痪。

3. 全臂丛损伤

早期整个上肢呈迟缓性麻痹，各关节不能主动运动，但被动运动正常。由于斜方肌受副神经支配，耸肩运动可存在。上肢感觉除臂内侧因肋间臂神经来自第2肋间神经尚存在外，其余全部丧失。上肢腱反射全部消失，温度略低，肢体远端肿胀。Horner征阳性。晚期上肢肌肉显著萎缩，各关节常因关节囊挛缩而致被动活动受限，尤以肩关节与指关节严重。

（二）臂丛神经干损伤

1. 上干损伤

其临床症状与体征和上臂丛神经根损伤相似。

2. 中干损伤

独立损伤极少见，但可见于健侧第7颈神经根移位修复术切断第7颈神经根或中干时。仅有食、中指指腹麻木，伸肌群肌力减弱等，可在2周后逐渐恢复。

3. 下干损伤

其临床症状与体征和下臂丛神经根损伤类同似。

（三）臂丛神经束损伤

1. 外侧束损伤

肌皮、正中神经外侧根与胸前外侧神经麻痹。肘关节不能屈，或虽能屈（肱桡肌代偿）但肱二头肌麻痹；前臂能旋前但旋前圆肌麻痹，腕关节能屈但桡侧腕屈肌麻痹，上肢的其他关节活动尚属正常。前臂桡侧缘感觉缺失。肱二头肌、桡侧腕屈肌、旋前圆肌与胸大肌锁骨部瘫痪，肩关节与手部诸关节的运动尚属正常。

2. 内侧束损伤

尺、正中神经内侧根与胸前内侧神经麻痹。手内部肌与前臂屈指肌全部瘫痪，手指不能屈伸（掌指关节能伸直），拇指不能掌侧外展，不能对掌、对指，手无功能。前臂内侧及手部尺侧感觉消失。手呈扁平手和爪形手畸形。肩、肘关节功能正常。内侧束损伤和第8颈神经根、第1胸神经根损伤表现类似，但后者常有胸大肌（胸肋部）、肱三头肌、前臂伸肌群麻痹，前者则无此现象。

3. 后束损伤

肩胛下神经支配的肩胛下肌、大圆肌，胸背神经支配的背阔肌，腋神经支配的三角肌、小圆肌，桡神经支配的上臂和前臂伸肌群瘫痪。肩关节不能外展，上臂不能旋内，肘与腕关节不能背伸，掌指关节不能伸直，拇指不能伸直和桡侧外展，肩外侧、前臂背面和手背桡侧面的感觉障碍或丧失。

三、临床诊断

臂丛损伤的诊断，包括临床、电生理学和影像学诊断，其中，肌电图（EMG）及神经传导速度（NCV）对有无神经损伤及损伤的程度有重要参考价值。对于需行手术探查的臂丛损伤，还要做出术中诊断。根据不同神经支损伤特有的症状、体征，结合外伤史、解剖关系和特殊检查，可以判明受伤的神经及其损伤平面、损伤程度。臂丛损伤诊断步骤如下：

（一）判断有无臂丛神经损伤

有下列情况出现时，应考虑臂丛损伤的存在：①上肢5神经（腋、肌皮、正中、桡、尺神经）中任何2支联合损伤（非同一平面的切割伤）；②手部3神经（正中、桡、尺神经）中任何1支合并肩关节或肘关节功能障碍（被动活动正常）；③手部3神经中任何1支合并前臂内侧皮神经损伤（非切割伤）。

（二）确定臂丛损伤部位

临床上以胸大肌锁骨部代表颈5、6，背阔肌代表颈7，胸大肌胸肋部代表颈8、胸1。胸大肌锁骨部萎缩，提示上干或颈5、6损伤；背阔肌萎缩，提示中干或颈7神经根损伤；胸大肌胸肋部萎缩，提示下干或颈8、胸1损伤。

四、治疗

臂丛损伤较轻者，可保守治疗，若出现明显干、束损害者，保守治疗无效，应进行手术探查。

（一）保守治疗

对常见的牵拉性臂丛损伤，早期以保守治疗为主，即应用神经营养药物（维生素B_1、维生素B_6、维生素B_{12}等），损伤部位进行理疗，如电刺激疗法、红外线、磁疗等，患肢进行功能锻炼，预防关节囊挛缩，并可配合针灸、按摩、推拿，有利于神经震荡的消除、神经粘连的松解及关节松弛。观察时期一般在 3 个月左右。

（二）手术治疗

1. 手术指征

（1）臂丛神经开放性损伤、切割伤、枪弹伤、手术伤及药物性损伤，应早期探查，手术修复。

（2）臂丛神经对撞伤、牵拉伤、压砸伤，如椎孔内的节前损伤者应及早手术，对闭合性椎孔外的节后损伤者，可先经保守治疗 3 个月。在下述情况下可考虑手术探查：保守治疗后功能无明显恢复者；呈跳跃式功能恢复者，如肩关节功能未恢复，而肘关节功能先恢复者；功能恢复过程中，中断 3 个月无任何进展者。

（3）产伤者，出生后半年无明显功能恢复者，或功能仅部分恢复，即可进行手术探查。

2. 手术方法

臂丛探查术：锁骨上臂丛神经探查术、锁骨下臂丛神经探查术、锁骨部臂丛神经探查术。

3. 手术原则

根据手术中发现，处理原则如下：神经松解术、神经移植术、神经移位术。

第九节 肩胛上神经卡压综合征

肩胛上神经卡压综合征是肩部疼痛最常见的原因之一。患者常有肩周区弥散的钝痛，位于肩后外侧部，可向颈后及臂部放射，但放射痛常位于上臂后侧。患者常感肩外展、外旋无力。

一、病因病机

肩胛上神经卡压综合征可因肩胛骨骨折或盂肱关节损伤等急性损伤所致。肩关节脱位也可损伤肩胛上神经。肩部前屈，特别是肩胛骨固定时的前屈，使肩胛上神经活动度下降，易于损伤。肿瘤、肱盂关节结节样囊肿以及肩胛上切迹纤维化等，均是肩胛上神经卡压的主要原因。各种局部脂肪瘤和结节均可压迫肩胛上神经的主干或其神经分支，引起卡压。

二、诊查要点

肩胛上神经卡压综合征的诊断需通过仔细询问病史以及系统的物理检查和肌电检查来确诊。

（一）症状

患者常有肩周区弥散的钝痛，位于肩后外侧部，可向颈后及臂部放射，但放射痛常位于上臂后侧。患者常感肩外展、外旋无力。肩胛上切迹部压痛或位于锁骨与肩胛冈三角间区的压痛是肩胛上神经卡压最常见的体征，斜方肌区也可有压痛。如肩胛切迹处卡压，压痛点在肩胛切迹处，肩外展、外旋肌力减弱；冈上肌、冈下肌萎缩，特别是冈下肌萎缩；由于有肩胛上关节支支配肩锁关节，可出现肩锁关节压痛。如肩胛冈盂切迹处卡压，则疼痛较肩胛上切迹处卡压轻，压痛位于冈盂切迹处，局部除冈下肌萎缩外其他表现不明显。

（二）肌电检查

肌电检查和神经传导速度检查有助于肩胛上神经卡压综合征的诊断。冈上肌肌电图可出现正向波、纤颤波以及运动电位减少或消失。

（三）X线检查

使肩胛骨在后前位X线片上向尾部倾斜15°～30°，以检查肩胛上切迹的形态，有助于诊断。

（四）肩胛骨牵拉试验

令患者将患侧手放置于对侧肩部，并使肘部处于水平位，使患侧肘部向健侧牵拉，可刺激卡压的肩胛上神经，诱发肩部疼痛。

三、鉴别诊断

本病应与肩关节疾病如肩袖损伤、肩周炎、肩部撞击综合征，以及臂丛神经炎、颈椎间盘疾病、盂肱关节炎、肩锁关节疾病等相鉴别。B超、CT、MRI检查有助于鉴别诊断。

四、治疗

（一）保守治疗

如休息、理疗、止痛药物、针灸、中药内外治的应用，以及局部封闭治疗也可选用。对以创伤或牵拉引起的肩胛上神经损伤，早期可保守治疗。如为明确的慢性卡压，应早期手术治疗，进行神经松解及肩胛上切迹扩大术。

1. 手法治疗

患者取坐位，以左侧为例，术者用右手拇指指端，在痛点处从上至下顺肌纤维方向分筋理筋按揉弹拨，也可用右手握空拳掌心向下，第五掌指关节对准施术部位，左手压在右手上从上至下按揉滚动，力量由轻到重，以患者能耐受为宜，手法每次15～20分钟，每天1次，7～10次为1个疗程。

2. 外贴法

氟比洛芬、活血止痛膏外敷于痛点处，每次1贴，48小时更换1次，4～6次为1个疗程。

3. 封闭疗法

患者取坐位，暴露患侧肩胛骨，在肩胛冈中点下2～3 cm处上下左右寻找痛点，做好标记，皮肤消毒后用5 mL注射器抽取2%利多卡因2 mL及曲安奈德1 mL，加0.9%生理盐水稀释至5 mL，对准痛点皮肤标记刺入2 cm，针尖碰到肩胛骨后稍退针少许注射，同时向四周浸润，注射完后出针，消毒棉球按压针眼，胶布固定，每周1次，3次为1个疗程。注意事项：针刺不可过深，不追求针尖碰到肩胛骨，不超过肩胛骨四周边缘，注意患者身体胖瘦，掌握进针深度。

（二）手术疗法

肩胛上神经卡压综合征的治疗仍以手术松解为主。肩胛上神经卡压松解术常采用3种入路：后入路、前入路和颈部入路，后入路是最常用的手术入路。采用后入路时，患者取俯卧位或坐位，切开皮肤后找到斜方肌并向头侧牵拉，将冈上肌反向牵拉，即可暴露肩胛上神经、肩胛横韧带以及肩胛上动静脉。完全切断肩胛横韧带，注意保护好肩胛上动静脉。在手术显微镜或手术放大镜下松解受压的肩胛上神经。

参考文献

［1］杨成波，王英峰.临床治疗臂丛神经痛的研究进展［J］.医学综述，2017，23（21）：4271-4275.

［2］崔大威，吴玉琴.针刺治疗臂丛神经痛50例［J］.中国针灸，1996（04）：46.

［3］陈孝平，汪建平，赵继宗.外科学［M］.9版.北京：人民卫生出版社，2017.

［4］赵玉沛，陈孝平.外科学［M］.3版.北京：人民卫生出版社，2016.

［5］张煜辉，沈洪兴.后纵韧带骨化诊治标准和进展［J］.上海医药，2019，40（08）：3-7+40.

［6］YANG H，YANG L，CHEN D，et al. Implications of different patterns of "double- layer sign" in cervical ossification of the posterior longitudinal ligament［J］.Eur Spine J，2015，24（8）：1631- 1639.

［7］朱立国，唐彬，陈忻，等.中药治疗脊髓型颈椎病的研究进展［J］.现代中医临床，2020，27（01）：66-70.

［8］陈廷明，刘怀清，闵苏.颈肩腰背痛非手术治疗［M］.人民卫生出版社，2006.

［9］周秉文.颈肩痛［M］.北京：人民卫生出版社，1998：41-43.

［10］Patrzck D. W，Ronald M.疼痛学［M］.赵宝昌，崔秀云，主译.沈阳：辽宁教育出版社，2002；223.

［11］刘李斌.落枕的分类诊断与治疗［J］.实用中西医结合临床，2009，9（06）：77-78.

［12］李沁彤，耿昶，周占文.颈椎病与中医辨证关系的探讨［J］.辽宁中医杂志,2010,37（01）：116-117.

［13］余翔，李惠斌，温速女.针灸治疗落枕临床研究进展［J］.辽宁中医药大学学报，2013，15（11）：270-272.

［14］王锡友.推拿治疗落枕50例临床观察［J］.北京中医药大学学报（中医临床版），2010，17（05）：12-13.

［15］陆静波著.骨伤科护理学［M］.北京：中国中医药出版社.2012.

［16］Alalawi A，Luque-Suarez A，Fernandez-Sanchez M，et al. Do measures of physical function enhance the prediction of persistent pain and disability following a whiplash injury? Protocol for a prospective observational study in Spain.［J］.BMJ Open，2020，10（10）.

［17］Luca Ricciardi and Sonia D'Arrigo and Carmelo Lucio Sturiale. Answer to the letter to the editor of Christensen S et al. concerning "The role of non-rigid cervical collar in pain relief and functional restoration after whiplash injury—a systematic review and a pooled analysis of randomized controlled trials" by Ricciardi L et al.（Eur Spine J；［2019］28：1821-1828）［J］.European Spine Journal，2020，29（5）：1193-1195.

［18］李宝锋.现代临床创伤骨科学［M］.科学技术文献出版社，2011.

［19］刘伟国，杨小锋.神经损伤的基础与临床［M］.浙江大学出版社，2008.

［20］Ropper AE，Neal MT，Theodore N. Acute management of traumatic cervical spinal cord injury［J］.Pract Neurol，2015，15（4）：266-72.

［21］许华新，任晓苏，马耀山，等.外伤性颈椎脊髓损伤MRI表现及预后［J］.实用放射学杂志，2010，26（6）：911-914.

［22］Ter Wengel PV，De Witt Hamer PC，Pauptit JC，et al. Early Surgical Decompression Improves Neurological Outcome after Complete Traumatic Cervical Spinal Cord Injury：A Meta-Analysis［J］.J Neurotrauma，2019，36（6）：835-844.

［23］沈国权，陈忠良，吴嘉容，等.颈髓损伤后期中西医结合治疗［J］.中国康复,2002,17（4）：222-224.

［24］李维秀.颈髓损伤的中医治疗［J］.世界中医骨伤科杂志，2000，002（004）：36-37，41.

［25］林留洋，李俊海，高翔，等.枕大神经痛的中医认识和治疗现状［J］.现代中医临床，2017，24（02）：57-60.

［26］王玉洁.针刀松解枕后腱弓治疗枕神经卡压综合征的临床研究［D］.山东中医药大学，2016.

［27］周仲英.中医内科学［M］.北京：中国中医药出版社，2013：291-294.

［28］李波.肩胛上神经卡压综合征治疗分析［J］.内蒙古中医药，2012，31（11）：49-50.

［29］唐日强，陈晓霞.小针刀治疗肩胛上神经卡压综合征55例临床观察［J］.中医药通报，2014，13（06）：46-47+59.

［30］郑涵.针刺治疗肩胛上神经卡压综合征57例［J］.山西中医，2013，29（09）：37.

［31］朱俊腾，柯丽凡，陈白，等.经肩胛上孔入路针刀治疗肩胛上神经卡压综合征41例［J］.中国民间疗法，2018，26（08）：25-27.

第八章 颈肩部骨关节病

第一节 颈椎间盘突出症

颈椎间盘突出症是椎间盘退变的一种病理过程，是颈椎病发病过程中的病理变化之一。不宜将颈椎间盘突出症和颈椎病列为同种疾病。颈椎间盘突出症是指由于各种原因导致颈椎间盘的后部纤维环或后纵韧带部分或完全破裂，髓核从破裂口突出或脱出，刺激或压迫神经根或脊髓，从而产生相应的临床症状和体征的疾病；不伴有或轻度伴有该节段椎体软骨下骨增生、骨赘形成，致压物仅是单纯的椎间盘组织，才能称之为颈椎间盘突出症。

一、病因病理及病机分型

（一）病因病理

颈椎间盘组织结构较腰椎间盘的组织结构小而薄弱，但其承受应力以及活动范围不亚于腰椎间盘。椎间盘本身为无血供结构，容易发生退变，此时若遇外力易致其突出。由于颈椎间盘的纤维环比较薄弱，当颈部突然过度屈、伸或头部遭受下压的外力时，则极易发生颈椎间盘突出，此类外伤可不受退变因素的影响。

颈部的外伤或慢性劳损，可导致椎间盘发生退行性改变，纤维环变粗、变脆，进而发生玻璃样透明变性，间盘失去原有的弹性，同时颈椎间盘的前部较高较厚，而且纤维环后方比较薄弱，且正常髓核位置偏后，这时若再遇外力，薄弱处的纤维环断裂，髓核组织从破裂口向后突出或脱出，压迫神经根或脊髓，产生相应的临床表现。

突出的椎间盘开始为软性组织，随着病程的进展可出现纤维化或硬化、骨化，使椎管的容积进一步减少，由于椎间盘突出，内容物的减少降低了椎间高度，使病变节段及相邻节段关节突活动度增加，出现颈椎失稳，进而可发生骨性关节炎，尤其是钩椎关节、关节囊及黄韧带增厚等，可进一步压迫脊髓或神经根，发展为颈椎病。

（二）病机分型

中医学一般从以下三个方面认识其病因病机：

1. 跌仆闪挫，气滞血瘀

颈椎是人体活动最为频繁的部位，日常生活中经意或不经意的外力刺激，使颈部经常处于一种肌力不平衡状态，导致局部气血瘀阻不通，进而影响骨关节结构发生异常变化，使颈部气血不通，不通则痛，由于气血瘀阻的部位不同，有时在筋，有时在骨，有时筋骨俱伤，有时甚或损伤任督二脉，伤及髓海，产生下肢废用等症状。这也是本病症状多变的原因之一。

2. 劳伤肾气，风寒侵袭

先天不足，任督两脉空虚，或后天劳累过度伤及肾气，均可影响颈部筋骨的生长发育。肾主骨生髓，肾气不充，正气不足，卫外之气不固，风寒之邪乘虚凑之，痹阻经脉气血而发生颈部疼痛、四肢不用等症状。风寒之邪是本病发生的一种诱因，尤其在急性发作期。

3. 肝肾不足，气血虚弱

肝血不足，颈筋不能得血濡养，则颈筋挛急，四肢麻木，屈伸不利。肝肾同源，精血互生。肝肾不足，精不生血而发生气血虚弱，不能濡养颈部筋脉肌肉而产生本病。这是本病慢性期的主要病机。

二、临床表现

（一）症状

1. 多有明确的头颈部外伤史，且大部分为较轻的外伤。

2. 伤前无明显临床症状，伤后出现颈脊髓或神经根受压的临床表现。

3. 患者多在晨起时突感颈肩背痛、颈项僵硬、活动受限。

4. 有些可出现难以忍受的剧烈疼痛，并向单侧或双侧上肢呈放射性窜痛、麻木，遇咳嗽或打喷嚏时，患肢放射性疼痛、麻木感加剧。

5. 有的可出现四肢麻木无力、沉重感，或有持物坠落，行走不稳发飘，步态笨拙，甚至出现踩棉感、束带感、性功能障碍、大小便控制能力减退等。

（二）体征

1. 颈项部肌肉痉挛，活动受限。

2. 受累的神经节段有感觉、运动、反射的改变和相应的肌力减退，肌肉萎缩等现象。

3. 突出部位的棘突间及棘旁有压痛，椎间孔挤压试验及臂丛神经牵拉试验阳性。脊髓受压时可出现踝阵挛或髌阵挛阳性，提睾反射及肛门反射可减弱或消失。

4. 四肢肌张力增高，腱反射亢进，手指握力减弱，生理反射亢进，病理反射如霍夫曼征、巴宾斯基征等阳性。

5.重者可出现双下肢痉挛性瘫痪、括约肌功能障碍（大、小便失禁）。

（三）影像学检查

1. X 线检查

X 线平片可见相应的椎间隙变窄，颈椎曲度变直或反弓，椎间隙前窄后宽或前后等宽，椎体失稳，椎体上下缘可有不同程度的骨质增生。

2. CT、MRI 检查

CT 可见颈椎间盘突出、钙化，颈椎管狭窄程度，颈脊髓或神经根受压的部位及程度等。MRI 对本病的定位定性有重要的临床意义，可直接显示颈椎间盘突出的部位、类型及脊髓和神经根受损的程度。

3. 椎管造影

椎管造影检查可显示神经根袖消失或脊髓受压的弧形充盈缺损影像。

（四）实验室检查

1. 肌电图检查

在受累神经根所支配的肌肉内可出现失神经的纤颤电位或正锐波、V 波、H 波等异常肌电图。

2. 奎肯试验

腰穿脑脊液检查，当颈椎间盘突出物较大，椎管完全梗阻时脑脊液检查可见蛋白含量增高。

三、诊断及鉴别诊断

（一）诊断

根据病史、体征和影像学检查进行诊断。本病多见于中年男性，有过度劳损或外伤病史，可出现神经根或脊髓或两者皆有损伤表现者，而 X 线常无特殊改变；也有部分患者虽有颈椎间盘的突出、椎管的狭窄，但没有明显的神经根或脊髓损害表现，经 CT 或 MRI 检查可以清楚地显示出椎间盘突出的部位、大小、类型以及对脊髓和神经根受压的程度。

（二）鉴别诊断

本病应与颈椎病、肩周炎、椎管内肿瘤、胸廓出口综合征、颈部扭伤及尺神经炎等相鉴别。

1. 颈椎病

两者较难严格区分，两者均可造成脊髓或神经根压迫症。鉴别要点如下：

（1）颈椎病一旦出现临床症状和体征，病情多逐渐加剧，缓解间歇不明显。早期可能引起颈部局部不适或疼痛，而少有脊髓压迫，即使有脊髓压迫，尚可缓解。

（2）颈椎病发病年龄平均在50岁以上，颈椎间盘突出症年龄偏低。

（3）和颈椎病相比，起病急骤、病情发展较快是颈椎间盘突出症的另一个特点。创伤甚至轻微创伤，头颈部长时间保持非生理姿势可以诱发此病。

2. 肩周炎

多于50岁前后发病，鉴别要点如下：

（1）有肩关节活动障碍，上肢常不能上举和外展，而颈椎间盘突出症不影响肩关节活动。

（2）疼痛部位不同，肩周炎疼痛部位在肩关节，而颈椎间盘突出症多以棘突为中心。

（3）X线表现：因肩周炎病人发病年龄多为50岁左右，故颈椎X线检查多为普通的退变征象，而颈椎间盘突出症病人生理前曲消失，且有颈椎不稳。有时两者不易区别。

（4）对封闭疗法有效，而颈椎间盘突出症无效。

3. 颈部扭伤

俗称落枕，系颈部肌肉扭伤所致。其发病与颈型颈椎病相似，多系睡眠中体位不良所致。鉴别要点如下：

（1）压痛点不同：颈椎间盘突出症压痛点见于棘突部，程度也较强；颈部扭伤压痛点在损伤肌肉，急性期疼痛剧烈，压之难以忍受。

（2）扭伤者可触摸到条索状压痛肌肉，而颈椎间盘突出症只有轻度肌紧张。

（3）牵引反应：颈部牵引时，颈椎间盘突出症其症状多可缓解，而落枕者疼痛加剧。

（4）对封闭反应：颈椎间盘突出症对封闭疗法无显效，而落枕者其症状可在封闭后消失或缓解。

四、分型及辨证

（一）分型

根据颈椎间盘向椎管内突出的位置及临床表现，可分为中央型突出、侧方型突出、旁中央型突出三种类型。

1. 中央突出型

突出部位在椎管中央。此型无颈脊神经受累的症状，表现为中央脊髓受压。早期症状以感觉障碍为主或以运动障碍为主，晚期则表现为不同程度的上运动神经元或神经束损害的不全痉挛性瘫痪，如步态笨拙、活动不灵、行走不稳，常有胸或腰部束带感，重者可卧床不起，甚至呼吸困难，大、小便失禁。检查可见四肢肌张力增加，肌力减弱，腱反射亢进，浅反射减退或消失，病理反射阳性，髌阵挛及踝阵挛阳性。

2. 侧方突出型

突出部位在后纵韧带的外侧，钩椎关节的内侧。该处是颈脊神经经过的地方，因此突出的椎间盘可以压迫脊神经而产生单侧根性症状。轻者出现颈脊神经支配区的麻木感，重者可出现受累神经节段支配区的剧烈疼痛，同时伴有针刺样或过电样窜麻感，疼痛症状可因咳嗽等增加腹压动作时而加重。此外尚有痛性斜颈、肌肉痉挛及颈部活动受限等表现，也可出现上肢发沉、无力、握力减退、持物坠落等现象。椎间孔挤压及臂丛神经牵拉试验阳性。受累神经节段有运动、感觉及反射的改变，神经支配区域相应肌力减退和肌肉萎缩等表现。

3. 旁中央突出型

突出部位偏向一侧而在脊髓与脊神经之间，因此可以压迫二者而产生脊髓及单侧神经根的症状。除有侧方突出型的表现外，尚可出现不同程度的脊髓受压的症状，表现为病变水平以下同侧肢体肌张力增加、肌力减弱、腱反射亢进、浅反射减弱，并出现病理反射，可出现触觉及深感觉障碍；对侧则以感觉障碍为主，即有温度觉及痛觉障碍，而感觉障碍的分布多与病变水平不相符，病变对侧下肢运动功能良好。

（二）辨证

1. 血瘀型

有明显的颈部外伤史，颈部疼痛剧烈，活动受限，根据其受压部位不同，可出现一侧或双侧肩、臂、手的麻木疼痛，头痛，头晕等，也可突然出现下肢废用或易跌跤。下颈部压痛点固定，伴有一侧或双侧上肢放射痛。舌紫黯或有瘀斑，脉弦涩。

2. 风寒型

颈部僵痛不适，疼痛剧烈，遇冷则发，得温缓解不明显，一侧或双侧上肢麻木，有放射痛，皮肤感觉异常，时常变化，或伴有腰膝困痛，舌淡红，苔薄黄，脉浮紧。有时可有头痛、恶寒、发热等表证。

3. 肝肾不足型

颈部酸困疼痛，头晕头痛，耳鸣健忘，失眠多梦，一侧或双侧肩、臂、手麻木，颈部广泛压痛，有放射痛，腰膝酸软无力，易跌跤甚或下肢瘫痪，舌质红，少苔，脉细数。

五、治疗

颈椎间盘突出症的治疗首先采取系统的保守治疗，如休息、牵引、理疗、封闭、药物及适当的推拿手法等。一般来说，通过保守治疗，大部分患者都可使症状缓解或治愈。但对部分病情严重，即出现脊髓压迫症状，其症状、体征明显或症状反复发作，且经系统的保守治疗无效，脊髓压迫症状呈进行性加重，影响生活及工作者，应通过颈椎手术解除压迫缓解症状。

（一）保守治疗

1. 手法治疗

急性期不主张进行推拿手法治疗，因为有可能加重对脊髓或神经根的损害而使症状加重。对慢性期及轻型颈椎间盘突出症患者可采用温和轻柔的手法治疗。

2. 中药治疗

（1）血瘀型

治则：活血化瘀，通络止痛。

方药：桃红四物汤合通窍活血汤加减。

桃仁9 g，红花9 g，老葱3 g，赤芍3 g，川芎6 g，当归9 g，牛膝9 g，乳香、没药各5 g。

上述诸药水煎取汁，合黄酒20 mL，加入麝香0.4 g冲服。若血瘀痛甚者加三七粉3 g冲服，全蝎9 g焙干研末冲服。

（2）风寒型

治则：疏风散寒，通络止痛。

方药：羌活胜湿汤加减。

羌活、独活各6 g，藁本、防风、川芎各3 g，黄芪30 g，桂枝9 g，当归9 g，赤芍9 g，甘草3 g，细辛3 g，葛根12 g，全蝎9 g（另包研末冲服）。

若寒邪偏重，表证已解，则加制川乌、制草乌各6 g，以加强祛寒止痛功效。

（3）肝肾不足型

治则：补肝肾，强筋骨，止痹痛。

方药：六味地黄丸加味。

山药12 g，山茱萸12 g，熟地黄12 g，牡丹皮9 g，泽泻9 g，茯苓12 g，威灵仙12 g，秦艽9 g，独活9 g，川芎9 g，杜仲9 g，桑寄生9 g，北五加皮15 g，乌梢蛇12 g。

此外，还可在局部行活血化瘀、疏经通络类中药贴敷治疗。

3. 西药

根据病情选用非甾体抗炎药、营养神经药、肌肉松弛药以及外用药物等。对于脊髓或神经根急性受损者应及时给予神经脱水药物、糖皮质激素类、改善微循环类的药物等治疗。

4. 物理治疗

常用的有离子导入、超短波、蜡疗、拔罐、热敷等，都有改善局部血液循环和促进炎性水肿吸收及血肿消散、增强组织代谢、缓解肌肉痉挛和减轻疼痛的作用。

5. 封闭疗法

将一定的药物注射于局部痛点、穴位或神经根、干、丛、节等部位的治疗方法。根据其注射药物的不同，都以促进炎症吸收、活血化瘀、消炎止痛、解除肌肉痉挛、改善局部缺血、减轻神经根水肿等为目的。常用的有痛点、穴位、颈神经根、星状神经节、颈上交感神经节、硬膜外等封闭。

6. 针灸治疗

针灸对慢性期及轻型颈椎间盘突出症患者也有一定的疗效，常用穴位有颈夹脊穴、印堂、百会、风府、风池、肩井、颈根、天宗、大椎、曲池、外关、合谷等。

7. 牵引治疗

采用枕颌牵引带进行牵引治疗：①坐位牵引：要求颈椎处于中立位或略后伸位，以顺应其生理曲度；②卧位牵引：要求头部略向后倾，颈项部垫枕，以维持其生理弧度。牵引重量一般 3 ～ 5 kg，也可逐渐增加至 5 ～ 10 kg。

8. 支具固定

支具固定的目的是制动和保护颈椎以增加颈椎的稳定性，能使颈部肌肉获得充分休息，缓解因肌肉痉挛所致的疼痛，减少突出物对脊髓、神经根的刺激，减轻椎间关节创伤性反应，有利于组织水肿的消退和疗效的巩固。一般在急性期，或刚下地活动，或坐公交车时使用。待症状减轻后要适当间断摘除固定，并加强项背肌的锻炼，防止项背肌萎缩及关节僵硬。

（二）手术治疗

1. 适应证

侧方突出型颈椎间盘突出症患者经保守治疗 6 周以上症状无改善，且上肢症状重于颈部症状者，或有严重的进行性神经损害者；中央型颈椎间盘突出有明显的脊髓损害症状者。

2. 常用的手术方式

（1）颈椎前路手术：一般是对单纯的椎间盘突出 1 ～ 2 个节段受累者，多采用椎间盘摘除、椎体间植骨融合、钢板内固定术，或人工颈椎间盘植入术。

（2）颈后路椎板切除减压术：一般是对多节段的椎间盘突出（3 个节段以上）即多节段受累，并伴有椎管狭窄者，多采用后路全椎板切除减压或椎管成形术。

（3）微创手术：多适用于单纯单节段的颈椎间盘突出症患者。

1）髓核化学溶解术：是指利用蛋白酶的水解作用，将髓核组织的胶原蛋白部分溶解，以使椎间盘内压力降低，从而减轻对神经根的压迫。常用的药品如胶原酶等。

2）经皮椎间盘切吸术：在 C 形臂视频 X 线机的监控下，通过经皮穿刺进针达到病变椎间隙后，利用套管针对突出之椎间盘和髓核组织进行钳取或切吸治疗。

3）经皮激光椎间盘突出汽化减压术：是在 C 形臂视频 X 线机的导引下，用穿刺针插入椎间盘，再将激光光导纤维通过穿刺针导入髓核，并发射激光，将颈椎间盘组织汽化，达到减小椎间盘压力，使髓核回纳，从而减轻或消除对神经根压迫的目的。

第二节　颈椎失稳

颈椎失稳症又称颈椎不稳症。颈椎失稳是指颈椎在生理载荷下，解剖上超出其生理限度的位移范围，且出现相应的临床症状引起的一种综合征。随着现代生活的日益紧张，其发病率呈上升趋势，并成为颈肩痛、头晕痛、胸闷，甚至双上肢麻胀痛更为常见的原因。

一、发病机制

1. 不良的睡眠体位

不良的睡眠体位因其持续时间长及在大脑处于休息状态下不能及时调整，则必然造成椎旁肌肉、韧带及关节的平衡失调。

2. 不当的工作姿势

大量统计材料表明某些工作量不大，强度不高，但处于坐位，尤其是低头工作者的颈椎病发病率较高。

3. 不适当的体育锻炼

正常的体育锻炼有助于健康，但超过颈部耐量的活动，如以头颈部为负重支撑点的人体倒立或翻筋斗等，可加重颈椎的负荷。

二、临床表现

1. 颈肩痛或上肢痛

长期低头坐姿者，常感颈肩部疼痛，颈肩脊僵硬疲劳感，双上肢有沉重胀痛感，早期如适当后仰等活动可缓解症状。

2. 感觉障碍

常有四肢（尤其上肢）麻木刺痛感、烧灼感、僵硬紧张、发凉感，以双上肢、双手痛觉减退为主。

3. 活动障碍

自觉四肢肌力减退，以手握力差、手指活动不灵活为多见，手部精细动作差。

4. 其他

可牵扯头皮麻痛、头痛头晕、恶心呕吐、耳鸣、视力模糊、眩晕、步态不稳等。

三、影像学检查

1. 颈椎 CT

颈椎 CT 可提供椎体、椎弓、关节突轴位退变程度和椎管容积改变情况。CT 横断面图像无重叠，尤其对第 1～2 颈椎骨环显示尤佳。颈椎不稳定性损伤中，小关节脱位、半脱位较常见，多伴骨折且常为双侧。CT 横断面对关节间隙的宽度及关节绞锁显示清楚，可由此判断脱位与否；而对于关节面的对合，尤其是上下对合，CT 横断面诊断则很困难，故需行薄层扫描三维重建图像，方可多层面、多角度显示小关节脱位和骨折。

2. 颈椎 MRI

MRI 被认为是常用的影像检查手段，因为它不仅能显示髓内异常改变，而且可以直观显示脊髓与椎管的关系、脊髓在椎管内的走行，以及为适应变形的椎管而发生的位置改变。

四、治疗

治疗主要有三个目的：①使颈椎被破坏的节段在理想的功能位充分愈合；②防止对颈椎其他组成部分及脊髓神经组织的进一步损伤，并使原已损伤的神经组织尽可能恢复功能；③防止颈椎原有畸形进一步加重或出现新的畸形。

（一）牵引治疗

常用的牵引重量差异很大，需根据患者体重决定。如果是皮肤牵引，牵引重量约是体重的 2%～5%；如果是骨牵引，牵引重量在体重的 10% 左右。牵引结束时患者会有明显的颈部牵伸感。若有其他不适，应及时对症处理。牵引治疗一般以 10～20 天为 1 个疗程，如果牵引超过 2～3 个疗程仍不见效果，患者需要和医生商量是否中止牵引而选择其他治疗方案。

（二）手法治疗

手法通过支点的力偶作用，纠正颈椎生理弧度及小关节错位，解除机械性卡压。缓解内源性稳定的不利因素，使脊椎内外源性平衡的稳定和协调得到恢复或重建一个代偿性的内外平衡关系，从而让颈椎的内外应力变化达到最优值。手法的效能还在于松解颈肩背痉挛僵硬的肌群，增强衰弱肌群的兴奋性，调整颈椎结构性紊乱，恢复其正常生理顺应性和其稳定性，进而缓解对颈部神经和血管的激惹。

（三）药物治疗

其主要作用是症状性治疗。目的是减轻或解除疼痛，从而使紧张或痉挛的肌肉松弛，以减轻肌肉对局部病灶处的牵拉，有利于局部损伤病灶的修复及改善生理功能的紊乱状态。如非甾体消炎镇痛药双氯芬酸、吲哚美辛等，COX-2 抑制剂等，肌肉松弛剂等。

（四）固定与运动

在治疗颈椎失稳的过程中，经常要使用颈部围领，保持局部稳定，防止损伤继续加重，维持正常的生理曲度，减少不稳定因素，支撑头部重量，减轻其对颈椎的压力。可明显地促进炎症水肿的吸收，减少关节面间的相互刺激和摩擦，有利于炎症反应的恢复。早期的功能锻炼可促进全身血液循环，加速新陈代谢，提高机体抵抗力，以防止多种并发症。

功能锻炼需强调在治疗师的指导下，在保持脊柱稳定性的前提下循序渐进、持之以恒。一般在急性疼痛活动期应制动休息，症状缓解后去除颈围，每天早、中、晚各做 1 次，每次 10 ～ 15 分钟。主要动作及顺序：前俯后仰、左右侧屈、左视右盼、伸颈旋肩。

第三节　颈椎管狭窄症

因骨性或（和）纤维增生而导致的颈椎管一个和多个平面管腔的狭窄，而导致的脊髓血液循环障碍、脊髓神经受压迫出现一系列神经受损的表现为颈椎管狭窄症。颈椎管狭窄症是以发育性颈椎管狭窄为其解剖特点，以颈髓压迫症为临床表现，退行性病变和损伤等因素是发病的诱因。

一、病因及分类

（一）发育性颈椎管狭窄

先天发育原因，幼年不发病。发育性颈椎管狭窄见于软骨发育不全、神经纤维瘤病、颈椎先天性畸形，是某种疾病的一种局部病理改变。其椎弓、椎体形态往往异常，或椎弓闭锁不全等。诊断发育性颈椎管狭窄的根据是在标准的中立位颈椎侧位 X 线片上，测量椎管矢状中径和椎体矢状中径比值，若有 3 个以上颈椎节段的比值均小于 0.75 者，可诊断为发育性颈椎管狭窄。

（二）继发性颈椎管狭窄

1. 退变性颈椎管狭窄

是颈椎管狭窄中最常见的类型。退变发生的时间和程度与个体差异、职业、劳动强度、创伤等有密切关系。首先是颈椎间盘的退变，椎间活动增加，其次是韧带，如前、后纵韧带及黄韧带松弛、增厚、关节囊及骨质的退变增生。在这种情况下，当颈过屈时后纵韧带和椎间盘后部纤维环松弛后突，对颈髓前方形成压迫；颈后伸时，由于椎板间距缩小，使松弛的黄韧带缩短增厚，并折叠向前突入椎管，对脊髓后方形成压迫。因而导致椎管内的有效容积减少，使椎管内缓冲间隙大大减少甚至消失，引起相应节段颈脊髓前后受压。

2. 医源性椎管狭窄

该症是因手术而引起。主要由于手术创伤及出血瘢痕组织形成，与硬膜囊粘连并造成脊髓压迫；椎板切除过多或范围过大，未行骨性融合导致颈椎不稳，引起继发性创伤性和纤维结构增生性改变；颈椎前路减压植骨术后，骨块突入椎管内；椎管成形术失败，如铰链断裂等。

3. 其他

其他的病变和创伤所致的颈椎管狭窄症。如椎间盘突出、后纵韧带骨化症、黄韧带肥厚、颈椎肿瘤、结核和创伤等。

二、病理生理

颈椎椎弓根变短、椎体后缘增生、小关节病变、椎管后壁改变（椎板增厚，椎板间距缩小，黄韧带肥厚、松弛及硬膜外炎性反应）可使构成颈椎管后壁、前壁和侧壁的骨性和纤维性结构均存在不同程度的增生、肥大，向椎管内占位使椎管狭窄而压迫脊髓。在多节段的颈椎管狭窄中，其每一节段的狭窄程度并不一致，大多在椎节的上缘较明显，其次为椎节的下缘，以致形成蜂腰状压迫，并有串珠样压痕。由此所引起的病理生理改变主要包括：

（一）血流受阻

正常人颈髓矢状径一般在 7.5 mm 左右，再加上硬膜囊前后壁及其他软组织，所以颈髓与颈椎管壁之间几乎无缓冲间隙，当经常性颈椎屈伸运动时，即可对颈髓产生缓慢磨损，最早累及的椎管内的细微血管主要包括脊髓前动脉，使其正常供血受阻，因而出现前脊髓综合征。

（二）窦椎神经激惹

椎管狭窄时所形成的压应力，一般首先激惹分布在椎管前方的窦椎神经，其神经冲动可通过节段反射弧由后根进入脊髓，再经前角细胞与前根，反射至颈肩臂部，从而引起颈部症状及反射性肢体症状。

（三）椎管内脊神经根或脊髓受累

当椎管矢状径进一步变狭窄，则将通过脊髓包膜而使其根袖及脊髓本身受压，并出现上肢根性放射性症状及（或）下肢传导束症状。如以椎管后方狭小为主时，则以感觉障碍为主，而前方应力增高时，则表现为运动障碍症状，并出现生理反射亢进及病理反射，踝阵挛及髌阵挛均可阳性。由于颈椎管矢状径变小，如致压物来自椎管前、后方者，常可产生"剪刀机制"损伤脊髓，而出现脊髓中央症候群，其脊髓的主要病理变化是中央管周围出血、水肿，严重者可出现脊髓中央坏死。

（四）其他

包括颈椎动力性不稳及其他原发性病变所引起的病理生理改变。

三、临床表现

（一）症状

颈椎管狭窄症其发病隐渐，病程多持续较久，其中以发育性颈椎管狭窄较为明显。外伤诱发者，则病程不固定，且发病多较快，多在伤后即出现症状，而且多不易恢复，发病年龄多在 40 岁以上，以 50 ～ 60 岁多见。

1. 感觉运动障碍

主要表现为四肢麻木、无力居多，走路有"踩棉感"，重者站立步态不稳，逐渐加重出现四肢瘫痪。四肢可同时发病，也可以一侧肢体先出现症状，但大多数患者感觉障碍先从上肢开始，以手臂部多发。躯干部症状有第 2 肋或第 4 肋以下感觉障碍，胸、腹或骨盆区发紧，谓之"束带感"，严重者可出现呼吸困难。

2. 大小便障碍

一般出现较晚。早期为大小便无力，以尿频、尿急及便秘多见，晚期可出现尿潴留、大小便失禁。

（二）体征

1. 运动障碍

以锥体束症为主要特点，可出现四肢肌肉萎缩、肌力减退、肌张力增高。肌萎缩出现较早且范围较广泛，尤其是发育性颈椎管狭窄的患者，因病变基础为多节段之故，因而颈脊髓一旦受累，往往为多节段，但其平面一般不会超过椎管狭窄最高节段神经支配区域。有些还表现为上肢肌痉挛、反射亢进，导致了手不能快速屈曲，精细动作受到不同程度影响。严重者会出现双下肢肌力减弱，步态在晚期侵犯至脊髓后柱时可以出现异常。

2. 感觉障碍

以颈部或双上肢感觉障碍为主，常表现为刺痛或麻木，常常在多个平面，很少进展，深感觉如位置觉、振动觉仍存在。

3. 反射

浅反射如腹壁反射、提睾反射多减弱或消失。肛门反射常存在，腱反射多明显活跃或亢进，Hoffmann 征单侧或双侧阳性，这是颈 6 以上脊髓受压的重要体征。掌下颌反射，由第 V 对颅神经支配，须在轻度张开下颌时，才可出现阳性。Lhermitte 征（莱尔米特征）可为阳性（颈屈曲时可出现全身胀麻感）。下肢肌肉痉挛侧可出现 Babinski 征阳性，髌、踝阵挛阳性。

四、影像学表现

（一）X 线平片检查

颈椎发育性椎管狭窄主要表现为颈椎管矢状径减小。标准的颈椎侧位片可以清晰地显示椎管矢状径的前后界限，因此，在标准侧位片行椎管矢状径测量是确立诊断的准确而简便的方法。颈椎侧位 X 线片上，其椎管矢状径为椎体后缘至棘突基底线的最短距离。

目前认为凡矢状径绝对值 < 12 mm 者，属发育性颈椎管狭窄；绝对值 < 10 mm 者，属于绝对狭窄；而椎管矢状径绝对值在 12 mm 与 14 mm 之间者为临界椎管。用比值法（即椎管中矢状径 / 椎体中矢状径值）表示更为准确，因椎管与椎体的正中矢状面在同一解剖平面，其放大率相同，可排除放大率的影响。正常人其椎管矢状径 / 椎体矢状径比值为 1:1，当比值 < 0.82:1 时提示椎管狭窄，当比值 < 0.75:1 时可确诊颈椎管狭窄。

退行性颈椎管狭窄一般表现为颈椎生理曲度减小或消失，甚至出现反曲。椎间盘退变引起的椎间隙变窄，椎体后缘骨质局限或广泛性增生，椎弓根变厚及内聚等。若合并后纵韧带骨化则表现为椎体后缘的骨化影，呈分层或密度不均匀者，与椎体间常有一透亮线，这是因韧带的深层未骨化所致。如果合并黄韧带骨化，在侧位片上表现为椎间孔区的骨赘，自上关节面伸向前下方，或自下关节面伸向前上方。脊椎关节病时表现为椎体边缘硬化及骨赘形成，而后侧方的骨赘可伸入椎间孔压迫神经根。小关节退行性病变表现为关节突增生肥大、关节面硬化、边缘骨赘、关节间隙狭窄及关节半脱位等。

（二）CT 检查

CT 可清晰显示颈椎管形态及狭窄程度，尤其显示骨性椎管，直接观察椎管内的情况和脊髓的大小，但对软性椎管显示欠佳。CTM 可清楚显示骨性椎管、硬膜囊和病变的相互关系，以及对颈椎管横断面上各种不同组织和结构的面积及其相互之间的比值进行测算。应用 CTM 更有利于颈椎疾病的鉴别诊断。

发育性颈椎管狭窄突出表现为椎弓短小、椎板下陷致矢状径缩短，椎管各径线均小于正常值。椎管呈扁三角形，硬膜囊及脊髓呈新月形，脊髓矢状径小于正常值，颈椎管正中矢状径 < 10 mm 为绝对狭窄。

退变性颈椎管狭窄，CT 显示椎体后缘有不规则致密的骨赘，并突入椎管，黄韧带肥厚、内褶或钙化。脊髓萎缩则表现为脊髓缩小而蛛网膜下腔相对增宽。脊髓囊性变于 CTM 检查时可显影，囊腔多位于椎间盘水平；后纵韧带骨化表现为椎体后缘骨块，其密度同致密骨，形态各异，骨块与椎体后缘之间可见完全的或不完全的缝隙；黄韧带骨化多两侧对称，明显骨化可造成脊髓受压，其厚度多超过 5 mm，呈对称的山丘状，骨化的密度常略低于致密骨，骨块与椎板间可有一透亮缝隙。黄韧带的关节囊部骨化可向外延伸致椎间孔狭窄。

（三）MRI 检查

MRI 可准确显示颈椎管狭窄的部位及程度，并能纵向直接显示硬膜囊及脊髓的受压情况，尤其当椎管严重狭窄致蛛网膜下腔完全梗阻时，能清楚显示梗阻病变头、尾侧的位置。但是 MRI 对椎管的正常及病理骨性结构显示不如 CT，因骨皮质、纤维环、韧带和硬膜均为低信号或无信号，骨赘、韧带钙化或骨化等也为低信号或无信号，因此，在显示椎管退行性病变及脊髓与神经根的关系上不如常规 X 线片及 CT 扫描。颈椎管狭窄主要表现为 T_1 加权像显示脊髓的压迫移位，还可直接显示脊髓有无变性萎缩及囊性变。T_2 加权像能较好地显示硬膜囊的受压状况。

（四）脊髓造影检查

在诊断椎管内占位性病变和椎管形态变化及其与脊髓的相互关系方面是有临床意义的，能早期发现椎管内病变，确定病变部位、范围及大小。

第四节　退行性骨关节病

一、钩椎关节病

钩椎关节病是颈椎病的一种，主要是指颈椎椎体侧后方的钩椎关节错位、肿胀与骨质增生，对椎动脉或脊神经根造成刺激与压迫而出现一系列症状的疾病。

（一）病因病理

1. 解剖

颈椎椎体除寰、枢椎之外，大致相似。从正位观，椎体上方呈凹状，中央低，两侧隆起，自椎体前外侧交界处向后陡然突起呈唇状，并沿椎体侧后方弧形延伸达椎体后缘中外 1/3 交界处变平，因其似钩状，故名钩突（uncinate process）。钩突与相对应的上一椎体下方斜坡处相咬合构成钩椎关节，又称卢施卡关节（Luschka 关节）。关于其是否为滑膜关节仍有争议。有学者认为，钩椎关节并非"与生俱来"的恒定的滑膜关节，当椎间盘退变、含水量减少、高度降低以后，钩椎关节区域承受更大的应力负荷，在应力负荷和活动度增大时促使钩椎关节发生分化，形成含有滑膜细胞的滑膜关节。

钩椎关节内侧面为致密的椎间盘纤维环附着，加以钩突的隆起，阻止与减少髓核自椎体侧后方脱出或突出的机会，从而对颈脊神经根起到保护作用。其前方偏内为较坚韧的前纵韧带，偏外则为血管丰富的颈长肌，而后内缘与坚厚的后纵韧带相延续，此对关节的稳定起到积极作用。钩椎关节外前方是向颅内及脊髓供血的椎动脉和椎静脉，此组血管一般自第 6 颈椎横突孔的下口穿入，沿上方诸颈椎的横突孔上行进入颅内，在横突孔内走行的这段椎动脉称为第二段，其与钩突之间为疏松的结缔组织充填，可对来自钩椎关节的压力有缓冲作用。我们从血管造影中发现椎动脉口径的个体间差异较大。于椎动脉的管壁上有交感神经的节后纤维附着，因此当椎动脉遭受刺激与压迫时，亦可有交感神经的症状同时出现。

2. 病理

凡造成钩椎关节和小关节软组织水肿、充血、炎性渗出等各种占位性病变时，均可使椎间孔管道狭窄，刺激与压迫脊神经根造成症状。钩椎关节参与颈椎的运动，但其关节囊菲薄，易因劳损和外伤而出现松动以及创伤性炎性反应，以致刺激与压迫脊神经根或椎动脉而出现症状；随着创伤性炎症的消退，症状亦容易缓解或消失。但随着病程的延续，局部可出现骨膜下出血，创伤性炎症的机化，加之钙盐沉积和骨质增生而形成对邻近组织的持续性刺激与压迫，症状亦难以彻底消除。

（二）分型与诊断

根据病变的解剖部位、范围和程度不同，将其分为：

1. 椎动脉型

指走行于横突孔内椎动脉第二段受压引起大脑后动脉、小脑下后动脉和内耳动脉供血不全症状者。其症状分布如下：①局限性颈部综合征，如后颈部痛、压痛及活动受限，活动后加剧；②后枕部痛和头痛；③前庭症状，主要为眩晕；④迷路症状，如耳鸣、听力减退；⑤视力障碍；⑥神经衰弱等精神症状；⑦猝倒，系椎动脉痉挛引起椎体交叉处突然缺血所致。其症状的特点是：①有明显的间歇性；②常因头颈部的旋转活动而诱发或加重。其诊断与手术定位除依据症状和 X 线片外，主要取决于椎动脉造影。

2. 脊神经根型

系脊神经根受压引起同侧上肢症状者。主要为脊神经根受压而造成同侧上肢的运动、感觉与反射改变，如肢体无力，沉胀感，持物坠落，手指麻木、酸痛等，并视病变椎节不同而呈现不同的定位症状。如 $C_{4\sim5}$ 主要表现为三角肌外展受限，上臂外侧皮肤感觉障碍和肱二头肌反射改变；$C_{5\sim6}$ 表现为伸腕受限，前臂桡侧皮肤感觉异常和桡反射改变；$C_{6\sim7}$ 表现为屈腕障碍，中指感觉异常和肱三头肌反射改变；而 $C_7 \sim T_1$ 则主要表现为屈指障碍和前臂尺侧感觉异常。根据脊神经根的定位症状与 X 线片（正侧和左右斜位）确诊与手术定位。本型虽多见，但需手术者少。

3. 椎动脉 - 神经根型

因钩椎病变广泛使椎动脉与脊神经根同时受压，二者症状兼存者。由于本病与外伤关系密切，不仅钩椎关节本身，甚至椎动脉亦可因头颈部之外伤而出现继发性改变。因此亦可将这类疾病称为创伤后颈脑综合征。

（三）鉴别诊断

1. 脊神经根型

主要与前斜角肌症候群、上肢肌肉筋膜炎、进行性肌萎缩和心绞痛等相区别。根据本病之固有体征与 X 线检查等一般不难鉴别。有时两病可同时发生。

2. 椎动脉型

由于可引起内耳动脉受累而出现前庭、迷路和眼部症状，故需与梅尼埃病、体位性眩晕以及其他的耳性疾患相区别，除根据本病与颈部活动有关这一特点外，可借助于眼震电流描记法和电听力测定等，但最后确诊仍需依据椎动脉造影。

3. 其他

对创伤后颈-脑综合征者应与脑外伤后遗症相区别。后者之特点：①旋转颈部一般不诱发症状出现；②头痛呈放射状，无偏头痛；③多无明显颈痛；④颈源性眼球震颤试验阴性；⑤脑电图显示广泛性损伤；⑥静脉注射高渗或低渗溶液时，由于改变了脑脊液的压力，可出现广泛性头痛；⑦单纯性脑外伤者，椎动脉造影阴性。

（四）治疗

以非手术疗法为主，尤以单纯神经根受压者。非手术疗法的基本原理，主要是通过颈部的休息与固定促使钩椎关节损伤性关节炎的局部水肿、渗出以及肌肉痉挛等得以稳定、缓解与恢复，同时也使脊神经根根袖处的肿胀消退，以减少或消除对脊神经根和椎动脉的刺激与压迫。因此，良好的睡眠体位，有效的头颈牵引和舒适的颈部支具固定仍是目前最为有效的方法。与此相配合可选用某些促使创伤性炎症恢复的药物，包括活血化瘀的药物以及神经营养剂等。手法与推拿虽有一定效果，但有造成瘫痪之危险，应慎重选用。对长期正规保守疗法无效者，尤其是椎动脉供血不全症状明显者，提示局部可能有粘连或骨质增生，特别是在 X 线片上显示钩突增生及椎间孔狭小者，则应在全身状态允许的情况下施以手术治疗。手术治疗方式包括单纯的钩椎关节切除术、钩椎关节切除联合横突孔减压术等多种手术方式，其产生疗效的机制可能不是单纯的物理减压，还可能与稳定节段、交感神经末梢损毁等减少周围组织对椎动脉的刺激有关。ACDF 术中切除钩椎关节减压的必要性虽然一直存在争议，但是对一些合适的病例，手术治疗是一种可选择的有效治疗方式。然而钩椎关节增生引发椎动脉型颈椎病的机制还未完全阐明，椎动脉型颈椎病是一种多因素、多机制的疾病，术者在决定手术时应充分考量并针对患者个体差异制定个性化的手术方案。

二、颈椎病性根痛症

神经根型颈椎病（CSR）又称颈椎病性根痛症，是颈椎病中最常见的类型，其临床表现为与脊神经根分布区相一致的感觉、运动障碍和反射变化，具体为颈部疼痛和僵硬，伴有单侧或双侧上肢疼痛或麻木等症状。多见于 40 岁以上中老年患者，有年轻化的趋势。

（一）病因病机

1. 中医学认识

中医学中颈椎病的论述，散见于"痹证""项强""颈筋急"和"颈肩痛"等疾病中，神经根型颈椎病亦称痹痛型颈椎病。由于颈项部日常活动频繁，活动度较大，因而中年以后颈部常发生劳损。如老年体虚，腠理空虚，气血衰少，筋骨失于濡养，风寒湿邪易于骤袭，痹阻经络，气滞血瘀，引起酸痛不仁等症；又或肝肾亏虚，筋骨衰退，此为本病的重要原因；肾藏精、主骨，肝藏血、主筋，随着年龄的增长，人体脏气衰退，筋骨虚寒，筋骨也会出现功能障碍，引起各种症状。

2. 西医学认识

人体的椎间盘随年龄增长逐年退变，出现纤维环弹力减退，椎间隙狭窄，椎体边缘骨质增生，椎关节不稳定，黄韧带肥厚、变性，钩突关节增生及小关节的继发性改变。这种变化在活动范围大、易于遭受外力损伤的情况下更容易发生。这些结构上的变化必然导致颈椎椎间孔的变形、狭窄，直接压迫或刺激颈部脊神经根发生功能或结构上的损害，并引起相应的临床表现。

（二）诊断

1. 症状

（1）起病缓慢，病程长，反复发作。

（2）多数无明显外伤史。大多患者逐渐感到颈部单侧局限性疼痛，颈根部呈电击样向肩、上臂、前臂乃至手指放射疼痛，且有麻木感，或以疼痛为主，或以麻木为主。疼痛呈隐痛、酸痛、灼痛或电击样痛，颈部后伸、咳嗽、甚至增加腹压时疼痛可加重。下颈椎病变可向前臂放射，手指呈神经根性分布的麻木及疼痛。病程较久的患者可出现上肢沉重、酸软无力，持物易坠落，部分患者还伴有头晕、耳鸣、耳痛、握力减弱及肌肉萎缩。

（3）颈部发僵、活动受限，当颈部活动或腹压增加时症状加重。

2. 体征

（1）颈部有不同程度畸形及僵硬、肌紧张、活动受限。主要颈后伸和向病侧弯曲的活动明显受限。

（2）受累颈脊神经在颈椎横突下方及背支支配的区域，如患侧肩胛骨内上部常有压痛点，部分患者可摸到条索状硬结，受压神经根皮肤节段分布区感觉减退。颈 5 ～ 6 椎间病变时，刺激颈 6 神经根引起患侧拇指或拇、食指感觉减退；颈 6 ～ 7 椎间病变时，刺激颈 7 神经根则引起食、中指感觉减退。

（3）臂丛神经牵拉试验阳性：患者低头，术者一手扶患者头部，另一手握患肢腕部，两手分别向相反方向推拉。亦有在牵拉的同时迫使患肢做内旋内收动作，若出现放射性疼痛、麻木或症状加重者，即为阳性。

（4）椎间孔挤压试验阳性：令患者头偏向患侧，术者将左手掌放于病人头顶部，右手握拳轻轻叩击左手背部；或双手在患者头上加压，而致椎间孔变小，病变椎间隙内神经根因受到压迫，患肢出现放射性疼痛为阳性，或称之为 Spurling 试验阳性；或当头处于中立位和后伸位，术者于头顶部依纵轴方向施加压力时，患肢出现放射性疼痛加重，称为压头试验阳性。

（5）肩部下压试验阳性：术者握住患肢腕部做纵轴方向的牵拉，患者感到有放射性疼痛和麻木加重，即为阳性。

（6）感觉改变：可有支配部位早期疼痛过敏，受压重或时间长，表现为相应部位感觉减退，据此可推断神经根受压的节段平面。

（7）腱反射的改变：肱二头肌及肱三头肌腱反射早期活跃，久之则反射减退或消失。检查时宜两侧对比。

（8）肌肉变化：轻者所支配的肌肉力量减弱，重者尚可有肌肉萎缩。

3. 影像学检查

颈椎正侧位、双斜位、屈伸位 X 线检查，可显示椎体增生，钩椎关节增生，椎间隙变窄，颈椎生理曲度减小、消失或反弓，轻度滑脱。CT 可显示项韧带钙化和椎间孔变小等改变。MRI 可清晰反映神经脊髓受压位置及程度，对确诊意义重大。

4. 鉴别诊断

（1）颈椎间盘突出症：此病主要发生于青壮年，往往有外伤史，一般为单发，发病较急，X 线检查可能没有明显的退行性改变。

（2）风湿性关节炎及肌筋膜炎：本病除颈肩痛、颈部活动受限、手麻木外，尚有上肢以外的多发部位疼痛，无放射痛和腱反射改变。

（3）胸廓出口综合征：该病有锁骨上窝压痛，艾德森（Adson）试验、上肢过度外展试验及在双肩向后位时，桡动脉搏动均见减弱，肌电检查可发现尺神经运动传导减慢，拍胸颈段正位片显示颈肋、第一肋骨变异，第七颈椎横突过长等征象有助于诊断。

（三）治疗

本病的病位在颈部，与手三阳经络相关，保守治疗以手法治疗为主，配合药物、牵引、练功等治疗。保守治疗无效考虑外科治疗。

1. 保守治疗

（1）理筋手法：理筋手法是治疗颈椎病的主要方法，能使部分患者较快缓解症状。先在颈项部用点压、拿捏、弹拨、滚法、按摩等舒筋活血、通络止痛的手法，放松紧张痉挛的肌肉；然后用颈项旋扳法，患者取稍低坐位，术者站于患者的侧后，以同侧肘弯托住患者下颌，另一手托其后枕部，嘱患者颈部放松，术者将患者头部向头顶方向牵引，然后向本侧旋转，当接近限度时，再以适当的力量使其继续旋转 5°～ 10°，可闻及轻微的关节弹响声，之后再行另一侧的旋扳。此手法必须在颈部肌肉充分放松、始终保持头部的上提力量下旋扳，颈项旋扳法不可用暴力，旋扳手法若使用不当有一定危险，故宜慎用；最后用放松手法，缓解治疗手法引起的疼痛不适感。

（2）药物治疗：治宜补肝肾、祛风寒、活络止痛，可内服补肾壮筋汤、补肾壮筋丸或颈痛灵、颈复康、根痛平冲剂等中成药；麻木明显者，可内服全蝎粉，早晚各1.5 g，开水调服；急性发作，颈臂痛较重者，治宜活血舒筋，可内服舒筋汤。

（3）牵引治疗：通常用枕颌布带牵引法。患者可取坐位或仰卧位牵引，牵引姿势以头部略向前倾为宜，牵引重量可逐渐增大到 6 ～ 8 kg，隔日或每日 1 次，每次 30 分钟。枕颌牵引可以缓解肌肉痉挛，扩大椎间隙，流畅气血，减轻压迫刺激症状。

（4）练功活动：做颈项前屈后伸、左右侧屈、左右旋转及前伸后缩等活动锻炼。此外，还可以做体操、太极拳、健美操等运动锻炼。

2. 外科治疗

经保守治疗无效或反复发作的患者，在严格把握手术适应证的基础上行不同的术式进一步干预。如颈椎前路射频消融术、颈椎前路减压手术、颈后路单开门、经皮后路椎间孔镜等手术治疗。

三、颈椎后纵韧带骨化症

颈椎后纵韧带骨化症（OPLL）为颈椎后纵韧带呈现进行性高度骨质增生的异位骨化，导致椎管体积减小，脊髓、神经根受压，临床表现主要为脊髓病或神经根病，伴有严重的神经病理学改变，出现运动功能紊乱甚至肢体瘫痪等神经功能损伤症候群。

（一）病因病机

1. 中医学认识

OPLL 是导致脊髓型颈椎病（CSM）的重要原因之一，现代中医研究认为 CSM 属于"项强""痹证""痿证""痉证"等病证范畴。《素问·逆调论》："骨痹，是人当挛节也……荣气虚，卫气实也，荣气虚则不仁，卫气虚则不用。"《素问·至真要大论》："诸寒收引，皆属于肾""诸痉项强，皆属于湿。"《素问·痹论》："风寒湿三气杂至，合而为痹也。其风气胜者为行痹，寒气胜者为痛痹，湿气胜者为着痹也。"本病的中医临床辨证多为正气衰退、久病及肾，进而肝肾亏虚，髓海不足，躯体不受精液荣养，再加风寒湿等外邪夹杂侵犯，故为本虚标实证。根据上诉病因病机，中医对 CSM 分型为气虚血亏、瘀血阻络、肝肾亏虚，分别以益气补血法、活血通络法、补益肝肾法为治疗原则。

2. 西医学认识

后纵韧带起源于骶骨，向头侧延伸至寰椎前弓，其主要生理功能是限制脊柱的过屈运动。OPLL 的发生过程复杂，病理生理机制尚不明确，现代研究认为其病理生理学可能主要是因为逐渐成熟的板状骨替代韧带，局部血管组织和梭形细胞渗透到软骨样或成纤维细胞中而增生，导致后纵韧带退化和肥厚。然后，软骨内成骨后生理过程中出现后纵韧带退化，韧带逐渐成为成熟的板状骨。OPLL 的出现具有遗传倾向，并且在亚洲人群里的发生率较高，一半的 OPLL 人群合并有特发性、弥漫性的骨骼肥大症。此外，OPLL 的出现尚与一些内科疾病有关，如高胰岛素血症、低磷血症佝偻病。

（二）诊断

1. 症状

缓慢进行性双下肢麻木、发冷、疼痛，步态不稳、无力，打软腿、易绊倒，不能跨越障碍物。休息时症状缓解，紧张、劳累时加重，时缓时剧，逐步加重。晚期下肢或四肢瘫痪，二便失禁或尿潴留。

2. 鉴别诊断

（1）运动神经元病：肌无力，肌肉萎缩，肌束震颤，肌电图提示胸锁乳突肌、椎旁肌出现广泛神经源性改变。

（2）脊髓肿瘤：症状进行性加重，从一侧肢体进展到四肢，常伴有括约肌功能障碍，脑脊液检查可助于鉴别。

（3）脊髓空洞症：以脊髓内空洞形成及胶质增生为特点，感觉分离障碍（痛觉、温度觉异常，触觉、深感觉基本正常）、营养性障碍，上肢霍夫曼征、下肢椎体束征为阴性；MRI 检查常无脊髓受压表现，可见中央管扩大改变。

3. 体征

颈部活动受限不明显，上肢活动欠灵活，双侧脊髓传导束的感觉与运动障碍，即受压脊髓节段以下感觉障碍，肌张力增高，腱反射亢进，椎体束征阳性。

4. 影像学检查

（1）X 线检查：可显示颈椎曲度及是否存在不稳，侧位片观察后纵韧带骨化病灶及测量其矢状位参数。有研究依据 OPLL 在颈椎侧位片上的表现将其分为 4 类：①局灶型，单个后纵韧带骨化病灶仅累及单个椎间隙；②节段型，多个单个后纵韧带骨化病灶，每个仅累及单个椎间隙；③连续型，单个后纵韧带骨化灶累及多个椎间隙；④混合型，局灶型、连续型和节段型 3 种类型的混合。

（2）CT 扫描：可见颈椎间盘变性，颈椎增生，椎管前后径缩小，脊髓受压等改变。其中轴位 CT 可以显示硬膜囊的骨化情况，病情严重者在 CT 横断面可表现为"双边征"，这可为手术方法的选择提供重要依据。

（3）MRI 成像：可显示受压节段脊髓有信号改变，脊髓受压呈波浪样压迹。

（三）治疗

1. 保守治疗

明确诊断为颈椎 OPLL 的患者，如果脊髓受压不重及临床症状不明显，可定期随访，无须行预防性手术干预，采取保守治疗。根据中医病因病机，中医分型为气虚血亏、瘀血阻络、肝肾亏虚，分别以益气补血法、活血通络法、补益肝肾法为治疗原则。此外可以行不良生活习惯的纠正、颈托制动、理疗等综合治疗。特别需要强调的是，这类患者发生急性脊髓损伤的概率明显高于其他人群，可因摔倒、车祸等原因促使其出现脊髓损伤。

2. 外科治疗

对于保守治疗效果不佳或有明确手术指征的患者可行手术治疗控制患者病情。现阶段针对颈椎 OPLL 的具体手术方式包括：颈椎前路手术、颈椎后路手术及颈椎前后联合入路 3 种方式。

（1）颈椎前路手术：经颈前方入路，对脊髓进行直接减压的手术方式，主要包括传统的颈前路椎体次全切除并椎间融合术（anterior cervical corpectomy and fusion，ACCF）和颈前路减压植骨融合内固定术（ACDF），颈前路漂浮减压术（anterior cervical decompression with floating method，ADF），以及新兴的前路椎体骨化物复合体前移融合术（anterior controllable antedisplacement fusion，ACAF）。

（2）颈椎后路手术：经颈后方入路，对脊髓进行间接减压的手术方式，主要包括椎管扩大椎板成形术（laminoplasty，LAMP）、椎板切除术（laminectomy，LAME）以及新兴的后路 Hybrid 手术。

（3）颈椎前后入路联合手术：为先经颈后方入路，对脊髓进行间接减压后，经前入路手术对脊髓进行直接减压的手术方式。主要包括传统的后前路联合手术（posterior–anterior approach surgery）以及新兴的改良后前路联合手术（modified posterior–anterior approach surgery）。

第五节　肩关节不稳

肩关节是人体活动范围最大的关节，也是稳定性相对较低的关节。维持关节稳定的条件有：骨关节结构完整，韧带与关节囊的结构及神经、肌肉的功能正常。关节内稳定装置包括肩肱韧带、喙肱韧带、关节盂唇及关节囊等。关节周围的肌肉如肩袖肌群、三角肌、肱二头肌、肱三头肌等，对保持正常的肌张力与肌力皆很重要。肩关节不稳通常是指盂肱关节而言。

一、病因

（一）先天性或发育性肩关节不稳定

1. 骨骼因素

可有肩胛盂发育过小、肩胛盂过度后倾、肩胛盂边缘缺失、肱骨头发育异常、肱骨头缺损、肱骨头前倾角过大等。

2. 软组织因素

全身韧带与关节囊松弛症。

（二）外伤性因素

外伤性盂肱关节脱位可造成关节囊撕裂、肩胛盂唇剥离、盂肱韧带撕裂及松弛，均可引起复发性肩关节脱位。肩袖广泛撕裂，也可使肩关节出现不稳。

（三）麻痹性因素

臂丛神经损伤、腋神经损伤、肩胛上神经卡压综合征等，均可引起肩关节不稳定。

（四）特发性肩松动症

特发性肩松动症是指原因不明的肩关节多向性不稳定，可发生于单侧或双侧。X线检查，在肩上举位时出现盂肱关节滑脱现象；向下牵引上肢时，出现肱骨头向下松动现象。

二、临床表现

肩关节不稳患者大多有外伤因素，常表现为肩部钝痛，负重或活动时加重，偶有肩关节弹响，或在上举、外展到某一角度时出现，大部分患者可有乏力感，或肩部麻木感。此外还包括肌肉萎缩、关节活动受限等表现。

三、诊断

肩关节不稳可根据病史、症状、查体、X线检查、关节造影、CT检查、MRI检查、关节镜检查等做出诊断，并确定其类型。

（1）病史：先天性或发育性肩关节不稳多为儿童或青少年时期即出现症状。全身韧带松弛症可考虑其家族史；特发性肩关节松弛多见于20岁左右之女性；外伤史是本病最重要的诱发原因。

（2）症状：主要有疼痛、关节弹响及功能障碍等症状。

（3）查体：观察患者有无方肩、肌萎缩、肩峰突出等。检查患者肩关节活动范围，进行局部按压，寻找压痛点，一般复发性肩关节前脱位在肩胛盂前方及下方有压痛；肩袖撕裂之压痛在肩峰下和大结节近侧；肩袖间隙分裂于喙突外缘有压痛，被动外旋时疼痛加重；先天性麻痹性肩关节不稳常无固定压痛点。

（4）X线检查：常规X线平片可观察关节间隙是否出现异常，可了解肩胛盂与肱骨头的关系，肩胛盂倾斜角和后方开角、前后盂缘形态。

（5）肩关节造影：肩袖撕裂时，可见造影剂溢入三角肌及肩峰下滑囊。

（6）CT及MRI检查：可发现肩袖损伤、肱骨头或关节盂异常。

（7）超声检查：对肩袖完全断裂及重度撕裂的诊断有帮助。

（8）肌电图检查：对神经麻痹引起的松弛有意义。

（9）关节镜检查：可直接从关节腔内观察，如关节软骨剥脱、滑膜松弛肥厚、肩袖撕裂等。

四、治疗

（一）保守治疗

可予针刺、理疗等治疗，同时加强肌肉训练，增强肌力，包括冈上肌、三角肌、胸大肌、肱二头肌、肱三头肌等。

（二）手术治疗

主要用于骨骼异常及肩袖撕裂，常见有前关节囊紧缩及加强关节前壁的手术，常用于习惯性肩前方脱位及特发性肩松动症；利用肌肉移植构筑防止肱骨头脱位的肌肉防线；利用骨阻挡肱骨头脱位；肩盂及肱骨头下截骨术；目前多采用关节镜下 Bankart 损伤修补术，关节镜下盂唇修复术，关节镜下关节囊缝合术等手术治疗方式。

第六节　肩胛肋骨综合征

一、概述

肩胛肋骨综合征是由于上肢和躯干长期的不协调运动或肩部外伤，使肩胛骨内、上缘的肌肉与相邻骨膜受损，出现肩胛骨内缘与脊柱后正中线之间区域的反复疼痛，并向颈后部和同侧上肢尺侧放射的疼痛综合征。

二、病理因素

多由肩关节劳损所致，如长期伏案等不良姿势，肩关节过度负重、长期且频繁的活动等。长期的牵拉致软组织劳损，使肌肉、韧带等软组织反复充血、水肿，长时间就会出现肌肉粘连和僵硬，引起其周围血管和神经轻度的压迫征象，导致肩部酸痛、肩胛周肌肉疼痛。同时，肩胛骨和胸廓之间滑膜反复活动也可导致炎性渗出、增生、粘连。与之相关的神经主要为肩胛背神经，起自颈神经，主要支配肩胛提肌和菱形肌。长期疼痛引起颈部肌肉痉挛，当累及第3、4、5颈神经时常出现后颈部及同侧上肢的疼痛。由于肩胛提肌受第2～5颈神经支配，大、小菱形肌受第4～6颈神经支配，当相应神经慢性损伤或在其行程中受到卡压，也可导致肩胛肋骨综合征，出现肩胛背部肌肉痉挛疼痛。

三、临床表现

多表现为肩膀酸痛、肩胛骨周围疼痛，多以肩胛内侧、脊柱外侧区域疼痛为主，并可放射至颈后部和同侧上肢尺侧，部分病人颈部不适或疼痛，肩胛周围一侧疼痛，有时会转移另一侧疼痛，棘突也会出现疼痛，严重时患者肩关节前屈、后伸活动受限。

颈部和肩膀处多为压痛，肩胛内侧周围肌肉僵硬和压痛，常可在肩胛内、上侧缘等肌肉附着处找到压痛点，有时可触及条索与硬结。

四、临床诊断

（一）诊断要点

1. 反复发作的肩胛间区疼痛，可伴有同侧颈部及上肢尺侧放射痛。
2. 疼痛区域有压痛点，患肢向前及后伸受限。
3. 双手胸前交叉使肩胛骨向两侧打开后肩胛间区可触及硬结及条索，并伴有疼痛。
4. X线、CT、MRI检查未见明显异常。

（二）鉴别诊断

1. 颈椎病和肩周炎

因其疼痛范围上及颈项、枕部，下及肩背、上肢，在临床上极易被误诊为颈椎病或肩周炎，X线检查或颈椎MRI检查有助于鉴别，肩周炎患者常有肩关节功能障碍或肩部肌肉萎缩和广泛压痛；神经根型颈椎病患者还有颈部僵直、神经系统体征持续存在、神经牵拉试验阳性等表现。

2. 心绞痛

肩胛肋骨综合征患者当压痛点在肩胛提肌止点处时，疼痛可向同侧上肢、颈后、背下方及前胸部（或沿第4、第5肋间部）放射，此时可误诊为心绞痛，后者通过血清心肌酶谱、心电图检查、冠脉造影可辅助诊断，抗心绞痛常规治疗有效。

3. 肩关节脱位

根据"方肩"畸形及肩部X线检查可鉴别。

4. 胸椎结核

胸椎结核常有低热盗汗、乏力贫血等全身症状，X线检查可见骨质破坏、椎体畸形、椎旁脓肿等。

五、治疗

（一）西医治疗

治疗肩胛肋骨综合征的目的是缓解疼痛，尽快恢复功能。急性期制动为主，后期主张积极功能锻炼，并纠正不良姿势。

1. 药物治疗

药物治疗包括肌肉松弛剂、非甾体抗炎药，如疼痛明显影响睡眠时可考虑使用镇静安定剂睡前服。

2. 神经阻滞治疗

神经阻滞治疗包括局部痛点或肩胛下滑囊阻滞、肩胛背神经阻滞或医用臭氧气（水）注射、选择性颈神经根阻滞、脉冲射频治疗等。

3. 手术治疗

手术治疗仅限于非手术治疗无效者。

（二）中医治疗

中医学将本病归入"脊背痛""痹证"范畴。清代吴谦《医宗金鉴·正骨心法要旨》说："若脊筋陇起，骨缝必错，则成伛偻之形。"外邪入侵、经脉失和，瘀血痹阻、经络不通，肝肾亏虚、筋脉失养均可导致肩背疼痛，所谓"不通则痛、不荣则痛"，治疗当以通络止痛为主。

1. 中药治疗

气滞血瘀者治以活血化瘀，通络止痛，方以桃仁红花汤加减；肝肾亏虚者治以补气血、益肝肾、止痹痛，方以独活寄生汤加减；风寒湿侵袭者治以祛风、胜湿、止痛，方可继予独活寄生汤加用祛风胜湿药物治疗。

2. 小针刀治疗

可在痛点行小针刀治疗，对粘连处行切割分离。

3. 推拿、按摩、针灸、物理治疗

按摩可解除痉挛、松解粘连，常在放松手法后选用点按、弹拨等手法，有粘连的可配合使用运动关节类手法。此外急性期可用微波照射患处。针灸常选用疼痛部位的阿是穴、夹脊、天宗、肩贞、缺盆、肩井等穴，冷痛者可用温针灸。

（三）康复和预后

本病急性期建议多休息，并注意纠正不良姿势；发病早期推荐神经阻滞疗法以消除炎症渗出；后期可考虑小针刀松解治疗，目的是解除痉挛粘连；采用中西医结合疗法，效果更好。

第七节　肩关节撞击综合征

肩关节撞击综合征是指肩关节外展上举时，肩峰下间隙内结构与喙肩弓之间反复摩擦、撞击而产生的一种慢性肩部疼痛综合征，是中年以上者的常见病。该病包括肩峰下滑囊炎、冈上肌腱炎、冈上肌腱钙化、肩袖断裂、肱二头肌长头腱鞘炎、肱二头肌长头断裂。其共同临床特征是肩关节主动外展活动时有一疼痛弧，而被动活动疼痛明显减轻甚至完全不痛。

一、病因病机

肩峰下有一宽 1 ～ 1.5 cm 前窄后宽的间隙，有肩袖和肱二头肌长头腱通过。间隙底部为肱骨头，顶部为喙突、肩峰及连接两者的喙肩韧带构成的喙肩弓，从后、上、前三面保护肩袖和肱骨头免遭直接损伤。但是，正是由于这种解剖结构关系，在肩关节外展活动时，使夹在喙肩弓与肱骨头之间的组织容易遭受磨损和撞击。在正常情况下，肩袖、肱二头肌长头腱与喙肩弓之间有一个肩峰下滑囊相隔，起到润滑和缓冲撞击的作用。但在病理情况下，如过多的肩关节外展活动或长期累积性损伤，使间隙内组织遭受磨损。而反复磨损必然加剧组织炎症性反应，使间隙内压力增高，加重撞击，最终导致肩部撞击综合症。

二、诊查要点

诊断肩峰下撞击综合征主要依靠病史及体征，治疗方法的选择在很大程度上依赖于患者的症状及功能。必须对肩关节进行详细检查，不能通过某一个体征或试验结果确立诊断。

（一）临床表现

1. 症状

肩部疼痛，以肩峰周围为主，有时涉及整个三角肌群。疼痛以夜间为甚，病人畏患侧卧位，其次是患肢无力，活动受限，当上臂外展到 45°～ 90°时，出现明显疼痛，有时可感觉到肩关节被"物"卡住而不能继续上举。此时需将上肢内收并外旋，使大结节从肩峰后部通过才能继续上举。

2. 体征

（1）痛弧征。肩关节主动外展 45°～ 90°时出现的疼痛弧，即开始外展时无疼痛，达 45°时开始疼痛，超越 120°时疼痛又消失。

（2）病程长者肩关节活动受限，主要表现为外展、外旋和后伸受限。

（3）牵拉外展试验阳性。当病人外展肩关节出现疼痛时，牵拉上肢后再外展，疼痛消失，即为阳性。X 线研究证实，牵拉上肢后再外展时，肱骨大结节不再与肩峰相接触。

（4）肩部撞击试验阳性。检查时，患者取坐位，检查者位于背后，一手扶住肩部，稳定肩胛骨；另一手托住患肢肘部，将病人上肢向前上方快速推动，使肱骨大结节与肩峰撞击，可产生疼痛。然后用 1% 普鲁卡因 10 mL 做肩峰下间隙内封闭，重复上述检查，疼痛消失者为撞击试验阳性。此症为本病所特有，有助于与肩部其他疾患鉴别。

（二）辅助检查

1. X 线检查

大多数病人 X 线检查正常，少数严重患者 X 线检查表现为肱骨大结节硬化、囊性变或骨赘形成，肩峰前缘硬化，肩峰下表面骨刺形成，冈上肌钙化阴影，肩锁关节创伤性关节炎。肩峰下间隙狭窄被认为是本病形成的主要原因，肩峰下间隙变窄（< 0.7 cm）诊断本病和肩袖损伤准确度较高。

2. B 超

B 超主要对肩袖、肱二头肌腱和肩峰下滑囊等进行检查。

3. MRI 检查

MRI 检查主要对肩袖、肱二头肌腱和肩峰下滑囊等进行检查，正常软组织的异常信号影往往提示撕裂损伤等，肩峰下滑囊增大，提示肩袖损伤。

三、鉴别诊断

本病常需要与肩关节周围炎、肩袖损伤和肩关节不稳相鉴别。

肩关节周围炎是肩关节周围软组织发生的一种慢性损伤性的无菌性炎症，多发生于老年人，这种情况往往有慢性的肩部劳损病史或者是肩部外伤史。

肩袖损伤多见于 60 岁以上的老人或急性外伤患者，颈肩部疼痛，肩关节无力，主动活动受限，被动活动范围基本正常，痛弧征阳性，疼痛明显，局部核磁共振检查能够明确有损伤。

肩关节不稳往往有明确的肩关节外伤史，肩周出现疼痛无力，影像学检查可以出现肱骨头以及关节盂部分缺失，关节镜检查可以见到骨或关节囊损伤。

四、治疗

（一）保守治疗

保守治疗的方法及目的包括：应用药物及物理治疗消除肩峰下间隙的炎症，通过主动运动保持关节正常的活动范围，通过力量练习保持肩部肌肉力量的正常。药物治疗包括口服非甾体类消炎止痛药物，局部外用药及肩峰下间隙封闭治疗，用 1% 普鲁卡因 10 mL 加醋酸氢化可的松 25 mg 注入肩峰下间隙。物理治疗可以选择超短波等措施。

保守治疗的时间应根据症状的严重程度、病人的职业和运动水平来决定，至少应持续 3 个月，通常在半年左右。

对于急性期患者，可以使用颈腕吊带或三角巾制动 1 ～ 2 周，期间应每天全范围活动肩关节数次，避免出现关节粘连。

（二）手术治疗

经系统保守治疗，病人的症状不缓解，严重影响日常生活者，可采用手术治疗。手术采用肩峰下间隙减压术，改善肩峰下间隙狭窄情况，包括前肩峰成形、肩峰下滑囊切除、肩锁关节骨赘切除。

1. 喙肩韧带切断或切除术

自肩锁关节向下做 6～8 cm 长的纵切口，纵行劈开三角肌纤维，显露喙肩韧带，将其切断，或在靠近肩峰附着处将其切除。手术操作简单，适用于保守治疗无效的 Ⅱ 期病变。由于减压不够充分，一般与其他手术同时进行。

2. 肩峰切除术

手术切除全部肩峰可同时减压三个间隙，减压充分。但手术破坏了肩锁关节，失去了三角肌和斜方肌肩峰附着处，使肱二头肌肌力减退。由于失去喙肩穹，若肩袖弱者，可发生肱骨头向上半脱位，且术后因肩峰缺失而引起肩部外观缺陷，现已少用。

3. 外侧肩峰成形术

切除肩峰外侧 2/3，并切除喙肩韧带，可使肩峰下间隙前部得到充分减压。若对留下的肩峰和肩锁关节前下部分亦予切除，可使中部亦得到充分减压。本法保留肩锁关节是其优点，但术后仍将丧失三角肌部分止点，并造成肩部外观缺陷。

4. 前肩峰成形术

鉴于肩部撞击症病变部位主要在肩峰前 1/3 及肩锁关节前下部病理解剖特点，尼尔（Neer）提出部分切除肩峰前下缘的前肩峰成形术，既消除了撞击因素，又保留了三角肌肩峰附着部，避免了肩峰外端切除或全肩峰切除所造成的肩部外观缺陷及对三角肌肌力的损害。手术创伤小，功能恢复快，是较为理想的治疗方法。

5. 关节镜下肩峰下间隙减压术

操作方法：关节镜进入肩峰下间隙，肩峰后外侧入路放入刨刀及射频，切除肩峰下滑囊，暴露肩峰下表面、喙肩韧带及肩锁关节下表面，明确肩峰内缘、前缘及外缘，检查肩袖有无撕裂；射频切断或部分切断喙肩韧带；肩峰外侧入路进入磨钻，磨平肩峰前缘；肩峰外侧入路进入关节镜，后入路入磨钻，将已切除部与未切除部之间的骨嵴磨平。该术式能够将生理的组织结构完好保留，可将关节创伤限制在最低程度，属于微创手术，手术切口小，出血少，病人痛苦小，术后恢复快。且术后关节功能恢复快，一般术后第 2 天就可以下地活动，能有效减少术后并发症。

五、预防和护理

术后即以颈腕吊带或三角巾悬吊患肢，1～2 日拔除引流管后开始功能锻炼（肩关节镜下手术不需拔除引流管，故可更早行功能锻炼），逐渐增加角度，2～3 周后开始主动活动，同时行三角肌及肩袖肌力训练，通常 2 ～ 3 个月活动范围达到正常，3 ～ 4 个月基本恢复日常生活。完全恢复正常活动乃至运动通常需要 6 ～ 9 个月。

第八节　肩锁关节半脱位

一、概述

肩锁关节由锁骨外端与肩峰构成，此关节活动范围较小。关节囊、肩锁韧带、三角肌、斜方肌腱及喙锁韧带共同作用维持该关节的稳定性。肩锁韧带由关节囊的增厚部位形成，主要控制肩锁关节水平方向的活动。喙锁韧带起于喙突，向后上部伸展，止于锁骨外端的椎状韧带，主要控制肩锁关节垂直方向的活动。

肩锁关节损伤脱位在临床上较为常见，可因直接暴力向下打击肩峰部，或因上肢过度牵拉的间接外力所致，当肩锁、喙锁韧带全断裂时，肩峰畸形明显，称全脱位；如果仅有肩锁韧带断裂，称半脱位，其畸形不重，且常为局部肿胀所掩盖，贻误整复，留有持久畸形及慢性肩痛。

二、诊断

半脱位患者症状不明显，可见红肿，肩部上举功能下降，局部有压痛；较重者按压锁骨远端有浮动感，肩关节正位 X 线片显示关节间隙增宽，诊断困难时可同时拍摄双肩 X 线片对比。完全脱位者疼痛严重，外观畸形，成阶梯状，从后方望诊畸形更加明显，患者以健肢托伤肢肘部以减轻疼痛。X 线片可见肩锁关节明显分离，锁骨外端上移，与喙突间距增宽。

三、治疗

肩锁关节半脱位可手法复位外固定治疗。复位方法是医生一手托起患侧肘部，一手按压锁骨外端即可，复位后可用"8"字绷带法外固定。方法是在锁骨外端放一较厚的纱布平垫，上覆硬纸板用胶布贴牢，屈肘 90°位，肘下方放一内衬棉花、符合肢体弧度的硬纸板，然后用宽约 7 cm 的布绷带一条，由患肩前方向后缠绕，并压住锁骨外端的压垫，然后经后背斜向健侧腋下（在健侧腋下放置棉花或毛巾），再经胸前至患肩，再一次压住锁骨外端的压垫，向肩后沿上臂后方向下行至肘部，由肘后绕至肘前，上行至肩，此为 1 周，形成"8"字。如此反复缠绕 5 ～ 6 周，每缠 1 周均需压肩提肘，使肩锁关节紧密靠拢，然后将前臂悬吊于胸前。亦可采用宽胶布固定，自胸锁关节下，经锁骨上窝斜向肩锁关节处，拉紧胶布，经肩部沿上臂后侧向下绕过肘下反折，沿上臂前侧向上，回到肩锁关节处，抵同侧肩胛骨下角内侧，再用另一条胶布重复固定一次。外固定 4 ～ 6 周可解除固定。解除固定后 4 周内，勿提重物，逐渐加强肩关节功能锻炼。

对于活动量较大的年轻患者、不能忍受长时间外固定治疗而又要求恢复正常外形者，或闭合复位困难及保守治疗后患者仍有疼痛影响肩关节功能时，可行手术治疗。手术采用锁骨外段并绕过肩峰的切口。清除碎骨片及关节间组织，将上臂向上，并同时下压锁骨外端，即可使肩锁关节复位，修复肩锁韧带、关节囊和喙锁韧带，用两根克氏钢针穿过肩峰肩锁关节，直至锁骨外段 5 ～ 6 cm，剪除多余的克氏针，将外露部分弯成小钩埋于皮下。再将损伤的三角肌及斜方肌修复，最后缝合皮肤，以三角巾悬吊伤肢 2 ～ 4 周后开始功能锻炼，6 ～ 8 周后去除内固定。对陈旧性损伤，可行锁骨外端切除术治疗。

参考文献

［1］Orofino C，Sherman MS，Schechter D. Luschka's joint-a degenerative phenomenon［J］. J Bone Joint Surg Am，1960，42-A：853-858.

［2］赵定麟，张文明，徐印坎，等 . 钩椎关节病及其治疗［J］. 上海医学，1981（04）：30-34+61.

［3］王峰，张佐伦，刘立成，等 . 颈性眩晕的病因及其治疗［J］. 中国矫形外科杂志，2002，9（2）：149-151.

［4］杨毅，刘浩，孟阳 . 钩椎关节及其与颈椎病关系的研究进展［J］. 中国脊柱脊髓杂志，2019，29（09）：851-855.

［5］朱巍，贾连顺 . 神经根型颈椎病根性痛发病机制的研究进展［J］. 中华骨科杂志，2004（12）：60-63.

［6］李建垒，宋永伟 . 神经根型颈椎病的中西医治疗概况［J］. 中国医药导刊，2020，22（06）：381-384.

［7］马继媛，王宇，王海波 . 中医治疗神经根型颈椎病的临床研究进展［J］. 吉林中医药，2020，40（09）：1250-1253.

［8］于杰，朱立国，洪毅，等 . 中医综合疗法治疗神经根型颈椎病的疗效评价与长期随访［J］. 中国中医骨伤科杂志，2016，24（09）：11-13+17.

［9］胥少汀，葛宝丰，卢世璧 . 实用骨科学：下［M］.4 版修订本 . 郑州：河南科学技术出版社，2019.

［10］朱立国，李金学 . 脊柱骨伤科学［M］. 北京：人民卫生出版社，2015.

［11］伊智雄，刘春英 . 实用颈背腰痛中医治疗学［M］. 北京：人民卫生出版社，1997.

［12］于泽生，刘忠军，党耕町 . 颈椎不稳致交感型颈椎病的诊断和治疗［J］. 中华外科杂志，2001，039（004）：282-284.

［13］李家顺，贾宁阳 . 退行性下颈椎不稳症的临床特征与放射学测量（附 197 例临床报告）［J］. 中国脊柱脊髓杂志，1998，8（5）：255-258.

［14］张伟明 . 颈椎退行性骨关节病 X 线征象与临床表现相关性探讨［J］. 西南军医，2013，15（2）.

［15］胡占生．中西结合治疗老年骨性关节炎 120 例疗效观察［J］．大家健康，2014，8（21）．

［16］中华医学会骨科学分会．骨关节炎诊治指南（2007 年版）［J］．中国临床医生，2008，01：28-30.

［17］李兵．新编临床骨关节病学［M］．科学技术文献出版社，2013.

［18］赵小义，严鹏霄，熊雪顺．临床骨外科学［M］．中国医药科技出版社，2010.

［19］王予彬，王惠芳，李国平，等．关节镜下手术治疗创伤性肩关节前不稳定［J］．中华外科杂志，2006，044（024）：1683-1685.

［20］胥少汀，葛宝丰，徐印坎．实用骨科学［M］.4 版，北京：人民军医出版社，2012.

［21］田伟．实用骨科学［M］.2 版，北京：人民卫生出版社，2016.

［22］王国斌，张英泽．外科医生手册［M］．北京：人民卫生出版社，2017.

［23］陈启明，戴范戎．骨关节医学与康复［M］．北京：人民卫生出版社，2015.

［24］贺西京，裴福兴，田伟．运动损伤系统与疾病［M］．北京：人民卫生出版社，2015.

［25］侯树勋．骨科学［M］．北京：人民卫生出版社，2014.

［26］陈孝平，汪建平，赵继宗，等．外科学［M］.9 版，北京：人民卫生出版社，2018.

［27］陈雯，袁慧书．肩关节撞击综合征的影像评估［J］．中华放射学杂志，2021，55（01）：91-94.

［28］颜丙峰，马俊．磁共振成像在肩关节撞击综合征患者中的诊断效果及价值研究［J］．山西医药杂志，2020，49（20）：2771-2774.

［29］蔡丹阳，朱宁，汪宇成，等．肩峰下撞击综合征的不同保守治疗方法［J］．中华肩肘外科电子杂志，2020，8（03）：278-282.

［30］Akhtar Muhammad，Karimi Hossein，Gilani Syed Amir，et al. The effectiveness of routine physiotherapy with and without neuromobilization on pain and functional disability in patients with shoulder impingement syndrome；a randomized control clinical trial［J］. BMC musculoskeletal disorders，2020，21（1）.

［31］屈强．骨伤病症［M］．北京：中国医药科技出版社，2016.

［32］尚天裕，董福慧．实用中西医结合骨伤科学［M］．北京医科大学中国协和医科大学联合出版社，1998.

［33］周秉文．颈肩痛［M］．北京：人民卫生出版社，1998.

［34］舒旭．现代外科学大辞典［M］．北京：中医古籍出版社，2006.

第九章　炎症所致颈肩痛

第一节　类风湿关节炎

类风湿关节炎是血清反应呈阳性的全身关节滑膜、周围组织、肌肉和神经鞘膜有破坏和增生改变，导致关节破坏、强直、畸形的多发性关节炎。多认为与感染（溶血性链球菌）、内分泌失调（女性患者多）等有关。一般认为系一种过敏反应或自身免疫性胶原纤维的异常反应。

一、病理改变

多发于四肢关节，早期为关节滑膜充血、水肿、积液，滑膜增生变厚。发展后肉芽破坏关节面，先有纤维性强硬，继而出现骨性僵直，关节周围组织萎缩，呈梭形改变，特点是先从四肢小关节开始发病。

二、临床表现

患者多为40岁以下女性，一般健康状况较差，消瘦，低热，脉搏快，手、足多汗，易发冷，常有皮下结节。发生在四肢大关节或小关节，常为多关节对称发作。先为手、足关节，次为膝、踝、肘、肩关节。手指常呈梭形肿大，膝部后期有屈曲挛缩，多年后出现关节强硬，但不疼痛，常出现畸形，活动受限。

三、辅助检查

红细胞沉降率增快表示病变处于活动期。链球菌凝集试验结果常增高。类风湿因子凝集试验阳性。

X线片于早期显示有梭形关节肿大，骨骺周围脱钙。晚期关节周围脱钙而出现骨质疏松，关节软骨破坏，关节间隙变窄，界限模糊，严重时消失。

四、治疗

（一）全身治疗

1. 主要应用阿司匹林及水杨酸类药物治疗。

2.应用激素，如泼尼松、可的松类。

3.中医药治疗，以增强身体抵抗力为主。

（二）局部治疗

1.关节内注射醋酸泼尼松龙或曲安奈德类药物可缓解疼痛，但要在无菌操作下实施。

2.理疗。急性期缓解后，宜用热敷及红外线等热疗。

（三）手术治疗

1. 滑膜切除术

肩关节经常发作、有积液时，可行肩关节滑膜切除术。

2. 骨端切除

如上尺桡关节僵硬或桡骨头移位，切除桡骨头以恢复前臂旋转功能。

3. 截骨术

对严重的关节畸形，可截骨纠正。

4. 关节成形

对关节退变严重、骨质强度尚可者，可考虑关节置换重建。

5. 关节融合术

目前已不主张行关节融合，但对于疼痛不能控制关节又不稳定者，仍可行关节融合，以消除疼痛。

第二节　强直性脊柱炎

强直性脊柱炎（AS）是以骶髂关节和脊柱附着点炎症为主要症状的疾病，与HLA-B27呈强关联性。某些微生物（如克雷白杆菌）与易感者自身组织具有共同抗原，可引发异常免疫应答。使四肢大关节，以及椎间盘纤维环及其附近结缔组织纤维化和骨化，以及关节强直为病变特点的慢性炎性疾病。强直性脊柱炎属风湿病范畴，病因尚不明确，是以脊柱为主要病变部位的慢性病，常累及骶髂关节，引起脊柱强直和纤维化，造成不同程度眼、肺、肌肉、骨骼病变，是自身免疫性疾病。

一、流行病学

AS的患病率在各国报道不一，美国为0.13%～0.22%，我国为0.26%。以往认为本病男性多见，男女比例为10.6∶1；现报道男女比例为（2.5～5）∶1，只不过女性发病较缓慢且病情较轻。发病年龄通常在13～31岁，30岁以后及8岁以前发病者少见。

二、病因和发病机制

AS 的病因未明，基因和环境因素共同在发病中发挥作用。一般认为和 HLA-B27 有直接关系，HLA-B27 阳性者 AS 发病率为 10%～20%。免疫因素也是其中一个病因，有人发现 60% 的 AS 患者血清补体增高，大部分病例有 IgA 型类风湿因子、血清 C4 和 IgA 水平显著增高。创伤、内分泌、代谢障碍和变态反应等亦被疑为发病因素。

三、病理改变

骶髂关节炎是 AS 的病理标志，也是其最早的病理表现之一。骶髂关节炎的早期病理变化包括软骨下肉芽组织形成，组织学上可见滑膜增生、淋巴样细胞和浆细胞聚集、淋巴滤泡形成以及含有 IgG、IgA、IgM 的浆细胞。骨骼的侵蚀和软骨的破坏随之发生，然后逐渐被退变的纤维软骨替代，最终发生骨性强直。脊柱的最初损害是椎间盘纤维环和椎骨边缘连接处的肉芽组织形成。纤维环外层可能最终被骨替代，形成韧带骨赘，进一步发展将形成 X 线所见的竹节样脊柱。脊柱的其他损伤包括弥漫性骨质疏松、邻近椎间盘边缘的椎体破坏、椎体方形变及椎间盘硬化。AS 的周围关节病理显示滑膜增生、淋巴细胞性浸润和血管翳形成，但没有 RA 常见的滑膜绒毛增殖、纤维原沉积和溃疡形成。在 AS，软骨下肉芽组织增生常引起软骨破坏。肌腱端炎是在韧带或肌腱附着于骨的部位发生的炎症，在 AS 常发生于脊柱和骨盆周围。

四、临床表现

AS 多发病隐匿，早期可无任何临床症状，有些病人在早期可表现出轻度的全身症状，如乏力、消瘦、长期或间断低热、厌食、轻度贫血等。

（一）关节病变表现

AS 病人多有关节病变，且绝大多数首先侵犯骶髂关节，以后上行发展至颈椎，表现为反复发作的腰痛，腰骶部僵硬感，间歇性或两侧交替出现腰痛和两侧臀部疼痛，可放射至大腿，无阳性体征，直腿抬高试验阴性，但直接按压或伸展骶髂关节可引起疼痛。有些病人无骶髂关节炎症状，仅 X 线检查发现有异常改变。少数病人先由颈椎或几个脊柱节段同时受侵犯，也可侵犯周围关节，早期病变处关节有炎性疼痛，伴有关节周围肌肉痉挛，有僵硬感，晨起明显。也可表现为夜间痛，经活动或服止痛药缓解。随着病情发展，关节疼痛减轻，而各脊柱段及关节活动受限和畸形，晚期整个脊柱和下肢变成僵硬的弓形，向前屈曲。此外，耻骨联合亦可受累，骨盆上缘、坐骨结节、股骨大粗隆及足跟部可有炎性表现，早期表现为局部软组织肿、痛，晚期有骨性粗大。一般周围关节炎可发生在脊柱炎之前或以后，局部症状与类风湿关节炎不易区别，但遗留畸形者较少。

（二）关节外表现

AS 的关节外病变，大多出现在脊柱炎后，偶有骨骼肌肉症状之前数月或数年发生关节外症状。AS 可侵犯全身多个系统，并伴发多种疾病。

1. 心脏病变

心脏病变以主动脉瓣病变较为常见。临床有不同程度主动脉瓣关闭不全者约 1%；约 8% 发生心脏传导阻滞，可与主动脉瓣关闭不全同时存在或单独发生，严重者因完全性房室传导阻滞而发生阿-斯综合征。当病变累及冠状动脉口时，可发生心绞痛。少数发生主动脉肌瘤、心包炎和心肌炎。

2. 眼部病变

25% 的 AS 病人有结膜炎、虹膜炎、眼色素层炎或葡萄膜炎，后者偶可并发自发性眼前房出血。虹膜炎易复发，病情越长发生率愈高，但与脊柱炎的严重程度无关，有周围关节病者常见，少数可先于脊柱炎发生。眼部疾病常为自限性，有时需用皮质类固醇治疗，有的未经恰当治疗可致青光眼或失明。

3. 耳部病变

在发生慢性中耳炎的 AS 病人中，其关节外表现明显多于无慢性中耳炎的 AS 病人。

4. 肺部病变

少数 AS 病人后期可并发上肺叶斑点状不规则的纤维化病变，表现为咳痰、气喘，甚至咯血，并可能伴有反复发作的肺炎或胸膜炎。

5. 神经系统病变

由于脊柱强直及骨质疏松，易使颈椎脱位和发生脊柱骨折，从而引起脊髓压迫症状。如发生椎间盘炎则引起剧烈疼痛。AS 后期可侵犯马尾，发生马尾综合征，而导致下肢或臀部神经根性疼痛，骶神经分布区感觉丧失，跟腱反射减弱及膀胱和直肠等运动功能障碍。

6. 淀粉样变

淀粉样变为 AS 少见的并发症。

7. 肾及前列腺病变

与 RA 相比，AS 极少发生肾功能损害，但有发生 IgA 肾病的报告。

五、辅助检查

（一）实验室检查

缺乏特异性，在早期和活动期，80% 的患者血沉增快；在静止期或晚期血沉多降至正常。但是，即便在病变的活跃时期，也有约 1/5 的病例血沉不快；贫血和白细胞增多不常见，偶见血浆 α 和 β 球蛋白的增多和白蛋白降低，狼疮细胞多为阴性；脑脊液蛋白稍增加（0.45 ～ 0.60 g/L），尤其多见于合并坐骨神经病的病例；90% 以上的患者组织相容抗原（HLA-B27）为阳性，但一般不依靠 HLA-B27 来诊断 AS，HLA-B27 不作为常规检查；血清类风湿因子阴性。

（二）影像学检查

1. X 线检查

（1）骶髂关节改变：这是诊断本病的主要依据。早期骶髂关节的 X 线片改变比腰椎更具有特点，更容易识别。一般来说，骶髂关节可有三期改变。早期：关节边缘模糊，并稍致密，关节间隙加宽。中期：关节间隙狭窄，关节边缘骨质腐蚀与致密增生交错，呈锯齿状。晚期：关节间隙消失，骨小梁通过，呈骨性融合。

骶髂关节炎 X 线诊断标准分为 5 级：0 级为正常骶髂关节；Ⅰ级为可疑骶髂关节炎；Ⅱ级为骶髂关节边缘模糊，略有硬化和微小侵袭病变，关节间隙无改变；Ⅲ级为中度或进展性骶髂关节炎，伴有一项（或以上）以下变化：近关节区硬化、关节间隙变窄或增宽、骨质破坏或部分强直；Ⅳ级为关节完全融合或强直伴或不伴硬化。

（2）脊柱改变：病变发展到中、晚期可见到韧带骨赘（即椎间盘纤维环骨化）的形成，甚至呈竹节状脊柱融合、方形椎；普遍有骨质疏松；关节突关节的腐蚀、狭窄、骨性强直；椎旁韧带骨化，以黄韧带、棘间韧带和椎间纤维环的骨化最常见。脊柱畸形，包括腰椎和颈椎前凸消失或后凸，胸椎生理性后凸加大，驼背畸形多发生在腰段和下胸段。椎间盘、椎弓和椎体的疲劳性骨折和寰-枢椎半脱位。

（3）髋膝关节改变：髋关节受累常为双侧，早期骨质疏松、闭孔缩小和关节囊膨胀；中期可见关节间隙狭窄，关节边缘囊性改变或髋臼外缘和股骨头边缘骨质增生（韧带骨赘化）；晚期见关节间隙消失，骨小梁通过，关节呈骨性强直。

（4）肌腱附着点的改变：多为双侧性，早期骨质浸润致密和表面腐蚀，晚期可见韧带骨赘形成（骨质疏松、边缘不整）。原发性 AS 和继发于炎性肠病、Reiter 综合征、银屑病关节炎等伴发的脊柱炎，X 线表现类似，但后者为非对称性骶髂关节炎伴脊柱不规则的跳跃性病变表现，可资鉴别。

（5）脊椎外关节 X 线其他表现：肩关节也可有骨质疏松、轻度侵蚀性破坏病变、关节间隙变窄、关节面破坏；在韧带、肌腱、滑囊附着处可出现骨炎和骨膜炎。

2. CT、MRI 和造影

X 线平片对Ⅱ级以上的典型骶髂关节炎诊断较易，但对Ⅱ级和Ⅱ级以下的早期骶髂关节炎，诊断比较困难，容易漏诊。骶髂关节 CT 扫描或磁共振可提高敏感性，早期发现骶髂关节病变。CT 能较满意显示骶髂关节间隙及关节面骨质，发现 X 线平片不能显示的轻微关节面骨侵蚀及软骨下囊性变等，尤其是对临床高度疑诊而 X 线表现正常或可疑者。MRI 能直接显示关节软骨，对早期发现骶髂关节软骨改变以及骶髂关节炎病情估计和疗效判定较 CT 更优越；在 MRI 影像上主要表现为椎间隙变窄，椎间盘在 T_2WI 信号减低，而临近椎体边缘破坏区内信号强度增加；有时合并蛛网膜囊肿。发射型计算机断层成像（ECT）放射性核素扫描缺乏特异性，尤其是锝［^{99}Tc］亚甲基二膦酸盐（$^{99}Tc-MDP$）骨扫描核素在骶髂关节附近非特异性浓集，易造成假阳性，因此对骶髂关节炎的诊断意义不大。

六、诊断及鉴别诊断

（一）早期诊断

主要根据以下病史特点，有 3 个以上者即应考虑本病：①腰背部不适隐匿性出现；②年龄 < 40 岁；③持续 3 个月以上；④清晨时僵硬；⑤活动后症状有所改善。

有上述病史，X 光片有骶髂关节炎征象，即证实为脊柱病；进一步排除银屑病、炎性肠病或 Reiter 综合征关节炎，即可做出原发性 AS 的诊断，而不要等到脊柱明显强直时才明确诊断。

（二）临床标准

1. 一般临床指标

（1）各方向的腰椎活动受限，包括前屈、后伸、旋转及侧屈。

（2）胸腰段或腰椎既往疼痛，目前仍疼痛。

（3）测量第 4 肋间胸廓扩张活动度，等于或小于 2.5 cm。

2. 确诊标准

（1）如果Ⅲ～Ⅳ级双侧骶髂关节炎，加上至少上述 1 条临床指标。

（2）Ⅲ～Ⅳ级单侧或Ⅱ级双侧骶髂关节炎加上第 1 或第 2、第 3 个临床指标。

3. 疑诊标准

指仅有Ⅲ～Ⅳ级双侧骶髂关节炎而无临床指标。诊断标准都强调了腰痛、腰椎活动受限、胸痛、胸廓活动受限和骶髂关节炎诊断的重要性，掌握上述要点，本病是不难诊断的。

（三）鉴别诊断

1. 类风湿关节炎

现已确认 AS 不是 RA 的一种特殊类型，两者有许多不同点可资鉴别。RA 女性多见，通常先侵犯手足小关节，且呈双侧对称性，骶髂关节一般不受累，如侵犯脊柱，多只侵犯颈椎，且无椎旁韧带钙化，有类风湿皮下结节，血清 RF 常阳性，HLA-B27

抗原常阴性。

2. 椎间盘突出

椎间盘突出是引起炎性腰背痛的常见原因之一。该病限于脊柱，无疲劳感、消瘦、发热等全身表现，所有实验室检查包括血沉均正常。它和 AS 的主要区别可通过 CT、MRI 或椎管造影检查得到确诊。

3. 结核性脊柱炎

结核性脊柱炎临床症状与 AS 相似，但 X 线检查可资鉴别。患结核性脊柱炎时，脊椎边缘模糊不清，椎间隙变窄，前方楔形变，无韧带钙化，有时有脊椎旁结核脓肿阴影存在，骶髂关节为单侧受累。

4. 弥漫性特发性骨肥厚（DISH）综合征

该病发病多为 50 岁以上男性，患者也有脊椎痛、僵硬感以及逐渐加重的脊柱运动受限。其临床表现和 X 线所见常同 AS 相似。但是，该病 X 线可见韧带钙化，常累及颈椎和低位胸椎，经常可见连接至少 4 节椎体前外侧的流注形钙化与骨化，而骶髂关节和脊椎骨突关节无侵蚀，晨起僵硬感不加重，血沉正常及 HLA-B27 阴性。

5. 髂骨致密性骨炎

本病多见于青年女性，其主要表现为慢性腰骶部疼痛和发僵。临床检查除腰部肌肉紧张外无其他异常。诊断主要依靠 X 线前后位平片，其典型表现为在髂骨沿骶髂关节之中下 2/3 部位有明显的骨硬化区，呈三角形者尖端向上，密度均匀，不侵犯骶髂关节面，无关节狭窄或糜烂，故不同于 AS。

6.Forestier 病（老年性关节强直性骨肥厚）

脊柱亦发生连续性骨赘，类似 AS 的脊椎竹节样变，但骶髂关节正常，椎间小关节不受侵犯。

七、治疗

强直性脊柱炎尚无根治方法。但是患者如能及时诊断及合理治疗，可以达到控制症状并改善预后。应通过非药物、药物和手术等综合治疗，缓解疼痛和发僵，控制或减轻炎症，保持良好的姿势，防止脊柱或关节变形，以及必要时矫正畸形关节，以达到改善和提高患者生活质量的目的。

（一）非药物治疗

1. 对患者及其家属进行疾病知识的教育是整个治疗计划中不可缺少的一部分，有助于患者主动参与治疗并与医师合作。长期计划还应包括患者的社会心理和康复的需要。

2. 劝导患者要谨慎而不间断地进行体育锻炼，以取得和维持脊柱关节的最好位置，增强椎旁肌肉和增加肺活量，其重要性不亚于药物治疗。

3. 站立时应尽量保持挺胸、收腹和双眼平视前方的姿势。坐位也应保持胸部直立。应睡硬板床，多取仰卧位，避免促进屈曲畸形的体位。枕头要矮，一旦出现上胸或颈椎受累应停用枕头。

4. 减少或避免引起持续性疼痛的体力活动。定期测量身高，保持身高记录是防止不易发现的早期脊柱弯曲的一个好措施。

5. 对疼痛，或炎性关节，或其他软组织选择必要的物理治疗。

（二）药物治疗

1. 西药治疗

（1）非甾体抗炎药：有消炎止痛、减轻僵硬和肌肉痉挛的作用。不良反应为胃肠反应、肾脏损害、延长出血时间等。妊娠及哺乳期妇女更应特别注意。

（2）柳氮磺吡啶（SSZ）：SSZ 是 5- 氨基水杨酸（5-ASA）和磺胺吡啶（SP）的偶氮复合物，20 世纪 80 年代开始用于治疗 AS。不良反应主要为消化道症状、皮疹、血象及肝功改变等，但均少见。用药期间宜定期检查血象及肝肾功能。

（3）甲氨蝶呤：据报道疗效与 SSZ 相似。口服和静脉用药疗效相似。不良反应有胃肠反应、骨髓抑制、口腔炎、脱发等，用药期间定期查肝功和血象，忌饮酒。

（4）肾上腺皮质激素：一般情况下不用肾上腺皮质激素治疗 AS，但在急性虹膜炎或外周关节炎用 NSAIDs 治疗无效时，可用肾上腺皮质激素局部注射或口服。

（5）雷公藤多苷：有消炎止痛作用，服用方便。不良反应有胃肠反应、白细胞减少、月经紊乱及精子活力降低等，停药后可恢复。

（6）生物制剂：肿瘤坏死因子（TNF-α）拮抗剂等（如益赛普、阿达木单抗等）是目前治疗 AS 等脊柱关节疾病的最佳选择，有条件者应尽量选择。

2. 中药治疗

（1）湿热痹阻证：治宜清热利湿通络，方用四妙散加减。常用药：苍术、黄柏、生薏苡仁、防己、威灵仙、牡丹皮、牛膝、茯苓、半夏、陈皮、当归、地龙、蜂房、虎杖等。

（2）寒湿痹阻证：治宜散寒除湿，益气通络，方用乌头汤合薏苡仁汤加减。常用药：制川乌、制草乌、麻黄、芍药、甘草、蜂蜜、黄芪、薏苡仁、羌活、独活、苍术、川芎等等。

（3）瘀血痹阻证：治宜活血化瘀通络，方用身痛逐瘀汤加减。常用药：桃仁、当归、红花、川芎、秦艽、羌活、没药、五灵脂、怀牛膝、地龙、甘草等。

（4）肾阳亏虚证：治宜补肾助阳，方用肾气丸加减。常用药：干地黄、山药、山茱萸、泽泻、茯苓、牡丹皮、桂枝、炮附子等。

（5）肝肾不足证：治宜滋补肝肾，方用六味地黄丸加减。常用药：熟地黄、山茱萸、山药、泽泻、茯苓、牡丹皮等。

（三）外科治疗

髋关节受累引起的关节间隙狭窄、强直和畸形，是本病致残的主要原因。为了改善患者的关节功能和生活质量，人工全髋关节置换术是最佳选择。置换术后绝大多数患者的关节痛得到控制，部分患者的功能恢复正常或接近正常，置入关节的寿命90%达10年以上。应强调指出的是，本病在临床上表现的轻重程度差异较大，有的患者病情反复持续进展，有的长期处于相对静止状态，可以正常工作和生活。但是，发病年龄较小，髋关节受累较早，反复发作虹膜睫状体炎和继发性淀粉样变性，诊断延迟，治疗不及时和不合理，以及不坚持长期功能锻炼者预后差。总之，这是一种慢性进展性疾病，应在专科医师指导下长期随诊。

第三节 化脓性脊柱炎

化脓性脊柱炎是特殊部位骨髓炎中的一种，临床较为少见。

一、病因

1. 血源性

原发灶来自于上呼吸道、肺部和泌尿系感染，可经静脉系统传播至脊柱。

2. 手术继发感染

手术继发感染包括脊柱手术、椎间盘切除后椎间盘感染、椎间盘造影或髓核射频疗法后感染或腰椎穿刺后感染。

3. 开放性损伤

火器伤、开放性骨折等开放性损伤可直接蔓延至脊柱。

以上三种感染途径以血源性感染为主，此外，糖尿病病人免疫功能减退，发生化脓性脊椎炎者较多。致病菌绝大多数为金黄色葡萄球菌，其次为白色葡萄球菌、链球菌及大肠杆菌、伤寒杆菌等。脊柱病灶最多发生于椎体，其次为椎弓及椎间盘，后者也称之为化脓性椎间盘炎或椎间盘感染。

化脓性脊柱炎主要发生在椎体，病变常自椎体软骨下松质骨开始，很快向椎体中央及椎间盘蔓延。儿童因为椎间软骨终板有营养小动脉通过，常可起始于椎间盘。感染形成硬膜外脓肿，产生神经症状或截瘫，或侵入硬膜内，导致脑脊膜炎。在颈椎，可形成咽后壁脓肿或上纵隔脓肿；晚期则多数是肉芽组织及瘢痕组织。

二、临床表现

急性发作时典型症状包括高热、局部剧痛感、颈肩背痛和脊柱活动障碍等，也可以出现放射痛和神经根性痛。亚急性发病者可有发热中等程度疼痛和轻微的疼痛不适。少数患者以上症状均不明显。

据发病时症状的缓急，可分为急性、亚急性和慢性脊柱炎三种类型。①急性脊柱炎多见于儿童，起病急骤，有持续寒战、高热等脓毒血症的症状，局部压痛，强迫卧位，脊柱活动受限，转头及翻身困难，惧怕移动身体及烦躁。10～30天后，即可出现咽后壁脓肿。如有硬膜外脓肿，则可产生神经刺激症状，脊柱保护性僵硬，椎旁肌痉挛，白细胞总数明显升高，血培养阳性。②亚急性脊柱炎多见于成人，起病缓慢，多卧床不起，椎旁肌痉挛、脊柱僵硬、局部棘突叩击痛明显，白细胞计数轻度或中度增多，血沉明显增快。③慢性脊椎炎者较为少见，全身症状不明显，起病缓慢，白细胞计数不增多。

化脓性脊柱炎患者若出现硬膜外脓肿，易造成脊髓损伤，出现高位截瘫，特别是老年人和类风湿关节炎并发者，更易出现截瘫。

三、诊断及鉴别诊断

（一）诊断

1.有典型的临床及其他系统化脓感染病史，有发热及椎旁叩击痛。

2.理化检查：早期白细胞计数升高，有明显核左移现象，血沉增快，血培养可能为阳性，局部穿刺及活检，抽出脓液做涂片及细菌培养，取出的组织做病理检查，可做出直接诊断。

3.同位素扫描：急性化脓性脊柱炎早期，可出现患椎同位素浓聚现象，同位素扫描虽为非特异性检查，但对寻找病灶、确定病变部位有一定帮助。

4.影像学检查：发病2周内普通X线片可无任何异常发现。MRI或CT扫描，有时可见有局限性骨质吸收或斑点状骨质破坏。MRI表现为椎体呈长T_1、长T_2异常信号，FLAIR序列（磁共振成像液体衰减反转恢复序列）及增强扫描对明确诊断有很大帮助。随着病变的进展，软骨板可出现破坏，椎体边缘模糊呈毛刷状，继而椎旁软组织肿胀，椎间隙变窄，骨密度增加，骨质硬化，骨桥形成等，在早期影像学不能做出明确诊断时，应及时在CT引导下做诊断性穿刺。

5.抗感染治疗有效。

（二）鉴别诊断

1.与一般颈肩痛鉴别可根据病史、叩击痛及压痛部位和影像学检查予以鉴别。

2. 颈椎结核好发于椎体，附件少见，发病相对缓慢，而且有结核的全身症状，如午后低热、盗汗、局部成角畸形、颈椎的寒性脓肿明显，无脊柱炎急性期的高热等全身症状。影像学检查可见椎体被破坏、椎间隙狭窄、无骨质增生。

四、治疗

（一）抗生素治疗

在确诊或疑为急性化脓性脊柱炎时，应及时给予有效广谱抗生素治疗，如头孢菌素、先锋霉素等。待细菌培养及找出敏感抗生素后，再及时调整。如细菌培养阴性，用药3日无明显效果，应更换抗生素，其疗程应持续到体温恢复正常、全身症状消失后2周左右。停药过早，易使炎症复发或使局部病变继续发展而变为慢性炎症。

（二）全身支持法

在早期应用大剂量有效抗生素的同时，患者应严格卧床休息，加强营养，给予高蛋白、高维生素饮食，或输液纠正脱水，防止水电解质紊乱。根据需要可少量多次输血，给予适量镇静剂、止痛剂或退热剂。对中毒症状严重者或危重患者应同时配合激素治疗。治疗同时必须强调颈椎制动，特别在影像学检查中，显示椎体破坏50%以上者，可行颅骨牵引等。病情稳定后，也需带支具3～4个月。

（三）手术治疗

1. 适应证

（1）非手术治疗无效，症状持续存在，血沉居高不下。

（2）临床及影像学检查显示有脊椎旁脓肿或椎管内脓肿。

（3）出现脊髓受压症状，出现截瘫。

（4）有明显的椎体破坏，特别是颈椎。

2. 手术方法

目前多主张经颈椎前路手术。由于化脓性脊柱炎多为单发椎体或相邻两椎体并椎间盘感染。行椎体、椎间盘切除彻底清创后，做自体髂骨植骨融合，后路手术往往无法触及病灶。

在早期出现截瘫的病人，多因硬膜外脓肿，当经椎管穿刺证实有脓液，应急行椎板减压或行椎体病灶清除术。出现硬膜外脓肿不及时处理，将在以后于硬膜外形成广泛的、较多的肉芽或纤维组织，即使手术，截瘫也难以恢复。

第四节 脊髓蛛网膜炎

一、概述

脊髓蛛网膜炎（spinal arachnoiditis），又称粘连性脊髓蛛网膜炎，是一种慢性的脊髓非特异性炎症性疾病，常隐匿起病，该病能够引起脊髓蛛网膜逐渐增厚，脊髓、神经根粘连或形成囊肿，进而导致脊髓神经功能的异常。该病的发病率在脊髓压迫症中占第2位，男性发病率高于女性，30～60岁中年发病居多。

二、病因

引发脊髓蛛网膜炎的病因包括感染、外伤、化学制剂的使用、脊髓肿瘤、脊髓空洞症、多发性硬化等，危险因素包括中年男性、免疫力低下、从事高危险职业等。

（1）感染：梅毒、结核、流感、伤寒、脑膜炎、盆腔感染等均可导致脊髓蛛网膜炎。

（2）脊髓外伤：任何脊髓损伤，如脊柱外伤、手术、腰椎穿刺损伤等，都可以引起脊髓蛛网膜的破裂出血，导致硬膜的出血、渗出、粘连，引发蛛网膜炎症、蛛网膜增厚、蛛网膜粘连。

（3）化学制剂的使用：脊髓鞘内注射、造影剂、麻醉剂的使用都可引发脊髓蛛网膜炎。现已证明碘油造影剂可刺激根袖处蛛网膜引起炎症反应、增生、瘢痕形成。

（4）脊髓本身的病变：脊髓肿瘤、多发性硬化脊髓空洞症、腰椎间盘突出症等。

（5）遗传因素：遗传因素在脊髓蛛网膜炎的发病中起一定作用，瘢痕体质、纤溶缺陷等均有家族倾向。

（6）病因不明：少数患者无明确发病原因。

三、临床表现

本病多为缓慢发病，但也有急性或亚急性起病者，病程中有时可缓解，多在着凉、感染或外伤后症状迅速恶化，临床表现多种多样，轻重不一。早期多表现为躯体、下肢的麻木、疼痛，可间歇性的加重、缓解，持续数个月至数年后可出现脊髓压迫损伤症状：麻木、疼痛加重，肢体力量的下降，肌肉的萎缩，部分患者可出现大小便失禁。有些患者早期即可出现脊髓损伤的症状。

（1）麻木感、针刺感：早期多出现在腰背臀部及下肢，部分患者亦累及上肢。轻重不一，在适当休息后可缓解，随病情发展这类神经刺激症状会逐渐加重。

（2）肌肉力量下降：脊髓蛛网膜炎逐渐进展，可出现四肢及躯干肌肉力量的下降，以下肢多见，表现为逐渐加重的站立不稳、行走困难、无法持重物。此外，还可以出现肌肉萎缩。最终可能发展为瘫痪。

（3）感觉异常：脊髓蛛网膜炎病情进展后，可导致四肢及身躯的感觉异常，多表现为痛觉、温度觉、触觉的减退，甚至缺失。

（4）大小便异常：在脊髓蛛网膜炎进展至出现脊髓压迫的时候，部分患者可出现脊髓神经的损伤，影响膀胱和肛门括约肌的功能，可表现为大小便失禁或尿潴留。

（5）自主神经症状：部分患者可有自主神经功能紊乱症状，表现为烦躁不安、大汗淋漓、发热、心跳过速等。

四、辅助检查

（一）脑脊液检查

对脊髓蛛网膜炎病因（特别是感染）的判断有着很重要的作用。本病腰椎穿刺时，会出现特征性的有时脑脊液梗阻，有时通畅的表现。脑脊液呈无色透明或略带淡黄色。由于蛛网膜与软膜、脊髓有广泛的粘连，故初压较低，压颈试验多呈锥管不完全梗阻征象。脑脊液白细胞可正常或轻度增高，以淋巴细胞为主，蛋白含量可有不同程度的增高，少数病脑脊液无改变。

（二）脊髓造影及造影 CT 扫描

可显示脊髓椎管内的粘连和狭窄，脊髓蛛网膜炎造影剂分散呈斑点或不规则条索影，对比剂流通缓慢或停滞，形状不固定，囊肿形成时出现充盈缺损。脊髓造影有助于脊髓蛛网膜炎的诊断和后期治疗效果及恢复情况的评估。

（三）MRI 检查

避免了因向脊髓蛛网膜下腔注射造影剂而引起的脊髓蛛网膜炎。MRI 具有高度的组织对比性，无骨伪影，可清晰地显示脊髓、蛛网膜下腔的病变，是最方便和可靠的诊断方法。在病变的急性期，绝大多数病变显示脊髓肿胀增粗，脊髓蛛网膜下腔变窄，甚至消失；病变广泛，可累及脊髓全长的 2/3。二乙烯三胺五乙酸钆（Gd-DTPA，一种对比剂）增强扫描对该病确诊和鉴别诊断有价值，脊髓蛛网膜炎以长条状、小斑片状轻度强化为主。

（四）其他检查

了解患者身体状况的检查，如血常规、生化、电解质、心电图检查、癌胚抗原检查等。

五、诊断

本病的诊断依据临床表现、病程经过和 MRI 诊断，需排除其他疾病。临床上多慢性起病，一般病程都较长，进展缓慢，如为囊肿型，可有缓解期。确诊需依赖脊髓 MRI 或脊髓造影。同时本病可合并脊髓蛛网膜炎性骨化症和脊髓空洞症。常见并发症包括高颅压综合征、抑郁症、头痛等。

本病起病可急可缓，病前有感染、发热、椎管内药物注射等病史；或有脊柱疾患，如外伤、增生、椎间盘突出、椎管狭窄；或脊髓病变，如肿瘤、多发性硬化、脊髓空洞症等。

病程进展缓慢，症状可自行缓解或复发加重。后者多与感冒受凉或劳累有关。

主要病变仅累及脊髓某一部分时，以胸段多见。早期常有后根刺激症状，如上肢及胸背部呈放射性疼痛或有束带感，休息后症状减轻，其后出现不同程度的脊髓受损症状。少数患者病初即可出现脊髓横贯症状。

病变弥散者，除主要病变部位的神经体征外，常有多发性脊髓或神经根损害症状，如横贯水平以下感觉减退区内尚有根性分布的感觉障碍；痉挛性瘫痪部位内有局限性的肌肉萎缩或肌纤维震颤等。可与脊髓肿瘤和横贯性脊髓炎鉴别。

脑脊液正常或有不同程度的蛛网膜下腔梗阻现象，细胞数和蛋白可增高。脊髓碘油造影呈典型的"烛泪样"表现。

六、治疗

脊髓蛛网膜炎的治疗以病因治疗、脊髓神经综合治疗及恢复期的康复治疗为主，主要是对症治疗缓解疼痛。

（1）抗病毒、抗菌药物：根据血液检查及脑脊液检查的结果，多进行针对性的抗病毒、抗菌治疗。

（2）激素治疗：脊髓蛛网膜炎可选择使用激素治疗，常用的激素有地塞米松、泼尼松、氢化可的松等，能够减轻脊髓内的炎症反应。激素治疗有一定的不良反应，如免疫力降低、引发皮疹、体重增加等。

（3）改善脊髓血液循环功能的药物：常用的有地巴唑、山莨菪碱，对脊髓功能的恢复有一定的作用。

（4）促进脊髓神经功能恢复的药物：常用的药物有钙离子通道抑制剂（尼莫地平、氟桂利嗪等），神经营养药（甲钴胺、胞磷胆碱、维生素 B_1、维生素 B_{12}）等。

（5）镇静止痛药：对剧烈腰背部疼痛的患者可使用卡马西平、硫喷妥钠等药物止痛。

（6）手术治疗：手术清除脊髓压迫与粘连。对于引起脊髓压迫症状的患者，可选用肿瘤切除、囊肿摘除或粘连松解的手术，治疗效果明显。

（7）其他疗法：①康复治疗，脊髓蛛网膜炎导致的肌肉力量下降，需在康复医师进行评估后制定康复治疗计划，常用的有站立训练、肌肉力量训练，配合电刺激疗法及传统的针灸疗法。②椎管内注射空气疗法，一次注入 10～15 mL 空气，释放出等量脑脊液。对早期脊髓蛛网膜炎粘连松解、改善脑脊液循环起到一定作用。

七、疾病发展和转归

部分病情严重或未经积极治疗的脊髓蛛网膜炎患者，可出现脊髓横贯性损伤，可导致瘫痪等严重残疾。脊髓蛛网膜炎多为慢性病程，在出现症状后积极治疗，恢复较好，大多数患者可解除疼痛，恢复大部分脊髓功能。

第五节　颈椎结核

脊柱结核约占关节结核 50% 左右，其中腰椎胸椎较为多见，颈椎次之。以儿童和中青年多见。脊柱结核可导致骨破坏、脊柱畸形、脊髓神经损伤，甚至截瘫等，致残率高。该病中医学称之为"龟背痰"。

一、病因病机

该病是结核杆菌经血引起继发性骨和关节慢性病变的疾病。好发于负重大、活动多、血流缓慢的椎体。中医认为本病发生与体质虚弱、三阴亏损、气血亏虚有关。

可分为两种类型：①中心型，病起于椎体松质骨，死骨被吸收后形成空洞；②边缘型，病变破坏椎体边缘和椎间盘组织，椎体呈楔形破坏，椎间隙变窄，形成结核脓肿，进而发展为椎旁脓肿，并沿着组织间隙流向他处。

二、诊查要点

早期症状多为轻微疼痛，随着病程进展有低热、盗汗、疲乏、消瘦等，椎体被破坏后还出现脊柱畸形、放射痛，损及脊髓还导致瘫痪。

1. 实验室检查

（1）血常规：改变不明显，可有淋巴细胞增高。如有合并感染，白细胞总数和中性白细胞增高，病程长者，红细胞和血色素可降低。

（2）血沉：在活动期升高，如明显升高，提示病情活动或有大量积脓。静止及治愈期逐渐下降至正常，如再次升高说明有复发的可能，无特异性。

（3）结核杆菌培养：阳性率约为 50% 左右，具有定性诊断价值。但培养时间长，阳性率不高。结核菌素试验（PPD 试验），阳性反应是一种结核特异性变态反应，它对结核菌感染有肯定的诊断价值，PPD 主要用于少年和儿童结核病诊断，对成人结核病诊断只有参考价值，它的阳性反应仅表示有结核感染，并不一定患病，若试验呈强阳性者，常提示人体内有活动性结核，PPD 对婴幼儿的诊断价值比成年人大，因为年龄越小，自然感染率越低，而年龄越大，结核菌自然感染机会越多，PPD 阳性者也越多，因而诊断意义也就越小。

2. X 线检查

X 线检查以骨质破坏，椎间隙变窄为主要表现，可见颈椎前突消失，有空洞、脓肿阴影。

3. CT 检查

CT 检查可清晰显示病灶部位、死骨和空洞，对椎管内病灶显示比较清楚，对脓肿诊断更有价值。

4. MRI 检查

MRI 检查具有早期诊断意义，可显示脊髓受压和变性情况，有利于观察椎间盘细微的病理改变，有利于观察结核杆菌流注侵袭的范围，确定脓肿有无生成。

三、鉴别诊断

根据症状、体征与影像学表现，典型患者诊断不难，但必须与下列疾病相鉴别。

（1）化脓性脊柱炎：发病急，有高热及明显疼痛，进展很快，早期血培养可检出致病菌，白细胞计数增高。X 线表现进展快。但慢性化脓性脊柱炎与脊柱结核鉴别较困难。

（2）颈椎间盘突出症：无全身症状，有神经根受压症状，红细胞沉降率不快。X 线片上无骨质破坏，CT 或 MRI 检查可发现突出的髓核。

（3）脊柱肿瘤：多见于老年人，疼痛逐日加重，X 线片可见骨破坏累及椎弓根，椎间隙高度正常，一般没有椎旁软组织块影。

（4）退行性脊椎骨关节病：为老年性疾病，普遍性椎间隙变窄，邻近椎体上、下缘出现硬化发白，有骨桥形成，没有骨质破坏与全身症状。

四、治疗

（一）非手术治疗

非手术治疗包括支持疗法、抗结核用药和局部制动。卧床为主，根据需要可用支架或石膏固定。

（二）手术治疗

1. 脓肿清除术

本治疗可以清除脓肿，减轻全身中毒症状。

2. 病灶清除术（前路、后路、联合术式）

本治疗可以清除病灶、稳定脊柱、纠正畸形、脊髓减压。

五、预防和护理

增强体质，注意营养。即便术后患者仍然需要长期服用抗结核药物。晚期长期卧床者需要避免褥疮发生。可根据需要辨证使用中医药辅助治疗。

第六节　颈项韧带炎

项韧带位于颈后中线，两侧项肌中间，上起于枕骨，下附于各颈椎棘突。低头时，项韧带拉长紧张；仰头时，各棘突相互靠近。颈项韧带炎是一种以颈项韧带劳损为主要原因，以颈项韧带的非细菌性炎症为主要病理改变，以颈项部沉重、酸痛并可诱发颈部肌肉痉挛及僵硬为主要临床表现的一种综合征，又称为慢性颈部肌痉挛。

一、病因

长期低头工作，颈肌疲劳，项韧带长期处于拉长紧张状态，应力集中区，特别在第5、6颈椎处易造成劳损，导致局部渗出，甚至出血、粘连、疼痛。镜下可见淋巴细胞浸润，纤维组织变性，最后可能钙化或骨化。

二、临床表现

患者多在中年以上，男性多见。主诉颈后痛，酸胀感，可向枕部及两肩背部放射，病人感到头沉重，肩背部如负重物，还可引起头痛、头晕、肩背怕冷等反应。检查时可触及项肌痉挛，项中线压痛，以第4～7颈椎为重，以手指横行弹拨可发现韧带有束状剥离感。可伴枕部压痛及肩胛肋区压痛，晚期有项韧带钙化，在第5、6颈椎棘突处可触到微动硬结。本病的发生，在力学上与颈椎失稳相似，并互为因果。检查时应照颈椎最大屈伸侧位片，以观察颈失稳及项韧带钙化情况。

三、诊断与鉴别诊断

（一）诊断

长期颈肩背深在的疼痛、僵硬不适、某种活动姿势受限及相应的压痛点，结合X线摄片结果即可确诊。

（二）鉴别诊断

需与下列疾病相鉴别：

（1）颈椎病：除疼痛外，X线摄片有颈椎退变征象，多伴有神经根性痛。

（2）肩周炎：以老年人居多，疼痛多位于肩关节周围且有肩关节活动受限。

（3）其他：与该病有着类似症状，病因、病理及治疗基本相同的疾病，其命名较混乱。如颈肩肌筋膜炎、后颈部肌筋膜综合征、颈肩部纤维组织炎等，应加以区别，这些疾病多表现为颈项部广泛的浅表层的酸痛，压痛区域广，缺少明显的局限压痛点。

四、治疗

主要在于纠正不良姿势，消除或减少劳损因素。症状明显时，休息，口服非甾体抗炎药。

按摩对缓解颈肌痉挛，消除疲劳有效，可学习自我按摩，双手交替推拿项部肌肉。理疗亦有相似作用。0.25% ～ 0.5% 普鲁卡因 10 ～ 15 mL 加强的松龙 25 mg 的混悬液局部浸润效果较好。对顽固性疼痛，已形成挛缩者，可用小针刀经皮切断，用时应掌握深度，以达到棘突为止，勿过深以免伤及硬膜。

第七节　臂丛神经炎

本病多见于成人，常在受寒、流感后发生，急性或亚急性起病。疼痛首先在颈根部及锁骨上部，迅速扩展至肩后部，数日后即传布到臂、前臂及手。开始时疼痛呈间歇性，但不久即为持续性而累及整个上肢。

一、症状体征

肩部及上肢不同程度疼痛，持续性或阵发加剧，夜间及肢体活动疼痛明显。臂丛分布区感觉障碍、肌萎缩和自主神经障碍，腱反射减低。

臂丛神经干上（锁骨上下窝或腋窝）等处明显压痛。牵引臂丛上肢外展或上举即诱发疼痛，肩、上臂外侧处和前臂桡侧感觉减退，肱二头肌、肱三头肌腱反射减弱或消失。

二、病理改变

神经根压迫可因颈椎病、颈椎间盘脱出，以及颈椎结核、肿瘤、骨折和脱位，颈髓肿瘤和蛛网膜炎等，神经干压迫可因胸廓出口综合征、颈肋、颈部肿瘤、腋窝淋巴结肿大（如转移性癌肿）、锁骨骨折、肺沟瘤和臂丛外伤等所致。

三、辅助检查

1.穿刺脑脊液检查可见蛋白和细胞轻度升高。

2. 肌电图可有失神经性改变。

四、治疗

1. 急性期患肢应休息，可上肢屈肘宽带悬吊于胸前。痛较剧时可用卡马西平 0.1 g，3 次 / 日，口服。

2. 局部理疗：如蜡疗、超短波、拔火罐等有良效。

3. 针灸取穴肩贞、肩髃、曲池、外关、列缺、后溪等。

4. 肾上腺皮质激素有消肿止痛作用，可用强的松 30 ～ 40 mg，1 次 / 日，口服。

5. 神经营养药：胞磷胆碱 250 mg，1 次 / 日；维生素 B_{12} 500 ug，1 次 / 日；维生素 B_1 20 mg，3 次 / 日，口服。

6. 神经阻滞疗法：以 5% 利多卡因 5 mL 于前、中斜角肌间沟入路阻滞臂丛及颈交感神经节。在臂丛处还可注入地塞米松 2.5 ～ 5 mg，每周 2 次，连续 3 ～ 5 次。

第八节 肩部滑囊炎

肩部是人体运动范围最大，最灵活的部位。由肩关节与其相应的关节囊组成，并有大量滑囊，如肩峰下滑囊，肩胛下肌滑囊，胸大肌、背阔肌和大圆肌及肱骨结节间沟两侧的滑囊，喙突下滑囊，前锯肌下滑囊，肩峰上滑囊等。肩部滑囊炎是肩痛症的常见病因之一，而肩部滑囊炎以肩峰下滑囊炎最多见。

一、概述

肩峰下滑囊亦称三角肌下滑囊，为人体最大的解剖滑囊，位于肩峰、喙肩韧带和三角肌深面筋膜的下方，肩袖和肱骨大结节的上方。肩袖完全破裂时，则两者常相互贯通。肩关节外展并内旋时，此滑囊随肱骨大结节滑入肩峰的下方，不能被触摸到。肩峰下滑囊有许多突起，以伸入到肩峰下部分的最明显。肩峰下滑囊具有吸收震动，减少肩袖与喙肩穹的冲撞、挤压的作用，在肩关节的结构中起关节滑囊作用。

二、病因及病理

损伤和肩峰下结构的退化变性是主要病因，损伤包括冈上肌腱与肩峰下滑囊的急性损伤以及肩峰下撞击或慢性肌腱劳损等慢性损伤，肩峰下滑囊炎在多数情况下是继发于肩袖病变，以冈上肌最为重要，再有如肌腱的损伤、退行性改变、钙盐沉积等，少部分由滑囊的直接或间接损伤引起。由于损伤或长期受到挤压、摩擦等机械性刺激，使滑囊壁发生充血、水肿、渗出和积液，后期出现增生、肥厚、粘连等无菌性炎症改变，腔内粘连闭锁。

三、临床表现

1. 症状

本病多见于 40 ～ 50 岁患者，年轻患者常有劳动或运动损伤史，中、老年患者则以轻微损伤或累积性损伤居多。疼痛、运动受限和局限性压痛是肩峰下滑囊炎的主要症状，疼痛为逐渐加重、夜间痛较著，严重可影响睡眠，运动时疼痛加重，尤其在外展和外旋时，疼痛一般位于肩部前上方深部、涉及三角肌的止点等部位，亦可向肩胛部、颈部和手等处放射。

2. 体征

关节、肩峰下、大结节等处有压痛点，可随肱骨的旋转而移位。当滑囊肿胀积液肩关节区域和三角肌部均有压痛。为减轻疼痛，患者常使肩关节处于内收和内旋位以减轻对滑囊的挤压刺激。随着滑囊壁的增厚和粘连，肩关节的活动范围逐渐缩小以致完全消失。病史超过 3 个月以上者，肩胛带肌肉会出现不同程度萎缩。

四、诊断

1. 外伤史。

2. 肩前上方疼痛、肩峰下间隙及大结节处压痛。

3. 疼痛弧征：患臂上举 60° ～ 120° 范围出现疼痛。

4. 臂坠落试验阳性：患臂被动抬举达 90° ～ 120° 范围撤除支持，患臂不能自主支撑而发生坠落和疼痛反应。

5. 撞击试验阳性：下压肩峰，被动上举患臂，肩峰下间隙疼痛，上举受阻为阳性。

6. 超声检查：可显示滑囊积液及肩袖充血、水肿或断裂，肩峰下滑囊穿刺抽吸有时可获得积液，一般呈淡黄色透明的黏液滑液，急性挫伤时积液呈淡红色，含血性渗出液。

五、治疗

肩峰下滑囊炎的治疗原则主要是止痛、防止滑囊粘连和恢复肩关节的功能。

1. 急性期可冷敷，24 ～ 48 小时后可改用透热理疗，局部亦可氯乙烷喷雾止痛，用三角巾悬吊前臂。疼痛严重者应用外展支架保持肩关节外展 90° 位。局部痛点可用 0.5% ～ 1% 普鲁卡因封闭。急性期后，待肿胀消退，应及早解除固定，及时行功能锻炼，以免肌肉和滑囊粘连。

2. 慢性期应做理疗、推拿和药物治疗：

（1）手法治疗：术者用右手在肩峰下做轻揉按 5 ～ 10 次，而后将上肢外展高举，局部做弹拨，理筋手法 3 ～ 10 次，手法轻不宜过重，以防加重局部水肿。

（2）局部封闭：穿刺滑囊，抽出滑液，再注入 0.5% ～ 1% 普通卡因 5 mL，加 25 mg 醋酸强的松龙，每 5 ～ 7 日注射 1 次，每 3 次为 1 个疗程。

（3）药物治疗：气虚湿阻者益气化湿，用补中益气汤加木通、白茅根、薏苡仁等利水之品；湿热壅盛者清热解毒、活血止痛，服仙方活命饮加木通、薏苡仁、白茅根、丹参等。内服活血止痛胶囊、吲哚美辛等，外用红花油、麝香虎骨膏、关节止痛膏，或使用海桐皮汤外洗。

（4）小针刀疗法：患者坐位，患肢自然下垂，在肩关节外侧下缘明显隆起处进针。刀口线与肌肉走行方向平行刺入，深度为 2 cm 左右，不能达骨面，做通透剥离法后进针，用无菌纱布包扎，指压片刻使其局部变平或指凹陷。术后令患者活动上肢，自感肩部舒适。

3. 长期顽固性疼痛而非手术治疗无效时，对经保守治疗无效者，可考虑手术治疗，包括肩袖修复术、滑囊切除术、冈上肌腱钙化灶刮除术、肩峰和喙肩韧带切除术等手术。

第九节 冻结肩

中医认为本病是由于感受风、寒、湿邪为主，造成肩关节周围疼痛、活动功能障碍，故又称之为"肩周炎""露肩风"或"漏肩风"。本病多发生于 50 岁左右患者，故也称之为"五十肩"。西医认为由于肩部肌肉、肌腱、滑囊和关节囊等软组织发生慢性炎症，形成肩关节内外粘连，造成肩周围疼痛、活动功能障碍。本病多见于 50 岁左右的病人，女性高于男性，起病缓慢，病程较长，临床依据该病的发展阶段分为 3 期，急性期、僵硬期及缓解期，各阶段之间并无明显界限，其中急性期以单侧或双侧肩关节疼痛为主，时间可持续数月之久；进入僵硬期则以肩关节主动及被动运动受限为主要特点，同时当肩关节达到活动范围极点时表现为剧烈疼痛，一般该症状可持续数月至 1 年之久；缓解期患者疼痛及活动度均有所改善。

一、病因

（一）中医因素

1. 体虚感邪

五旬之人年老体弱，肝肾亏损，气血渐亏，筋脉失于濡养，加上肩部过度劳伤，又外感受风寒湿邪侵袭，导致血不荣筋、寒凝筋脉。《灵枢·百病始生》载："风、雨、寒、热不得虚，邪不能独伤人……此必因虚邪之风，与其身形，两虚相得，乃客其形。"《诸病源候论》云："此由体虚，腠理开，风邪在于筋故也。"因此，体虚是本病的重要因素。

2. 跌仆闪挫

由于外伤而发病,如锁骨骨折、肱骨外科颈骨折、肩关节脱位、上肢骨折固定时间太长或在固定期间内不注意肩关节的功能锻炼等造成肩关节气血不通,不通则痛。《素问·阴阳应象大论》云:"气伤痛,形伤肿。"经脉损伤日久,血气瘀滞,筋脉失养,萎废不用,则肌肉萎缩而发本病。

(二)西医因素

由于肩关节活动频繁,幅度较大,范围较广,经过反复轻伤、慢性劳损引起肩关节周围软组织广泛发生无菌性炎症与肩关节的退行性病变。在此基础上,由于外因的作用而发病。后期因肩部周围软组织的慢性炎症反应而引起肩部软组织广泛性粘连。少数患者可由外伤而致此病,如肩关节脱位、肱骨外科颈骨折等固定时间太长或在恢复期间不注意肩关节功能锻炼等而造成肩周围软组织粘连。

二、临床表现

冻结肩患者多表现为肩部疼痛,伴功能活动受限。开始时为阵发性隐痛,以后逐渐发展为持续性,并逐日加重,昼轻夜重,影响睡眠并向附近放射,不能梳头,洗脸、挠背等一些复合功能受限。

三、诊断与鉴别诊断

(一)诊断

冻结肩多数病例慢性发病,隐匿进行,常因外展或上举动作引起肩部疼痛时才开始被注意。临床检查时在喙突、肩峰下滑囊、肱二头肌长头、冈上肌附着点等处常有广泛性压痛点,肩关节主动与被动上举、后伸、外展、外旋等活动功能受限。病程日久者在三角肌处可以发生不同程度的失用性肌萎缩。X线检查一般无明显改变,偶可见到肩关节骨性退变、肱骨头骨质疏松等。肩关节 MRI 检查可以确定肩关节周围结构是否正常,是否存在炎症,冻结肩本身可以有肩袖间隙的纤维化及前下关节囊的水肿,形成局限性喙突下滑囊积液,也可以无明显异常表现,该检查还可以排除肩袖及其他病损,对疾病做出诊断。

(二)鉴别诊断

1. 肩关节脱位

肩关节脱位时,外观呈方肩畸形,肩肿胀,失去膨隆丰满的外形;肘关节屈曲时,肘尖内收不能接近胸肋部,患侧之手不能搭在健侧肩上(即搭肩试验阳性)并有明显外伤史。

2. 肱骨外科颈骨折

局部肿胀并有青紫瘀斑，肩关节功能活动丧失，患肢较健侧略短，其骨折处有压痛，左上臂做纵向叩击时，骨折处有锐痛，触摸时，在骨折处可有骨擦音，有明显外伤史。X 线检查可鉴别。

3. 其他疾患

如颈椎病，肩部肿瘤等疾病。颈椎病患者颈项部及上肢可出现局部疼痛、感觉丧失或肌无力等症状，但肩关节被动活动范围基本正常且无痛，影像学检查可见椎间孔狭窄、神经根被压迫等表现；肩部肿瘤可出现肩关节疼痛进行性加重、固定患肢后疼痛无法缓解，影像学检查可进行排查鉴别。

四、治疗

1. 手法治疗

本病主要以肩关节疼痛，功能活动障碍为主要临床表现，后期出现局部肌肉僵硬、肌肉萎缩等病变。由于致病因素不同，所以将"冻结肩"分为两种类型，即"风寒湿型"和"瘀滞型"。根据不同类型，而采取相应的治疗手法。

（1）风寒湿型：由于风寒湿邪客于肩部，而致气血运行不畅。由于"按之则血气散"，肩部感觉寒冷，得暖或抚摩则痛减。手法以摇臂、扣揉、捏拿、活肘、舒筋手法为主。

（2）瘀滞型：由于局部经脉损伤，气血运行不畅，"不通则痛"则肩部剧烈疼痛，痛有定处，筋脉失养则拘急，萎废不用则肌肉萎缩。症状为肩痛剧烈，刺痛为主，痛有定处，拒按，初期局部可有肿胀，后期可出现肌肉萎缩。手法当以舒筋活络止痛，行气活血滑利关节。手法以摇臂、捏拿、大旋、运肩、活肘、双牵、活络手法为主。

手法操作应注意手法的轻重，必须用力平稳，每式用力始终如一，切忌忽轻忽重，断断续续或用暴力手法，易造成患者更大痛苦及并发症。

2. 中药外用治疗

患肢疼痛可外用活血类药物，可以起到以活血化瘀，舒经通络的效果。

3. 针灸治疗

本病可针灸或温灸肩髃、肩贞、曲池、肩髎、极泉、阳陵泉、条口、承山等穴，每日可针 1 次，每次留针 20 ～ 30 分钟。

4. 拔罐治疗

在患肩后、肩前进行拔罐治疗，每周治疗 2 ～ 3 次。

5. 其他治疗

（1）封闭治疗：肩部后痛点处用复方倍他米松注射液联合利多卡因注射液，注射于压痛点，每周 1 次。

（2）物理治疗：用红外线、远红外线、超短波等在局部治疗。

（3）西药治疗：口服非甾体抗炎药物，可配合营养神经药物及肌肉松弛类药物。

（4）手术治疗：保守治疗无效、症状严重者，可施手术切除病变较重的组织或进行粘连组织松解术。

6. 自我锻炼康复

（1）爬墙锻炼：患者面对墙壁用双手或患侧单手沿墙壁缓缓向上摸高爬动，使患上肢尽量上举，然后再缓缓向下回到原位反复进行，循序渐进不断提高爬墙高度；亦可让患者站在单杠下用单手或双手握住单杠对肩关节进行牵拉以解除粘连。

（2）环转运动：患者站立位，单臂或双臂由前向后数次，再由后向前数次做环转运动。

（3）内旋运动：双手向后背伸，由健手拉住患肢腕部，逐渐向上提拉，反复进行。

（4）注意保暖：患者在平日应注意肩关节避免受凉，尤其是在夜间更应注意。肩关节应经常处在温暖之中。除肩关节在急性疼痛中外，应经常活动，多做一些上举、外展、背伸运动，在运动后不要受凉。

第十节　肱二头肌长头腱腱鞘炎

一、概述

肱二头肌长头腱腱鞘炎多见于中老年人，也是临床颈肩部疼痛的常见原因之一。肱二头肌长头腱起于肩胛骨盂上结节，肌腱通过肩关节囊，在肱骨结节间沟与横韧带形成的纤维管道中通过。当肩关节后伸、内收、内旋时，该肌腱滑向上方；而当肩关节前屈、外展、外旋时则滑向下方。肱二头肌长头腱在肱骨结节间沟处由于肩部外伤或者长期反复活动，使该处的肌腱与腱鞘摩擦增加，造成腱鞘粘连、瘢痕和挛缩，腱鞘管壁增厚、腱鞘间隙变窄，从而导致肌腱在腱鞘内的活动受限而出现临床症状，又称为肱二头肌长头肌腱炎。其临床表现主要为肩部疼痛、压痛明显、肩关节活动受限等。若不及时治疗，可发展成为肩周炎。

二、病理因素

本病多因急性外伤或慢性劳损引起，由于肌腱长期磨损，发生退行性病变或炎症性病变。在上肢活动时，肱二头肌长头腱除了在腱鞘内做上下滑动外，还做外展、内收的横向运动。但由于腱鞘被固定在肱骨结节间沟内，两侧有肱骨结节的骨性突起阻止，使肱二头肌长头保持在结节间沟内活动，但也因此常受到横向应力的损伤和摩擦力的损伤。肱二头肌长头腱腱鞘炎的实质是一种慢性损伤性疾病。只有在上肢做频繁活动引起急性发作时，才引起炎性反应。由于慢性损伤，腱鞘壁增厚、瘢痕及肌腱本身的劳损变性，使腱鞘相对变窄，致使肌腱在结节间沟骨纤维管道内活动受限而发病。

三、临床表现

1. 疼痛

主要位于肩关节前部，疼痛沿着肩头向上臂前外侧或肘部蔓延。夜间疼痛较为明显，影响睡眠。肩部活动后疼痛加重，休息或治疗后好转。

2. 关节活动受限

早期肩关节可无明显活动受限，但在做肩部活动，如肩关节外展、后伸及内、外旋转时疼痛。早期治疗症状可快速缓解。部分患者病情反复，后期肩关节各个方向活动均受限。

3. 伴随症状

（1）肩关节结节/条索样改变：通常在发病部位可触及，触之疼痛，并可随关节活动而滑动。

（2）局部炎性症状：肩部外伤或炎性疾病导致的腱鞘炎，病变部位可能会出现红、肿、热、痛等表现。

四、检查

1. X 线检查

通过 X 线检查可观察判断肱骨结节间沟处是否退变、变窄、变浅以及沟底周围骨刺形成。

2. MRI 检查

肩关节核磁检查能更直观地观察并分辨出肌腱是否存在血肿、炎症以及炎症反应范围等情况。

3. 超声检查

超声可有效判断肌腱有无损伤、周围是否有积液及血流情况。

4. 关节造影

关节造影可发现腱鞘是否充盈不全或闭锁，常与核磁检查联合使用，然后医生依据腱鞘及结节间沟的情况进行诊断。

5. 关节镜检查

关节镜检查被认为是诊断肱二头肌长头腱腱鞘炎的金标准。因其为有创性检查，需要麻醉，一般不作为首选检查。

五、诊断与鉴别诊断

（一）诊断要点

根据相关病史、临床症状及体征（如 Yergason 试验阳性）可明确诊断：

（1）肩部疼痛，夜间加重，肩关节外展、后伸及旋转活动受限。

（2）结节间沟及喙突附近压痛。

（3）Speed 试验：使患侧肘关节伸直，做对抗性肩关节前屈运动，若结节间沟部疼痛或疼痛加剧即为阳性。

（4）Yergason 试验：屈肘 90°，做抗阻性肱二头肌收缩，若结节间沟部疼痛即为阳性；如同时做肩关节被动外旋动作，出现疼痛，则为 Yergason 加强试验阳性。

（5）与健侧相比，患侧肱二头肌肌力减弱。

（6）X 线摄片：无明显骨关节结构异常，偶见结节间沟部钙化影。

（7）肩关节造影：肱二头肌长头肌腱鞘充盈不全或闭锁。

（8）结节间沟局部注射治疗，症状显著减轻。

（二）鉴别诊断

本病需和肩周炎、肩袖损伤等疾病相鉴别，但肱二头肌长头腱腱鞘炎患者也常合并有肩周炎表现。

1. 肩周炎

肩周炎也叫冻结肩，好发于 50 岁中年人，以肩部疼痛及肩关节主被动活动均受限为特点，而肱二头肌长头腱腱鞘炎以结节间沟疼痛明显，压痛范围较局限，早期肩关节活动不受限。

2. 肩袖损伤

肩袖损伤多有外伤史，以肩前方及三角肌区域疼痛为主，夜间疼痛明显，疼痛多伴有肩外展活动受限，肩袖损伤时可出现疼痛弧综合征、垂臂试验阳性、肩峰下撞击综合征、撞击注射试验阳性及肩外展韵律紊乱等，可与之鉴别。

六、治疗

该病的治疗可分为非手术治疗与手术治疗，非手术治疗包括休息、患肢制动、药物治疗、局部封闭治疗、物理治疗以及中医治疗等。

1. 局部制动

固定局部肩部，或者上臂，减少肩关节过度活动。如疼痛较重者可用三角巾悬吊前臂。

2. 药物治疗

口服药物以非甾体抗炎药为主，年龄较大者应谨慎使用，严重疼痛者可考虑使用阿片及类阿片类药物。外用药主要目的在于活血化瘀、消肿止痛，代表药物活血止痛膏等。

3. 封闭注射治疗

目的是控制局部炎症、缓解疼痛症状及减轻水肿。医师根据局部病变部位进行局部定位，将局部麻醉药（普鲁卡因）和类固醇激素药物（氢化可的松或强的松龙）注射至特定部位，也可在超声引导下精准定位注射。

4. 物理治疗

蜡疗、微波治疗、超短波治疗、超声波治疗均适用于症状较轻的患者。低频或中频脉冲电刺激疗法适用于症状相对较重且伴有肌肉劳损僵硬的人群。体外冲击波治疗有助于慢性炎症减轻和消退。

5. 中医治疗

中医认为，本病主要是风寒湿邪乘虚侵袭，留滞经络，气血瘀阻，日久气血无以滋养筋脉所致，治当补气活血，健脾利湿，通经活络，消肿止痛。内服中药可用黄芪、当归补益气血，白术、茯苓、薏苡仁健脾利湿，红花、土鳖虫、地龙、赤芍、乳香、没药活血通络止痛，陈皮行气理滞，羌活祛风散寒，牛膝强筋引药下行，甘草调和诸药。外用中药有舒筋活血、祛瘀生新、通经活络、消肿止痛之效。同时推拿、针灸、小针刀治疗均能起到良好疗效。

6. 手术治疗

肱二头肌长头腱腱鞘炎症状较重且经保守治疗一段时间无效者可考虑行手术治疗。手术治疗可行腱鞘切开减压，或将肱二头肌长头移至喙突，并与短头及喙肱肌缝合，或将肩关节囊内肌腱切除，将肱二头肌长头腱固定在肱骨上端，术后用吊带固定，疼痛减轻后可在专业人员指导下进行功能锻炼，促进术后康复，防止肩周炎等并发症的发生。

七、疾病发展和转归

若能早期积极治疗，疗效良好，大部分患者疼痛症状减轻，肩关节活动不受影响。若不及时治疗，可能会导致肩关节僵硬肌肉萎缩及肩周炎，严重影响患者生活和工作。

参考文献

［1］世界中医药学会联合会，中华中医药学会．国际中医临床实践指南类风湿关节炎（2019-10-11）［J］．世界中医药，2020，15（20）：3160-3168.

［2］Parisi S. The Italian Society for Rheumatology clinical practice guidelines for rheumatoid arthritis. ［J］. Reumatismo，2019，71（S1）：22-49.

［3］杨戈，陈雪，司英奎 . 强直性脊柱炎的研究进展［J］. 中国中医药现代远程教育，2011，09（024）：161-169.

［4］于承海 . 实用骨科诊疗学［M］. 吉林科学技术出版社，2012.

［5］姜泉 . 中医分期治疗强直性脊柱炎的临床研究［J］. 中医正骨，2001，13（12）：31-32.

［6］王为兰 . 中医治疗强直性脊柱炎［M］. 人民卫生出版社，2003.

［7］宋金丽 .CT 与 MRI 在脊柱结核临床诊断中的应用价值对比［J］. 中国现代药物应用，2021，15（04）：60-62.

［8］曲染秋 . 对脊柱结核患者采取高敏 C 反应蛋白和血沉检测的意义研究［J］. 中国实用医药，2021，16（01）：98-100.

［9］周曙光 . 结核分枝杆菌快速培养及常规药敏试验在脊柱结核治疗中的应用研究［J］. 云南医药，2020，41（06）：540-542.

［10］宋金丽 .CT 与 MRI 在脊柱结核临床诊断中的应用价值结核外科治疗进展［J］. 国际骨科学杂志，2021，42（01）：18-21.

［11］Wang Biao，Wang Yuhang，Hao Dingjun. Current study of medicinal chemistry for treating spinal tuberculosis［J］. Current medicinal chemistry，2020.

［12］倪家骧，段红光，裴爱珍 . 颈源性疼痛诊疗学［M］. 北京：人民军医出版社，2005.

［13］周秉文 . 颈肩痛［M］. 北京：人民卫生出版社，1998.

［14］Speicher Timothy E，Cui JiaWen，Scharmann Stephen D. The Role of Positional Release Therapy in Treating Recalcitrant Brachial Plexus Neuritis：A Case Report［J］. Journal of athletic training，2020.

［15］黄建成 . 神经松解并背阔肌皮瓣移植治疗放射性臂丛神经炎的回顾性分析［D］. 广西医科大学，2017.

［16］张作君 . 肩部损伤诊疗学［M］. 中国中医药出版社，2009.

［17］VanBaak K，Aerni G. Shoulder Conditions：Rotator Cuff Injuries and Bursitis［J］. FP Essent，2020，491：11-16.

［18］孙巧玲 . 透刺法治疗肩峰下滑囊炎［J］. 湖北中医杂志，2004，26（4）：47-47.

［19］陈孝平，汪建平，赵继宗 . 外科学［M］.9 版 . 北京：人民卫生出版社，2017.

［20］赵玉沛，陈孝平 . 外科学［M］.3 版 . 北京：人民卫生出版社，2016.

［21］朱天飞，崔家鸣，陈锦富，等 . 肩周炎治疗方法及其疗效的研究进展［J］. 中国骨与关节损伤杂志，2018，33（11）：1230-1232.

［22］宋凌恒，禹智波，兰晓川，等 . 磁共振成像在原发性冻结肩中的诊断价值分析［J］. 影像研究与医学应用，2021，5（02）：249-250.

［23］孙文博，张昶，王婧 . 冻结肩现代医学发病机制的研究进展［J］. 中国医药导报，2017，14（04）：43-46.

［24］桑鹏，刘毅 . 冻结肩的诊疗研究进展［J］. 局解手术学杂志，2018，27（09）：683-688.

第十章　其他疾病

第一节　胸廓出口综合征

胸廓出口综合征是指穿越胸廓出口处的臂丛神经和锁骨下动、静脉受压而引起的患侧上肢不同程度的感觉、运动或循环障碍症状的总称。胸廓出口亦称胸廓上口，是由第一肋骨、锁骨和胸骨与第一胸椎构成的向颈根部延伸的间隙，臂丛神经，锁骨下动脉、静脉和前、中斜角肌等由此通过。

一、病因病机

胸廓上出口至腋窝通道解剖结构的变异，是形成臂丛与锁骨下动、静脉受压的基础。压迫的因素有先天因素和后天因素两类。先天因素包括颈肋、颈横突过长，前斜角肌止点外移或肌肥厚。后天因素可以是锁骨或第一肋骨骨折畸形愈合、骨痂异常生长增大、局部瘢痕组织增生、前斜角肌痉挛或肥厚增大等。肋锁间隙变窄，就可形成对神经、血管的压迫而产生症状。

二、诊查要点

（一）临床症状

以患侧上肢感觉异常为主要症状。

1. 神经症状

臂丛下干受压机会较多，以尺神经支配区的疼痛、麻木或感觉减退最明显。疼痛可为钝痛或刀割样痛，常为持续性，疼痛可至上肩部。有时患肢有感觉异常，如针刺感、蚁走感、痛觉过敏或烧灼感等。

2. 血管受压症状

动脉受压时导致患肢血流障碍，疼痛突然发生并有不适。疼痛从颈部放射到手与手指，以麻木、刺痛为主。颈部活动，尤其颈部伸直时疼痛加重；颈部屈曲，疼痛缓解，深吸气并将头向患侧旋转时，疼痛加重。动脉受压时检查桡动脉搏动减弱或消失。此外伴有患肢发凉、发绀、无力，手指苍白。静脉受压时患肢肿胀，手部发绀、水肿、静脉扩张等。

3. 运动障碍

患肢在出现神经、血管受压症状的同时，常有疲劳感，握拳无力，持物不稳或脱落，但肌力无明显改变。病程长者，出现受累肌肉的萎缩，肌力下降，精细动作困难。

（二）体征

锁骨凹触诊时，患侧有压痛并放射至前臂尺侧、尺神经支配区有麻木、沉重感。

斜角肌病变时，可触及肥厚的肌腱。

触及骨性隆突肿块，颈肋存在或横突过长。

锁骨下动脉受压时，听诊血管有杂音且桡动脉搏动消失或减弱。

（三）特殊试验

1. 斜角肌试验

让患者静坐于凳子上，两手置于膝部，先触到桡动脉搏动；再令患者头后伸，将下颌转向患侧，同时让病人深吸气后屏住气，再触摸桡动脉搏动，此时桡动脉搏动减弱或消失为阳性。

2. 肩外展外旋试验

当肩关节外展外旋 90°时，桡动脉明显减弱或消失为阳性。

三、鉴别诊断

（一）颈椎病

颈椎病尤其是神经根型颈椎病可引起上肢疼痛、麻木及功能障碍，但桡动脉搏动无异常。本病颈部僵直，活动受限，椎间孔挤压试验及神经根牵拉试验多为阳性。颈椎 X 线片、MRI 可以明确诊断。

（二）急性颈椎间盘突出症

本病多发生于青壮年，患者多有明显外伤史，临床表现与神经根型颈椎病患者相同，但发病较急、症状重。CT 和 MRI 可明确诊断。

四、治疗

（一）非手术治疗

非手术治疗为首选治疗方案。

1. 改善不良姿势和功能锻炼

根据不同病因和职业特点，有针对性地预防。避免加重神经、血管压迫的姿势，如手提重物，上肢过度外展和外旋的动作。急性期患肢可用三角巾悬吊休息，以减少患肢下垂。急性期过后，注意防止肩部僵硬，加强肩带肌锻炼。

2. 手法治疗

用于斜角肌等颈部肌群紧张和痉挛时恢复肌力的平衡，具有活血化瘀、舒筋通络、消肿止痛的作用，能使气血通畅、肌肉松弛，缓解对神经、血管的压迫。

按压弹拨法：一手夹住患者头部，一手拇指置患者乳突下，沿胸锁乳突肌后缘的走向滑到第 6 颈椎横突前侧，向内按压，将患者头部逐渐向患侧偏至 45°。拇指放在患侧锁骨上窝，向下向后朝第一胸椎椎体的方向按压 1 分钟后放松，使患者感到该侧上肢有发热感。按压斜角肌后方，向前弹拨，再加以按摩，减轻斜角肌痉挛。

3. 中药内治疗法

根据本病的特点，进行辨证论治。中医认为本病属于痹证，其病机为气滞血瘀、肝肾亏虚、风寒湿阻。

（1）气滞血瘀型：肢体软弱无力，疼痛发绀，手指僵硬，动作不灵，肢冷无力，肢体远端浮肿，青筋暴露，舌质紫黯有瘀斑，脉紧涩。治宜活血化瘀，益气通痹。方用桃仁饮加味。

（2）肝血亏虚型：肢体软弱无力，动则疲劳，肤色苍白无华，肉削萎缩，麻木不仁，时有疼痛，舌质淡，脉细弦。治宜滋养补肾，活络舒筋。方用补肾壮筋汤加味。

（3）风寒湿痹型：肢体疼痛酸楚，恶风发热，疼痛游走不定，筋脉弛缓或痉挛，舌质淡，脉细弦。治宜温经通络、祛风舒筋。方用防风汤加味。

4. 外治法

在锁骨上窝处使用外用药，或循经穴外敷。

5. 针灸治疗

针灸可减轻对神经血管的压迫。本病发病主要表现在肩部、上臂、前臂及手尺侧，故与手足阳明经、少阴经关系密切，选穴以阳明经为主，辅以手少阴经腧穴。取穴：天鼎、扶突、少海、合谷、气舍、阿是穴、外关。

（二）手术治疗

手术适应证是诊断明确，有明显的、长期反复的或症状严重的神经、血管压迫症状，肩部肌肉萎缩，严重影响生活，经保守治疗无效者。手术方法有：①前斜角肌切断术，适用于前斜角肌病变引起的压迫；②颈肋切除术，适用于颈肋存在患者；③第 1 肋骨切除术，适用于肋锁间隙狭窄患者。

第二节　颈椎及椎管肿瘤

一、概述

脊柱肿瘤的发生率约占全身肿瘤的 6.6%，其中近 50% 为恶性肿瘤且多为转移性肿瘤，一般颈椎肿瘤的发生率低于胸椎和腰椎。颈椎肿瘤根据其病灶起源可分为颈椎原发性骨肿瘤、颈椎原发性椎管内肿瘤和颈椎骨转移性肿瘤。

（一）颈椎原发性骨肿瘤

颈椎原发性骨肿瘤是指起源于颈椎骨骼，以及附属血管、神经、脊髓等组织的肿瘤。依据肿瘤良、恶性又可再分为颈椎原发良性骨肿瘤和颈椎原发恶性骨肿瘤。

（1）颈椎原发良性骨肿瘤：包括骨瘤、软骨瘤、骨软骨瘤、骨样骨瘤、动脉瘤样骨囊肿、骨囊肿、血管瘤等。

（2）颈椎原发恶性骨肿瘤：包括骨肉瘤、骨尤立肉瘤、脊索瘤、皮质性软骨肉瘤、骨髓瘤等。

（二）颈椎原发性椎管内肿瘤

椎管内肿瘤是指起源于脊髓本身和椎管内与脊髓相邻的组织结构的原发性肿瘤及转移性肿瘤的统称。临床依据肿瘤与脊髓、硬脊膜的位置关系，一般将椎管内肿瘤分为髓内、髓外硬膜内和硬膜外三类。髓外硬膜下肿瘤最多见，髓内肿瘤最少见。

颈椎原发性椎管内肿瘤有神经纤维瘤、脊膜瘤、胶质细胞瘤、神经鞘瘤、浆细胞瘤、脂肪瘤、单纯性囊肿、间叶瘤等。

（三）颈椎骨转移性肿瘤

颈椎骨转移性肿瘤的发病率远高于颈椎原发性恶性肿瘤，最常见的转移性肿瘤主要来源于肺、乳腺、前列腺、肾脏、甲状腺和结肠的恶性肿瘤，少部分可来源于肝脏、膀胱、睾丸和卵巢等器官的恶性肿瘤。从转移的肿瘤性质分析，颈椎转移瘤主要来源于腺癌，如甲状腺癌、肾癌、前列腺癌、乳腺癌等。

颈椎骨转移性肿瘤有一定的特点：主要以椎体转移为主，也可侵及椎弓根、椎弓及横突和棘突；肿瘤侵犯脊椎时可蔓延至硬脊膜外腔，但硬脊膜外肿瘤也可见不到骨质侵犯；骨髓的受累转移最常见于儿童；转移性肿瘤一般是多发性的，可发生跳跃现象。当连续侵犯多个颈椎时，一般不侵及椎间盘。

二、病因病机

（一）虚邪侵犯

体质强弱与本病的发生、发展和预后有着密切关系。正虚体弱，脏腑功能失常，气虚血亏，气血不和，气血闭塞，结聚成瘤。

（二）气滞血瘀

气血瘀滞，经络阻隔，蕴结日久，骨与气并，日益增大，凝结成块。

（三）肾虚精亏

先天禀赋不足，髓不养骨，或秉承遗传，易生骨肿瘤；女子任脉虚，男子八八，天癸竭，肾虚精亏，营卫失调，气血不和，肾气精血俱衰，不以荣骨，骨瘤乃发。

三、临床表现

（一）症状

脊柱转移瘤本身常无症状，并且经常仅在行常规骨扫描检查时被发现。出现症状可能是由于：椎体内逐渐增大的肿块突破骨皮质侵入椎旁软组织；压迫或侵入邻近神经根；椎体破坏继发病理骨折；病理骨折后出现脊柱不稳定，特别是并发后侧附件溶骨性破坏时；脊髓受压。转移的肿瘤灶浸润椎体并使其强度下降，椎体发生部分塌陷，肿瘤组织或骨碎片随之侵入椎管，这是脊髓或神经根受压最常见的原因。

1. 疼痛

背痛是脊柱转移瘤患者最常见的症状，经常早于其他神经症状数周或数月。可以见到两种性质不同的背痛：与肿瘤有关的疼痛和机械性疼痛。与肿瘤有关的疼痛主要表现为夜间痛或清晨痛，活动后缓解。这种疼痛可能是炎性介质或肿瘤牵张椎体的骨膜所致。应用小剂量的激素对这种疼痛有效。用放射疗法或手术针对肿瘤进行确切的治疗可以解除这种疼痛。治疗后疼痛的复发预示着肿瘤的局部复发。机械性疼痛源于脊柱的结构异常，如病理性压缩骨折导致脊柱的不稳定。这种疼痛是运动相关性的，坐位或站立位增加了脊柱的纵向负荷从而使疼痛加重。

2. 肿胀

往往在疼痛经过一段时间以后才出现。骨膜或骨皮质的肿瘤，肿胀出现较髓内肿瘤早。转移性脊柱肿瘤也可以完全没有肿胀。

3. 功能障碍

在肿瘤的晚期，由于疼痛和肿胀的加剧，患者的功能将受到限制。发展迅速的恶性骨肿瘤，功能障碍会更加明显。

（二）体征

脊柱肿瘤早期无明显体征，只有当局部病变出现病理性骨折导致脊柱的不稳定或出现神经压迫症状后才出现体征，如后凸畸形，卧位时会伴发严重疼痛、强迫体位等。

（三）影像学检查

1. X 线检查

通过 X 线检查，可对病灶的位置、大小、形态、结构和性质以及周围软组织的变化有一个比较清楚的了解。读 X 线片的时候，应注意骨结构和轮廓。辨别有无骨疏松区或硬化区，有无骨质增厚或不规则增生，以及软组织是否有异常。

2. CT 检查

（1）CT 能较平片更清楚、更早期地显示肿瘤对骨皮质和骨松质等部位的侵蚀破坏，以及肿瘤突破皮质形成瘤性软组织肿块等表现。

（2）能通过 CT 值的测量和分析，初步判断肿瘤的性质。

（3）CT 能显示横断面结构，能较 X 线片更充分显示病变的解剖位置、范围，以及与邻近结构如肌肉、脏器、血管、神经之间的关系。

（4）有助于手术入路的选择。

（5）CT 脊髓造影（CTM）可进一步了解脊髓受压程度。

3. MRI 检查

（1）MRI 能清晰地显示肿物与其周围组织的关系，从而很容易地了解肿瘤的界面、侵犯范围，对手术治疗方式选择，手术范围的确定，以及放、化疗后的疗效观察极有帮助。

（2）有助于早期发现骨髓病变。肿瘤侵犯替代骨髓后，可使正常骨髓信号消失而产生不正常的信号，因此，用 MRI 很容易发现占据正常骨髓的病变。

（3）是诊断脊柱转移性肿瘤的重要手段。MRI 的敏感性可以和核素骨扫描相媲美。MRI 上出现多发椎体跳跃性受累、椎间盘嵌入征、椎间隙扩大征及附件受累，是诊断脊柱转移肿瘤的有力依据之一。

（4）MRI 能显示肿块与重要血管的关系，同时，在增强情况下，能通过动态扫描病灶内的信号强度的变化，进一步区别大部分肿瘤的良、恶性。MRI 对于界定肿瘤的反应区也有重要的意义，能为手术中行整体或广泛切除的范围提供依据。

4. 数字减影血管造影（DSA）

DSA 可清晰地显示肿瘤的主要供血动脉来源及其分支、侧支循环状况和血管分布。DSA 血管介入治疗在脊柱肿瘤中应用较为广泛。通过术中对肿瘤供血血管的精确显影，进行动脉内灌注，栓塞肿瘤的供养血管。随着对肿瘤供血血管可做到超选水平，介入治疗可更为精确地显示并栓塞肿瘤供血血管，从而使 DSA 更为广泛地应用于骨肿瘤的治疗中。

（四）实验室检查

实验室检查有助于骨肿瘤的诊断和鉴别诊断。除常规检查外，应进行碱性磷酸酶、酸性磷酸酶、血钙、血磷、免疫球蛋白等的测定。

（五）病理检查

脊柱肿瘤的诊断依赖于临床症状、X 线检查和病理检查三个方面的密切配合，其组织学检查具有决定性意义。

四、治疗

目前，对于脊柱肿瘤的治疗，应尽量做到早期发现、早期诊断、早期治疗。良性骨肿瘤及肿瘤样变，以手术为主，在保存功能的情况下，彻底切除，防止复发及恶变。对于脊柱转移瘤的治疗主要有化疗、放疗和手术，最大可能地改善生活质量。一旦转移瘤的诊断确立，则手术或手术联合其他治疗手段所能发挥的作用就是缓解疼痛、改善或维持神经功能和恢复脊柱结构完整性。

（一）手术治疗

颈椎上邻枕部下接胸椎，解剖结构复杂，生理功能重要。颈椎肿瘤显露困难，手术难度大，风险高。手术治疗的目的在于最大限度地切除肿瘤病灶，解除肿瘤对脊髓和神经的破坏与压迫，重建与维持脊柱稳定性，最大限度地保留和改善患者的生存质量，延长生存期。颈椎肿瘤可分上颈椎肿瘤和下颈椎肿瘤。临床应根据颈椎肿瘤的部位、外科分期选择相应的手术入路和术式。上颈椎手术主要包括经口咽入路上颈椎肿瘤切除重建术、经颈前咽后路上颈椎肿瘤切除重建术、枕颈后入路上颈椎肿瘤切除重建术、前后联合入路上颈椎肿瘤切除重建术，下颈椎肿瘤手术主要包括前路颈椎肿瘤切除重建术和后路颈椎肿瘤切除重建术。

手术中应注意：①对于高位颈椎椎管内肿瘤，勿伤椎动脉，该动脉在枕骨大孔水平处出寰椎的横突孔，绕寰枢关节后方，穿过寰枕后膜和硬脑膜进入颅内，若肿瘤与椎动脉粘连紧密或包绕者，将此部分的肿瘤仅做部分切除。②肿瘤延伸至颅内者，术中切勿推移和牵拉延髓，仅于延髓表面分离切除；肿瘤位于延髓外侧面时，将肿瘤粘连分离、切除至肿瘤基底部，最后分离粘连的颅神经和脊神经根，切勿损伤延髓。

（二）非手术治疗

1. 化疗

适用于脊柱恶性肿瘤如骨髓瘤等，骨髓瘤约占恶性骨肿瘤的一半，化疗的目的为尽快杀灭骨髓瘤细胞，降低 M 蛋白，使症状缓解，延长生存期。

2. 放疗

放射治疗是利用放射线或放射性核素对肿瘤细胞的直接杀伤作用以达到治疗目的的一种方法。①适用放疗者：良性——血管瘤、动脉瘤样骨囊肿；恶性——恶性淋巴瘤、骨髓瘤等；②辅助性放疗：手术不彻底，可放疗以减少复发，有些恶性肿瘤，需放疗、化疗同时使用以取得良好效果；③姑息放疗：发展快、症状严重的肿瘤，应用放疗可暂时缓解症状。

3. 中药

中医药治疗脊柱肿瘤，根据"治病必求其本"的原则进行辨证，做到标本兼顾。临证时应根据患者的具体情况先攻后补，或先补后攻，或攻补兼施。在肿瘤的早期，因正气充实，多以攻为主，攻中兼补。在肿瘤中期，因正盛邪实，应攻补兼施，或以补为主。在肿瘤晚期，多属正虚邪实，故应先补后攻或攻补兼施补大于攻。此外，对接受放疗或化疗的患者，因毒性分解产物在体内的堆积，必须配合使用解毒和泻下的药物。目前常用于治疗脊柱肿瘤的中药有黄芪、党参、人参、半枝莲、白花蛇舌草、灵芝、女贞子、山慈菇、水蛭、蜈蚣等。

第三节　椎-基底动脉缺血综合征

椎－基底动脉供血不足是指由于椎－基底动脉系统血供障碍，导致内耳、脑干、小脑等组织的功能缺损，所引起的以眩晕、复视、头痛为主要症状，呈一过性发作或间歇性复发的临床综合征。本病多见于中年以上，青壮年也可罹患，男性多于女性。其病因和发病机制主要是由于椎－基底动脉粥样硬化使血管管腔狭窄，供血减少，或动脉粥样硬化斑块破裂，微栓子随血流栓塞颅内小血管，血流中断。

一、临床表现

临床症状多种多样，相当复杂，主要表现是内耳、脑干、小脑、间脑、枕叶、颞叶等组织的功能缺损。

脑干症状主要表现为复视、构音障碍和吞咽困难。小脑症状主要表现为眩晕和共济失调。枕叶症状主要表现为双侧黑蒙或同向性偏盲。其他症状还包括猝倒发作、运动感觉障碍等。

二、辅助检查

头颅和颈椎 CT 或 MRI 检查、颈椎 X 线片、经颅多普勒超声检查（TCD）、脑干听觉诱发电位（BAEP）、前庭功能检查、眼震电图，其他如血脂、血糖、血黏稠度、眼底、心电图等检查对判断椎 – 基底动脉供血不足亦有帮助。

三、治疗

1. 防止血小板聚集，降低血液黏滞性：应用抗血小板药物，如阿司匹林 75～150 mg/d，或盐酸噻氯匹定 250 mg/d。

2. 扩张脑血管，增加脑血流量：急性发作期，选用血塞通 0.4g 入 5% 葡萄糖或 0.9% 生理盐水 250 mL，静滴，1 次 / 日；也可选用曲克芦丁、葛根素、灯盏花素等静滴。氟桂利嗪 5 mg，1 次 / 日，口服；乐脉颗粒口服治疗等。

3. 改善脑细胞代谢：吡拉西坦 8 g 入 5% 葡萄糖 250mL 静滴，1 次 / 日，10 次为 1 个疗程。

4. 眩晕明显可加用：①盐酸倍他司汀，能增加脑血流量，改善内耳微循环，抑制血小板聚集，对眩晕有较好疗效，4～8 mg，3 次 / 日，口服；②地芬尼多，能增加椎 – 基底动脉血流量，调节前庭系统，治疗各种原因引起的眩晕，25 mg，3 次 / 日。

5. 若有原发性疾病如颈椎病、颈椎间盘突出症等，处理原发性疾病后也可减轻椎 – 基底动脉缺血症状。

参考文献

［1］DiLosa Kathryn L.，Humphries Misty D.. Epidemiology of Thoracic Outlet Syndrome［J］. Seminars in Vascular Surgery，2021（prepublish）.

［2］况莎莎，杨孝芳. 脏腑推拿联合针灸治疗神经型胸廓出口综合征验案举隅［J］. 临床医药文献电子杂志，2019，6（88）：177-184.

［3］Furushima Kozo，Funakoshi Tadanao，Kusano Hiroshi，et al. Endoscopic-Assisted Transaxillary Approach for First Rib Resection in Thoracic Outlet Syndrome［J］. Arthroscopy，Sports Medicine，and Rehabilitation，2021，3（1）.

［4］Costa Fabio，Strumia Alessandro，Pascarella Giuseppe，et al. PECS II Block Combined with Supraclavicular Brachial Plexus Block Allows Anesthesia for Transaxillary Thoracic Outlet Syndrome Decompression Surgery［J］. Journal of Cardiothoracic and Vascular Anesthesia，2020（prepublish）.

［5］项杰，陈肖肖，王章富，等. 胸廓出口综合征的诊断治疗进展［J］. 中国骨伤，2019，32（02）：190-194.

［6］李超. 脊柱手术学操作要点与技巧［M］. 北京：人民军医出版社，2015.

［7］杨操，杨述华. 脊柱外科手术要点难点及对策［M］. 北京：科学出版社，2017.

［8］朱立国，李金学. 脊柱骨伤科学［M］. 北京：人民卫生出版社，2015.

［9］胥少汀，葛宝丰，卢世璧.实用骨科学：下［M］.4 版修订本.郑州：河南科学技术出版社，2019.

［10］周秉文.颈肩痛［M］.北京：人民卫生出版社，1998.

［11］李世新，王道生.老年椎－基底动脉系统缺血 140 例临床分析［J］.中国乡村医药，2008，15（12）：15.

［12］史继学，吴兴贵.颈椎病所致椎－基底动脉缺血综合征［J］.临床荟萃，1991（08）：373.

［13］潘之清，陆玫玲，潘旭东，等.颈性眩晕（椎动脉缺血综合征）［J］.中国康复，1990（03）：136-139.

第十一章　颈肩痛的中医康复治疗

第一节　颈肩痛的中医康复疗法的形成和发展

一、中医康复疗法的形成

数千年的中国医学史，是人类长期同疾病做斗争的实践经验的总结。它记录了无数的前辈对养生防病、益寿延年的大量探索，以及有关康复养生的学术成就。中医康复疗法源远流长，凭借历代养生学家、医家及广大劳动人民的不断探索与实践，不断拓展而逐步完善。

人类从诞生时的原始群居，到母系氏族社会、父系氏族社会，直至公元前 21 世纪的夏代，经历了漫长的原始社会时期。这段时期的生产力极为低下，人类过着茹毛饮血的生活，生存是一种本能的需求。因此在这段时间，人类不断地认识自然、适应自然和改造自然，并在对自然的探索中发现了一些顺应自然的祛病延年的方法。这就是最早的康复养生之道。"医食同源"就产生于此时。随着燧人氏采用钻木取火后，人类开始将生食烹调成为熟食，减少了食源性疾病的发生。根据《战国策》记载，在大禹时代，出现了酒的使用，并很快与医疗养生紧密结合起来，这就是后世广泛应用的"药酒"养生的起源。在居住环境方面，人类选择自然生存环境较好的平原、河谷区域群居，因为其水源充足、土壤肥沃、食源丰富，利于生存条件的满足。后为适应自然气候，冬日寻找山洞、窟穴居住以避风寒，夏日则回到树巢之中，以避凶猛动物侵犯之危险，这就是环境养生的最早起源。并且，在我国最早的文字殷墟甲骨文中就有"沐""浴"等，也反映了当时的人类已经开始注重身体的保养。

导引吐纳术是颈肩痛中医康复疗法中最重要的组成部分，也是起源最早的部分，可以追溯到上古时期。在原始社会时期，人类模仿禽兽的动作而舞蹈，并发现跳跃或飞翔的姿势能够使身体轻盈强健，进而逐渐转化为以舒筋活络为目的的舞蹈动作，又进而演变为运动导引的保健活动。如在《吕氏春秋》中就记载了相当于原始社会后期的古人，开始将舞蹈用来宣导肢体、关节的阴湿邪气。在模仿动物动作的时候，不仅要形似，还要模仿其表情和神态，这就是要求古人在舞蹈的时候要将心神和形体全部投入其中。故而这种有目的、有意识，形神合一的舞蹈健身行为，可以说是导引吐纳养生的起源。在劳作后的养息时，或闭目静养、徐徐吐气，或伸展肢体，或施以按摩，顿感神清气爽，后人发展成为"气功"等。

上古时期，人类为了生存，在与大自然的斗争过程中，萌发了顺应环境以养生和改造环境以养生的两大法门，被认为是中医康复疗法的最早起源。这段时期关于养生的探索和经验积累，为后世中医养生康复疗法的发展奠定了良好的基础。

二、中医康复疗法的发展

中国养生康复疗法起源于上古时期，随着人类的繁衍而不断地发展。从先秦时期的百家争鸣，到汉唐时期的体系形成，到宋元时期的发展完善，再到明清时期的弘扬光大，最后到近现代的坎坷发展和飞速壮大，中医养生康复疗法同中国传统医学一样，历经了五大重要的发展时期，使其理论不断地深入，流派不断拓展，最终形成了现在中医养生康复百花争艳的繁荣景象。

（一）先秦时期——百家争鸣

中华民族从夏王朝的建立，经历商、周至春秋战国，到公元前221年秦始皇统一中国，这一历史时期统称为先秦时期。这段时期，我国已经逐步进入封建社会，生产关系和生产力发展，社会经济较为繁华，科学文化事业也得到了相应的发展。学术界出现了"诸子蜂起、百家争鸣"的局面，各种学术思想水平达到了一定的高度。诸子百家在探索自然规律和生命的奥秘过程中，中医养生康复思想也应运而生。

《周易》是首部关于人类顺应和改变自然界的专著。其核心思想是阴阳的对立与统一，它主张人应该主动适应自然，顺从自然规律活动，以达到"天人合一"的状态，该著作是养生学"精神内守"观点的理论源头。

道家主张人与自然都必须遵循"道"的规律，所谓"人法地、地法天、天法道、道法自然"。道家思想中的清静无为、返璞归真、顺应自然等对中医养生康复有很大的影响和促进。道家倡导以静为主，动静结合、形神共养的养生康复观，《庄子·刻意》所记载的调气法就是以导引之术对这种养生康复观进行了细致的描述。

以孔子、孟子为代表的儒家思想是中国传统思想文化的主流，其内核所倡导的"中庸""仁爱"对中国传统文化的各个方面均有深远的影响。儒家讲究习练六艺，包括射、御、礼、乐、书、数，用以修身养性、强身健体、延年益寿，也是康复养生中运动调养的重要组成部分。

第一本阐述中医学理论体系的中医著作《黄帝内经》于先秦时期问世，也是中医康复养生学的著作之一，对于中医康复养生的发展有着里程碑的作用。《黄帝内经》提出了养生学的生命观，指出"天地合气、命之曰人"的观点；首先确立了"治未病"的预防养生观点，强调了保养正气在养生中的重要性；详细阐述了养生康复的原则和方法，如调情志、慎起居、适寒温等；创立经络学说，为针灸、按摩、引导养生的发展奠定了基础。

先秦诸子的百家争鸣为中医康复养生学的发展奠定了浓厚的文化基础，《黄帝内经》的问世也为中医养生康复疗法的形成与发展起到了承前启后的重要作用。

（二）汉唐时期——体系形成

从公元前221年，秦朝统一中国，封建社会形成，中国社会出现了暂时的稳定局面。这段时期，中国社会经济文化的高度繁荣，也促进了中医学和中医养生康复学的飞速发展。特别是到了隋唐时期，中外文化交流逐渐增多，加之佛教的传入，对中国人民的意识形态、社会观、世界观的形成与发展产生了较大的影响。各家均对养生康复有一定的研究，并发表了相当数量的专论、专著，逐步形成了较为完整的养生康复体系。

东汉医家王充《论衡》中设有养生专论，提出了禀气的厚薄决定了寿命长短的观点，认为延寿有方、不死无术，倡导在安稳的社会环境和良好的自然环境下，通过调养生息，可以益寿延年。张仲景继承了先秦时期的医学理论，创有《伤寒杂病论》，奠定了中医辨证论治的理论基础。他从病因学的角度提出了"养慎"的观点，强调机体应当顺应四时变化，体现了中医防治结合、预防为主的养生观点。论著中对引导吐纳术有细致的描述，提倡在身体稍觉不适之时就开始行导引吐纳之术，切勿等待病情发展后再行医治。

东汉时期另一大著名的医家华佗，继承了先秦的动则不衰理论，进一步阐述了动形养生的观点。他十分重视运动疗法在养生康复中的重要作用。他指出："人欲得劳动，但不当使极耳。动摇则谷气得消，血脉流通，病不得生，譬犹户枢不朽是也。"其根据《庄子》的"吐故纳新、熊经鸟伸"之法创编的"五禽戏"是最早的系统运动引导养生运动疗法。该运动疗法主要通过效仿虎、鹿、熊、猿、鸟五种动物的动作以达到防病健身、促进身心康复之功。这套疗法在现代仍然广为流传，并且发展成多家流派。

东晋医家葛洪精研道家理论，重视导引、吐纳等养生知识，在《抱朴子·内篇》中指出若要养生延年，必须注重导引方法和房室养生，指出"唯有得其节宣之和，可以不损"，提出了"胎息"功法，并详述其要领。

南朝的著名养生家陶弘景在总结梁代以前各类书籍中养生法的基础上，编撰了《养性延命录》，是现存最早的一部养生专著。书中专列"导引按摩篇"，详述了康复医疗的常用方法。

唐代的孙思邈是当时的养生大家。他结合各家养生之说，结合自己多年丰富的实践经验，著有《备急千金要方》，并在《摄养枕中方》中介绍了多种养生功法。他倡导运动导引养生，认为安居不动会导致静脉壅塞，主张经常运动以保持气血的流通。其所采用的"老子按摩法"和异域的"天竺国按摩法"简单易行，几乎包括了全套八段锦动作。

这段时期的中医康复养生理论集各家之大成，也集合了一些由于时代限制所衍生出的糟粕巫医之术，逐步形成了系统的养生康复体系，为今后康复养生学的长足发展起到了重要的作用。

（三）宋元时期——发展完善

养生康复学进入到宋元时期，是一个不断完善、充实的时期，在养生康复理论和养生康复疗法上均有突破性的发展。

随着人类寿命的不断延长，从西汉末年，老年保健与养生越来越得到重视。大量的养生康复专著涌现出来。宋代陈直的《养老奉亲书》是我国现存最早的一部老年保健学著作。该书继承发展了《黄帝内经》以来的四时顺养思想，提出了"四时养老论"，极大丰富了老年养生学的内容。朱丹溪强调节制饮食，提出老年人的饮食要避免摄入燥热厚腻之品，以保养精气。丘处机的《摄生消息论》、忽思慧的《饮膳正要》、贾铭的《饮食须知》等专著都较为详细地介绍了老年人饮食调养的方法。邹铉的《寿亲养老新书》强调了老年人的起居护理，指出老年人体力衰弱，动作多有不便，故对其起居作息、坐卧立行，都需要合理安排，应当处处为老人提供便利条件，细心养护。同时对老年人用药方面进行了描述，指出老年人用药应采取"扶持"之法，切不可峻补猛泄，以防止不良反应的发生。

宋代官方编著的《圣济总录》和《太平圣惠方》两部医学巨著，汇集了各类疾病的病因病机、治疗的理法方药以及康复医疗的内容。《圣济总录》中收录了许多气功修炼的养生康复方法与手段，在后世的实践中得以验证与推广。

该时期最为著名的"金元四大家"不仅是临床家、理论家，也是养生家。他们精于养生，重视康复，将临床医疗的观点和理念融入养生、康复实践中，极大地发展了养生康复理论与实践内容。刘完素编著的《素问玄机原病式》，运用天人相应原则和五行生克理论，对临床康复辨证治疗有一定的指导意义。张子和将许多的康复疗法应用于临床中，他倡导的阳光疗法、空气疗法、文娱疗法、泥疗、浴疗、冷疗、热疗、导引、按摩和情志疗法在现代康复学中得到了广泛的应用。李东垣的"顾护脾胃而益寿延年"之养生观点别树一帜，为后世实践所肯定。朱丹溪则倡导"相火论"，强调在治疗和养生康复上滋阴的重要性。并围绕滋阴养阴理论，在调气、饮食、情志和房事上提出"以息相火妄动"的观点。

宋元时期的医家在不断总结前人养生康复学的理论、方法和经验的同时，将养生康复的理论拓展到老年保健范畴，并深入研究了饮食养生的理论与实践。金元四大家的养生康复理论中调理脾胃、滋阴养阴等，成为后世临床康复过程中遵循的基本原则。

（四）明清时期——弘扬光大

时至明清，养生和康复医疗都有了很大的发展，先后涌现出很多著名的养生学家，撰写了很多中医养生康复学专著，达到了中医养生康复的鼎盛时期。而且，由于中外交流的开展，很多养生学专著被译成外文出版并发行，使中医养生康复学在国际上得到了极大的推广。

这个时期涌现了多种养生方法。明代以来，药饵学说的发展进入了鼎盛时期，形成了比较系统完整的药饵养生学说。随着命门学说的发展，产生了以张景岳的《景岳全书》为代表的温补派养生学专著，提出了阳气旺盛则寿命长，阳气衰弱则寿命短的论点。高濂的《遵生八笺》从气功的角度提出了养心坐功法、养肝坐功法、养脾坐功法、养肺坐功法、养肾坐功法，极大丰富了调养五脏学说。冷谦的养生学专著《修龄要旨》详细论述了四时起居调摄、延年益寿、八段锦导引法等。

著名的药学专著《本草纲目》中也收录了很多的康复疗法。"水部"中详细描述了各种不同源水的性能，阐明了泉水的应用与选择。李时珍还善用热砂疗法治疗风湿顽痹，用热汤疗法治疗风寒湿痹，用火针治疗痹痛瘫痪等。本书对康复膳食方面也有详尽的描述。

动静结合养生疗法在本时期得以明确。方开的《摩腹运气图考》指出：人身之阴需要静，人身之阳需要动，动静适度，则气血和畅，百病不生，尽其天年，从而提出了以静养阴，以动养阳的主张。清代养生大家曹庭栋在《老老恒言》中指出：引导之法甚多，其作用在于宣扬气血，舒展筋骸，对人体有益无损。并创立了卧功、坐功、立功三项，以供老年人锻炼之用。

明代太医院官吏龚廷贤的《寿世保元》对呼吸吐纳、气功锻炼、老年养生等诸多康复疗法进行了阐述。其推荐的"附睡法"认为良好的睡眠可以使"气海深满，丹田常暖，肾水易生，益人多宏"，强调了睡眠疗法在治疗康复中的重要作用。该书还对水浴疗法、蒸汽疗法等康复方法进行了描述。

明清时期，由于武术的发展促进了导引术和各种功法的大力推广。《遵生八笺》记载了八种导引术，除了在国内广为流传外，还于1895年翻译成英文推广国外。沈金鳌的《杂病源流犀烛》一书中，留有"运动规法"，包括了导引、气功和按摩等疗法。龚居中注重自身调摄与康复治疗的配合，他的《祛病延年一十六句之术》将气功、导引、情志、饮食、体育等多种疗法融于一体，易学易行、易见功效。

大量的养生康复专著如潮般涌现。外科医家陈实功的《外科正宗》中"调理须知"论述了外科患者的临床康复，强调了术后要注重饮食调摄、御寒防暑、戒喜怒、节房事等康复要点。俞根初的《通俗伤寒论》中"调理诸法"全面阐述了热性病的康复疗法。著名外治专家吴师机的《理瀹骈文》也对康复理论进行了阐述，同时详细介绍了熏、洗、敷、贴等外治康复方法。

这个时期的中医养生医疗形成了理论与方法结合、治疗与调养结合的局面，中医养生康复学已经发展成为一个理论相对明确、系统相对完善的学科。

（五）近现代——坎坷发展和飞速壮大

中国的近现代史开始于 1840 年的鸦片战争。由于帝国主义的入侵，社会动荡不安，工农医学均停滞不前，特别是中医学等传统文化饱受摧残，中医康复养生学并未出现医家或专著。1949 年中华人民共和国成立之后，中医药事业开始了新的发展，并不断壮大起来。20 世纪 80 年代，大量古代的养生康复文献得以整理出版，各种养生康复的专著先后问世。1987 年中医养生康复正式成为中医院校的专业课程，标志着中医养生康复医学学科建设的开端。同时，很多中医养生康复的教材也随之出现。《中医养生学》《中医康复学》被确定为中医高校的教材。之后，中医养生康复学的学术活动得到了大力开展，学术氛围浓厚。1986 年《中国康复学杂志》公开发行，1989 年在北京召开了首届国际传统康复学术会议。

进入 21 世纪，随着医疗水平的不断提高，人们的养生康复观念得到了前所未有的提升。治未病门诊、冬病夏治疗法等回归自然、未病先防的养生康复疗法得到了广泛的关注。中医养生康复学在理论研究方面也不断创新、突破，在实践运用上将"生物 - 心理 - 社会医学模式"普及于民众，服务社会健康。在我国，各级医疗单位均设立有康复科、康复门诊、康复中心，并有康复专科医院的成立，标志着中医养生康复进入了一个飞速发展、不断深入发掘探索的关键时期。祖国医学博大精深，如何在新的社会环境下推进康复医学的不断发展，还需要广大中医养生康复专家的努力。

三、颈肩痛中医康复疗法的现状

在颈肩痛患者的保守治疗中，可采用推摩、揉捏、擦法等手法按摩颈背肩臂等部位，并配合穴位按摩，可以舒筋活络，缓解肌肉痉挛，改善局部血供，减轻疼痛。温针灸通过经络的传导起到温经散寒、行气活血的作用，可达到防治骨质疏松发生发展的目的。以上方法较为安全，容易为患者接受，具有可重复性，避免了长期服药所带来的不良反应。中药热敷、中药熏蒸等中医康复疗法在治疗颈肩痛方面也取得了满意的疗效，具有药物和手术治疗所不能取代的优势。

第二节　颈肩痛常见的中医康复疗法

一、水疗法

水疗法是指利用水或矿泉的化学作用，或药物作用，以达到防病强身健体的目的的方法。水的温度适宜不仅能促使毛细血管扩张、加快血液循环，而且由于水的浮力和静压力可对人体体表产生按摩、通络、止痛、敛肌、消肿的功效。

（一）矿泉疗法

矿泉疗法指应用一定温度、压力和不同成分的矿泉水，促进人体疾病痊愈和身心康复的方法。矿泉水有冷、热两种，冷泉常属饮用，热泉多入浴，由于沐浴的矿泉水多有一定的温度，故矿泉浴又称为温泉浴，古书中称温泉为汤泉、沸泉。矿泉不同于井水和一般泉水，它是一种由地壳深层自然流出或钻孔涌出地表、含有一定量矿物质的地下水。与普通地下水相比，具有温度较高，含有较高浓度的化学成分和一定的气体等特点。

1. 矿泉疗法的作用机制

矿泉水性味甘平，多有补养之功，《本草纲目·水部》说："盖水为万化之源，土为万物之母，饮资于水，食资于土。饮食者，人之命脉也，而营卫赖之。"人体脏腑气机的升降出入于水以濡润，则营卫和、阴阳调，故《本草纲目·水部》又提出"人赖水土以养生"，如饮用矿泉水"令人体润，毛发不白"，并以此养生、延年益智。

2. 矿泉疗法的分类与作用

按水中所含矿物质分类，可分为碳酸氢盐泉、硫黄盐泉及氯化物泉三种；按温度不同分类，可分为微温泉（25～33℃）、温泉（34～37℃）、热泉（38～42℃）、高热泉（43℃以上）。

矿泉水对患者的康复治疗意义主要体现在以下三个方面：第一是由矿泉水本身的性味功效所决定的，如泉质气味甘平，"人饮之者，痼疾皆除"。外浴泉水，气味辛热，"其水温热若汤，能愈百病"。第二是矿泉水所含矿物质不同，对机体的影响亦异，且泉质"性从地变，质与物迁"，而产生不同的治疗意义，这说明水土不同，疗效各殊。第三是由矿泉水的温度、水压、浮力等自然物理因子刺激人体，鼓动阳气，温通经络，流畅气血，怡神畅志，故能促进疾病的痊愈和身心的康复。冬天是最适宜温泉浴的季节，不但可以借着热热的泉水来驱走体内郁结的寒气，还可消除疲劳、舒缓筋骨、美容健身，一举数得。

3. 矿泉疗法的操作方法

矿泉疗法在康复治疗应用上主要有外浴和内饮两种方法。

（1）外浴法：全身浸浴法是矿泉浴中最常用的沐浴法，浴者可静静地仰卧浸泡于浴盆或浴池中，水面不要超过乳头水平，可配合浴中训练或浴中按摩。全身浸浴是实施肢体活动自我训练的好方法，康复疗效显著，可分为低温浴、微温浴、温浴和高温浴四种。也可以采用半身浸浴法和局部浸浴法，即将身体某一部分浸泡在矿泉中，如坐浴、足浴、手臂浴等。根据局部病变情况，分别选用冷、温、热或冷热交替的方法，每次15～20分钟。可以对治疗机体某一局部病变，有良好的舒筋活络、缓解疼痛的效果。

（2）内饮法：对矿泉水的饮用称之为矿泉疗法的内饮法。能够饮用的泉水大多性味甘平无毒副作用，饮之甘美爽口，故人们称之为清泉、甘泉。用优质泉水作为日常饮水、泡茶和康复食疗用水，或煎中药用水，多有滋补强壮作用。

4. 矿泉疗法的注意事项

（1）外浴法：①空腹和饱餐后不宜沐浴，一般以食后 1 ～ 2 小时沐浴最适宜。②每次入浴时间不宜过长或过短，以浴后感觉舒适为度。③矿泉温度要根据个体差异和体质不同、治疗目的不同而选择适宜的温度，不宜过高或过低。④在沐浴中，对老年、体弱和特殊体质的患者要特别注意时间和水温，防止感冒和发生意外。

（2）内饮法：①饮水量要因人因病而异，切不可把它看成一般的饮水而草率行事。②饮疗初期（3 ～ 5 日内），可能会在全身或局部出现一过性（一般数天）健康状态低下或疾病加重的现象，称为矿泉反应。反应症状轻微时，可服用维生素 C；反应稍重可暂停几天矿泉治疗，如反应重或持续时间较长，则不属矿泉反应，而是不适宜此法；若出现病情恶化的指征，要及时停止使用该疗法。

（二）药浴疗法

药浴，又叫药汤浴，是将中药与"洗浴"相结合的保健方法，属于中医外治法的范畴。将药物煎汤，以适当的温度，加入浴盆中进行全身浸浴，或直接用药物煎剂进行局部浸浴或熏洗以达到养生保健、防治疾病的目的。

1. 药浴的作用机制

药浴疗法属于中医外治的方法，药浴是以中医基础理论为指导、整体观念为依据，其治病机制与内治法基本相同。《理瀹骈文》云："外治之理即内治之理，外治之药即内治之药，所异者法尔。"外治法在给药途径方面有其独到之处。药浴的主要作用是通过药物的渗透作用，通过人体的孔窍、皮肤、黏膜、腧穴等部位使药物进入人体，促进血液循环，调节全身的功能，以达到祛除病邪、防治疾病的作用。

2. 药浴的分类和作用

药浴的形式主要包括全身浸浴、局部浸浴、熏浴、烫敷四种。全身浸浴是将药物的煎剂或其他制剂加入浴盆中进行全身浸浴的一种疗法，该方法作用范围广泛，对整个机体有很好的调节作用。局部浸浴、熏浴是直接用药物的煎剂进行局部浸浴或熏洗的疗法，它们有治疗局部病变疗效较好的特点，主要包括头面浴、目浴、四肢浴、坐浴等。烫敷是将药物分别放入两个纱布袋中上笼屉或蒸锅内蒸透，趁热交替放在局部烫敷的一种方法。烫敷可以减轻局部症状，调畅局部气机。一般每日 1 ～ 2 次，每次 20 分钟左右，2 ～ 3 周为 1 个疗程。

3. 注意事项

药浴是以中医药理论为指导的一种外治方法，必须遵循中医辨证论治的原则，合理用药，严格配伍。药浴时要注意安全操作，在操作时要注意水温的调节，一般是趁药液温度较高时先熏后洗，当温度下降到合适温度时再浸浴，以避免烫伤，在熏蒸时要注意及时补充水分以防汗出过多、体能消耗过大。药浴时要注意药液器具的消毒以防患部感染，在公共药浴场所要隔离传染病患者，以避免交叉感染。值得注意的是高血压、心脏病、急性炎症的患者不宜用热敷熏蒸的方法；过敏体质的人要询问过敏史，以避免药物过敏。

（三）现代医疗水疗法

现代医疗水疗法是脊柱疾病康复治疗的重要手段，它的主要设备是各种大小不等的浴池、升降下水装置及相应的漂浮物品等安全装置，用动水的机械作用和水的浮力，减轻肢体重量，易于进行功能锻炼，可以促进肌肉、关节及肢体功能障碍的康复。

1. 作用机制

水疗对人体作用的机制是通过神经-体液调节机制，引起体内器官功能变化。包括对体温的调节作用和水对机体的机械刺激作用。温水浴、热水浴常配合按摩和体疗，用来治疗运动器官疾病。关于温热作用减轻肌肉疲劳的解释，有人认为，在热作用下，血管扩张、血氧增加和代谢加速有利于消除肌肉疲劳。

2. 常用的现代医疗水疗法

（1）漩涡浴：漩涡浴的特点是浴槽内的水呈漩涡样流动，连续的漩涡作用于人体，是一种很好的按摩。

（2）入水训练：借助水的浮力减轻身体重量，对于四肢关节运动障碍的病人非常适宜。

3. 注意事项

（1）空腹和饱餐后不宜沐浴，一般以食后 1 ～ 2 小时沐浴最适宜。

（2）每次入浴时间不宜过长或过短，以浴后感觉舒适为度。

（3）选择适宜的温度，不宜过高或过低。

（4）在沐浴中，对老年、体弱和特殊体质的患者要特别注意时间和水温，防止感冒和发生意外。

二、泥土疗法

泥浴又称泥浆浴，是指用泥、湖泥等泥类物质敷于体表，或在特制的泥浆里浸泡，以求达到健身祛病目的的方法。具有治疗和保健作用的泥类有淤泥、腐殖泥、煤泥、矿泉泥、火山泥等，最常用的是淤泥和矿泉泥。泥浴对痛风、风湿性关节炎、慢性关节炎、外伤后遗症等多种慢性病均具有良好的康复作用。

1. 作用机制

（1）通过泥类与皮肤的摩擦，在吸收了太阳能后，会产生温热的作用和按摩的作用，可使血液循环的速度加快，并可改善新陈代谢和组织细胞的营养。

（2）淤泥中含有的各种盐类对皮肤起到一定的杀菌、消毒的作用。

（3）淤泥内含有胶体物质，可通过离子渗透的方式进入人体，是人体不可或缺的健康因子。

2. 治疗方法

（1）泥浴法：将身体或治疗部位浸于液态泥中，可根据需要进行全身泥浴或局部泥浴。全身泥浴的温度为 39～42℃，时间为 5～15 分钟。局部泥浴的温度为 38～48℃，时间为 15～30 分钟，一般每 2 日进行 1 次治疗。

（2）泥饼法：患者取平卧位，在治疗部位放上泥饼（约 3～5 cm 厚），温度为 38～48℃，时间为 15～30 分钟，一般每 2 日进行 1 次治疗。

（3）泥罨包法：将备好的泥放在特制的布袋中，置于患处。时间为 15～30 分钟，每日 1 次。

3. 注意事项

泥浆浴最佳时间在夏季，首先脱衣，将泥糊涂于体表，躺在沙滩上，在日光下进行。也可以在泥浆中浸泡 20～30 分钟。值得注意的是：各种皮肤感染、开放性损伤、患有严重器质性病变者，妇女经、孕产期，均不宜进行泥浴。

三、热疗法

传导热疗法是应用各种热源，将热直接传导于人体以治疗疾病的一种物理方法，简称热疗。最早的热疗法可见于《黄帝内经》"寒者热之"和"热因热用"的治疗原则。其对人体有助阳通阴、温经通络，使气血"得热则行"的作用。正如《素问·调经论》说："血气者，喜温而恶寒，寒则泣不能流，温则消而去之。"因为寒为阴邪，其性凝滞，热疗能使气血运行，经络疏通，从而调和阴阳，使慢性痼疾渐次康复。

（一）热疗法概述

1. 热疗的作用机制

（1）热疗能够促进浅层伤口的愈合：基础研究表明，人体细胞的代谢过程会随着温度的上升而发生改变。在一定的温度范围内，温度每升高 10℃，基础代谢率可以增加 2～3 倍。人体的皮肤浅层涵盖了丰富的血管系统，当温热因子刺激皮肤时，能够加速血管的扩张，加强其代谢，促进瘢痕的软化和皮肤溃疡的愈合。

（2）热疗能够促进肌肉痉挛的恢复：热刺激能使正常的肌肉从疲劳中迅速恢复，主要是由于热作用使肌肉充血，代谢改善，乳酸被充分氧化；热刺激还能缓解病理性的肌肉痉挛，主要通过作用于肌梭，使其减少发放冲动的频率；温热还能通过对疼痛的抑制来缓解疼痛引起的肌紧张和肌痉挛。

（3）热疗能够改善神经系统症状：短时间的热刺激会使神经系统的兴奋性增高，长时间的热刺激则起到抑制作用。在进行温热疗法时，开始时会出现舒适、温暖的感觉，此后会逐渐感觉疲劳、乏力、困倦。如果温度偏高，治疗时间偏长，则疲劳无力的感觉会更加严重。

2. 热疗在康复中的应用

（1）缓解疼痛：热刺激可通过竞争性抑制作用，抑制痛觉冲动的传导，从而起到缓解神经性疼痛的作用。热刺激还可使血管扩张，改善局部血液循环，促进代谢产物特别是炎性致痛物质的排出，起到减轻炎性疼痛的作用。

（2）减轻肌肉痉挛：热刺激作用于痉挛的肌肉，使得肌梭减少发放冲动的频率，起到减轻肌肉痉挛的作用。热刺激还可通过缓解局部疼痛以减轻痛性肌肉痉挛。

（3）加速胶原合成与组织修复：生长在一定的温度范围内，随着组织局部温度的升高，细胞代谢、生物酶活性都会增高，可加速胶原蛋白的合成，促进组织修复生长。

（4）改善血液循环：局部热刺激通过神经体液反射，可使局部血管扩张，血流加速，起到改善局部血液循环的作用。

（5）减轻慢性炎症：热刺激通过改善局部血液循环、改善组织代谢来减轻慢性炎症。

3. 热疗的常见分类

（1）根据热疗的传导介质不同可以分为：蜡疗法、热沙疗法、热泥疗法、蒸汽疗法、坎离沙疗法、化学热袋疗法和电热疗法等。

（2）根据康复的方法不同可以分为：①热浴法，是指采用一定温度的水、药剂或某些特定的物质作为介质，以沐浴的方式防治疾病的一种自然保健方法。《本草纲目·水部》云："热汤能通经络，患风冷气痹人，以汤渫脚至膝上，厚覆取汗周身。"借热气以治之。针对不同的病情，可以选择全身淋浴或者部分浸渍方法，对于风寒湿痹型颈肩痛尤为显效。②热熨法，是指将热物放在患者的穴位或者患处缓慢地进行来回移动滚熨的方法，通常采用的有汤熨、盐熨、药熨、砖熨等。适用于慢性虚寒性腰痛或损伤性疼痛。③热敷法，是指将热物固定放置于患者的穴位或者患处的一种方法。通常热物的温度维持在 50 ～ 60℃，以防止烫伤皮肤。适用于跌打损伤或慢性虚寒性颈肩痛。④热熏法，是指将具有舒筋活血、祛风除湿的中草药煎汤置于特制的药煲中，上留小孔，将患处或穴位置于其上进行熏蒸的方法。适用于痹证。

4. 热疗操作的注意事项

（1）热浴的时间不宜过长，空腹及饱餐后不宜进行热浴。

（2）患有高血压、心脏病等严重器质性病变者慎用。

（3）治疗时应注意有无心慌、恶心、头晕、多汗等不适症状，如果发生不适反应应立即停止热疗。

（4）对于糖尿病等末梢血液循环较差的患者，要适当降低热疗的温度和治疗时间，同时注意观察热疗部位的皮肤情况，以免发生意外伤害。

（5）治疗期间应多饮水，同时在饮食上增加盐类、蛋白质、维生素等物质的摄入。

（二）常见的热疗法

1. 石蜡疗法

利用加热熔化的石蜡作为导热体将热能传至机体达到治疗作用的方法称石蜡疗法。石蜡是高分子的碳氢化合物，具有热容量大、导热性小的特点，其主要治疗作用是温热效应和机械压迫效应。前者可使局部血管扩张，促进血液循环，有利于消炎、消肿，并具有明显的止痛作用。后者因石蜡与皮肤接触，使热的传导深入而持久。《本草纲目·虫部》称其具有"生肌止痛定痛、补虚续筋接骨"之效，因其质地滑腻，又可以消除瘢痕、润肤美容。

（1）治疗方法

1）熔贴法：是将石蜡熔化后贴于患处或穴位处的方法。将石蜡在特质的搪瓷蜡盘中熔化成液体状，待其自然冷却至表面温度 40 ～ 45℃时取出，贴敷于患处，每日 1 次，每次 15 ～ 20 分钟。适用于痹证引起的慢性疼痛或手术后遗症。

2）熔裹法：将石蜡熔化摊于纱布上，随患处大小，趁热缠裹，冷即易之。适用于四肢部位的疼痛，如风湿痹证、损伤后遗症等。

3）浸蜡法：浸蜡法又称蜡浴疗法，该法适用于手足部位。石蜡熔化后，待温度降至 50 ～ 60℃时，将手、足浸入蜡液，然后迅速提出，待蜡液在治疗部位冷却凝固形成一层蜡膜后，再浸入蜡液中。如此反复多次，直至蜡膜厚 0.5 ～ 1 cm 成为蜡套，此时再浸入蜡液中，不再提起。治疗时间 30 ～ 40 分钟，可每日 1 次。治疗时应注意：每次浸蜡的高度都应低于首次水平，以防烫伤皮肤；进行手部治疗时应将手指分开。

4）蜡袋法：将石蜡熔化后装入特制塑料袋中，凝固后密封备用。治疗时，将蜡袋放入热水中使石蜡熔化，在治疗部位垫放毛巾，再将蜡袋置于其上固定。此法只是利用了蜡疗的温热作用。

（2）注意事项

1）治疗前应对患者的皮肤状况进行全面检查与评价。对存在感觉功能障碍者应适当降低治疗温度；对皮肤存在破损者应预先用纱布覆盖，然后进行治疗。

2）治疗开始，首先测量石蜡温度，并注意蜡内不能混入水分，以防止烫伤皮肤。

3）治疗中应随时注意观察患者反应，若出现不适或皮肤过敏现象，应停止治疗，及时处理。

4）治疗时要注意保温，防止受凉。

2. 湿热敷疗法

是指利用热毛巾，或其他热的织物置于治疗部位体表以治疗疾病的方法。其主要作用原理是通过将热物置于患处，通过热传导起到减轻疼痛、缓解肌肉痉挛的作用。该法简便易行、无须复杂设施，缺点是温热治疗的持久性和恒定性较差。

（1）治疗方法

1）将毛巾等吸水性强的织物在热水中浸透后挤去水分。

2）将上述织物直接置于治疗部位。

3）3～5分钟更换一次敷布。

4）治疗时间每次20～30分钟，每日可数次。

（2）注意事项：注意避免局部烫伤。

3. 化学热袋疗法

利用醋酸钠等化学物质在冷却结晶过程中释放出的热量作用于机体，以治疗疾病的方法，称化学热袋疗法。

（1）治疗方法：将化学热袋置于患处，每次治疗20～30分钟，每日1次。

（2）注意事项：注意避免局部烫伤。

4. 坎离沙疗法

坎离沙的成分包括防风、川芎、透骨草和当归四味中药，以及醋酸和净铁末（直径小于2 mm）。坎离沙内加入醋酸后，温度逐渐上升，10分钟后可达50℃左右，半小时达90℃左右，温度达高峰后缓慢下降，90分钟后仍能维持在70℃左右。坎离沙疗法就是利用其温热和中药的双重作用进行疾病的治疗。

（1）药物的制备：将防风、川芎、透骨草各250 g和当归190 g捣碎，加食醋3000 mL、清水3000 mL，煮沸30分钟，然后过滤，将滤液倒入经强火煅烧1～2小时的50 kg净铁末中，搅拌，冷却干燥后备用。（制好的坎离沙可重复使用10～15次。）

（2）将制备好的坎离沙放在容器内，每750 g加醋40 mL拌匀，用布袋装好。

（3）在患部垫数层干毛巾，待布袋温度降至50℃左右时，将其放在毛巾上固定。随温度降低，逐层撤去毛巾。

（4）治疗时间每次30～60分钟，每日1次。

四、磁疗法

磁疗法是应用磁石所产生的磁场作用于人体，以达到促进身心健康、治疗疾病的目的的一种物理疗法。通常磁疗法作用于病变局部，或者作用于穴位。我国是最早发现磁性物质的国家，也是最早利用磁性的国家，更是最早应用磁疗法的国家。早在汉代司马迁的《史记·扁鹊仓公列传》就记载了将磁石与其他中药煎煮后服其汤汁的方法。其后历代著名医书不断有关于磁疗的记载，内容涵盖内科、外科、五官科、儿科等多种疾病的治疗。在国际上，磁疗也有悠久的历史。古希腊就有磁石治疗腹泻的记载。近年来，磁疗法在骨质疏松、肢体功能障碍方面也取得了新的进展。

（一）作用机制

天然磁石可以入肝、心、肾三经，具有平肝潜阳、镇静安神、聪耳明目、纳气平喘等功能。天然磁石的磁性产生的磁场作用于人体生物磁场，可以调节人体经络的功能活动，促进脏腑的阴阳平衡，达到身心康复的目的。现代研究也表明了磁疗对人体健康有重要作用。

1. 磁疗法能够调节体内生物磁场

根据磁电关系，电流可以产生磁场。人体内的生物电流就产生了体内的生物磁场。当人体处于疾病状态下，人体磁场会出现不平衡的状况；因此，通过外界磁疗的干扰，使因为疾病导致的磁场不均转为动态平衡，这是磁疗法的重要作用原理。

2. 产生感应微电流

磁疗在人体会产生感应微电流，这种微电流能够对人体的生物磁场产生影响，进而影响机体的功能，达到治疗作用。

3. 磁疗法能够平衡人体经络

当磁场作用于人体穴位时，能够产生刺激穴位所产生的类似针刺的得气感。因此，通过磁疗能够调动机体的经络平衡而起到治疗的作用。

4. 磁疗法能够减轻疼痛

磁场能够降低感觉神经末梢对外界的刺激反应，促进平滑肌痉挛缓解，促进甲硫氨酸脑啡肽、精氨酸血管升压素等内分泌素增多，从而减轻疼痛。

5. 磁疗法能够促进消炎作用

磁疗能够增强血液循环使炎症渗出物的吸收和消散加快，降低组胺、5-羟色胺、乙酰胆碱等超敏物质的浓度，对于急慢性炎症有治疗作用。

6. 磁疗法具有促进创面愈合的作用

磁场能促进创面愈合，其机制是在磁场作用下，血管扩张，血流加快，血液循环改善，为创面提供更多的血液、营养物质和氧，有利于加速创面的愈合。

7. 磁疗法能够促进骨折愈合

磁场促进骨折愈合的机制是改善骨折部位的血液循环，改善局部营养和氧供，有利于骨组织细胞的新生，有利于骨折愈合；磁场产生的微电流对软骨细胞和骨细胞有直接促进生长的作用，因而加速骨折愈合。

（二）磁疗的分类

1. 磁片法

将胶布或其他固定用物将磁片直接固定于治疗部位或穴位上，根据病情决定应用磁片的数目和磁极放置的方法，可分为单磁片法、双磁片法和多磁片法。

（1）单磁片法：单磁片法只用一个磁片，适用于病变范围小且表浅的部位。接触皮肤的磁片极性没有一定的规律，可以任意放置。

（2）双磁片法：双磁片法适用于病变范围较大或部位较深的情况。双磁片法有两种形式，即并置贴敷和对置贴敷。并置贴敷时，可选用两个磁片相同的磁极或不同的磁极接触患者皮肤；对置贴敷时一般是采用两个磁片不同的磁极接触患者皮肤，使两片磁片的磁力线相互联系形成一个贯通的磁场，对置贴敷多用于组织较薄的部位，如腕关节对置贴敷、踝关节对置贴敷、肘关节对置贴敷等。

（3）多磁片法：多磁片法是应用两个以上的磁片直接贴敷于患者皮肤治疗疾病的方法，一般用于病变范围较大的情况，如末梢神经病变、血管疾病等。多磁片法磁极的放置多用同名磁极并置贴敷法。

直接贴敷法根据病情连续贴敷 3～5 天，也可间断贴敷 3～4 周。间接贴敷法是将磁片缝在衣服或布带或表带上，穿戴时将有磁片的部位对准穴位或需要治疗的患区。每天贴敷的时间大于 12 小时，2～3 个月为 1 个疗程。

2. 磁针法

将皮针或耳针刺入体穴位或痛点上，针的尾部在皮肤表面。将磁片用胶布固定在针尾，这样可以使磁场通过针尖集中作用于深层组织。磁针法适用于活动少的部位，每次选取 2～3 个穴位或痛点，每个治疗部位 2～5 分钟，每天 2～3 次。

3. 耳磁法

耳磁法是用胶布将小磁片或磁珠固定在耳穴上治疗疾病的方法。磁珠是直径很小的圆形磁粒，直径为 3～8 mm，多用稀土含金制成。根据不同的疾病选取不同的耳穴。每次选取 2～4 个穴位，每 5～7 天更换 1 次穴位。

4. 电磁治疗机

是利用电流通过线圈使铁芯产生磁场的治疗仪器。根据产生磁场的特性分为低频交变磁场磁疗机、脉冲电磁治疗机和脉动电磁治疗机。治疗者按照机器说明进行仪器板面操作，在关机状态将磁头放置在需要治疗部位，开机后根据患者具体情况选择磁场频率、强度等仪器参数。一般每次治疗 20～30 分钟，治疗过程中患者应有舒适的振动感和温热感，注意询问患者的温热感觉，避免过热灼伤。一般每天 1 次，15～20 次为 1 个疗程。

（三）磁场疗法的剂量

1. 剂量分级

（1）小剂量或弱磁场：磁场强度 $0.01 \sim 0.05$ T。

（2）中剂量或中磁场：磁场强度 $0.05 \sim 0.2$ T。

（3）大剂量或强磁场：磁场强度 $0.2 \sim 0.3$ T。

（4）超大剂量或极强磁场：磁场强度 > 0.3 T，一般临床不建议使用此剂量。

2. 剂量选择

一般情况磁场强度越高，治疗效果越明显，但磁疗的不良反应也越明显。为了既达到良好的治疗效果，又避免不必要的不良反应，在选择剂量时应考虑以下几点：

（1）急性疼痛或癌性疼痛宜用大剂量。

（2）神经衰弱、血压高等宜用小剂量。

（3）年老、年幼、体弱者宜用小剂量，年轻力壮者宜用大剂量。

（4）头、颈、胸宜用小剂量，背、腰、腹和四肢宜用中剂量，臀、股可用大剂量。

（四）磁疗的不良反应

磁疗的不良反应即在磁疗过程中出现的不适反应，停止治疗后该不适反应会自行减轻或消失，再次应用磁疗后，不适反应再次出现。磁疗的不良反应的发生率在10%以下。

磁疗的不良反应常表现为心慌、心悸、恶心、呕吐、一时性呼吸困难、嗜睡、乏力、头晕、低热、皮疹等，个别患者白细胞降低。

磁疗的不良反应的相关因素：老年人易出现磁疗不良反应，头颈部治疗易出现磁疗不良反应，强磁场治疗易出现磁疗不良反应。

磁疗的不良反应的处理方法：不良反应轻者，无须停止磁疗，可调整治疗部位和剂量。不良反应明显且持续存在者，应中断磁疗。

（五）磁疗的注意事项

1. 直接贴敷法注意检查皮肤。

2. 动磁场治疗中注意询问患者有无不适反应，有无磁头过热现象。

3. 磁片、磁头不可相互撞击。

4. 磁片、磁头表面可用75%酒精消毒，禁用水煮、火烤等方法。

5. 治疗区域去除所有金属物品。

6. 对白细胞较低的患者定期做白细胞检查。

7. 机械手表、移动电话、磁卡等物品不宜接近磁片或磁头。

五、传统体育疗法

中国的传统体育疗法又称为导引术。"导"，指宣导气血；"引"，本是开弓，引申为伸展，伸展肢体之意。《吕氏春秋》中更明确指明了运动养生的意义："流水不腐，户枢不蠹，动也。形气亦然。形不动则精不流，精不流则气郁。"这里用流水和户枢为例，说明运动的益处，并从形、气的关系上，明确指出了不运动的危害。传统体育功法概括为：主实、刚柔、吸斥、动静、开合、起落、放收、进退，称为八法。它完全符合阴阳变化之理。即"对立统一""协调平衡"的自然规律。

（一）八段锦

八段锦是指由八节运动肢体的动作所组成的一套古代导引术。简单易行，作用明确，效果显著，一直流行于民间，深受人们欢迎。八段锦在流传中，为便于诵记，又编了歌诀，经过不断修改，至清代光绪年间逐渐定型为七言诀："两手托天理三焦，左右开弓似射雕；调理脾胃须单举，五劳七伤往后瞧；摇头摆尾去心火，两手攀足固肾腰；攒拳怒目增气力，背后七颠百病消。"概括了此功的基本要领和作用。

1. 动作要点

练习八段锦要精神安定，意守丹田，头似顶悬，闭口，双目平视，全身放松，呼吸自然。

（1）两手托天理三焦：松静站立，两足分开同肩宽，宁神调息，舌抵上腭，气沉丹田，鼻吸口呼。两手由小腹前十指交叉，掌心向上，随吸气，缓缓屈肘上托，经前正中线的任脉，双臂抬至肩部，肘、腕部相平时，在胸前天突穴处翻掌，掌心向外向上，双臂逐渐伸直继续上托，并抬起脚跟，至头顶时仰头目视手背，稍停片刻。随呼气，松开交叉的双手，自两侧向下划弧，慢慢落于小腹前。仍十指交叉，掌心同上，恢复如起式。

（2）左右开弓似射雕：松静站立如前，起式左足向左横跨一步，双膝屈膝下蹲呈马步站桩，两膝做内扣劲，两足做下蹬劲，臀部呈下坐劲，想象如骑在奔驰的马背上，两手握空拳，屈肘放于两侧髋部，距髋约一拳许。随吸气，两手同时向胸前抬起，与乳相平，左臂弯曲为"弓手"，向左拉至极点，意如拉紧千斤硬弓，开弓如满月；同时右臂向右侧伸出为"剑手"，手指做剑诀，顺势转头向右。通过剑指，凝视远方，意如弓箭待机而发。稍停片刻，随呼气将两膝伸直，两手收于胸前，再向上向两侧划弧，缓缓下落于两髋外侧。同时收回左腿，还原为站式。再换右足向右横跨，重复如上动作。

（3）调理脾胃须单举：松静站立如前，两臂下垂，掌心下按，手指向前，两手同时向前向内划弧，顺势翻掌向上，指尖相对，在小腹前呈提抱式站桩。随吸气翻掌，手心向下，左手自左前方缓缓上举，手心上托，指尖向右，至头上左方将臂伸直；同时右手下按掌心向下，指尖向前，手臂向下伸直于右侧，上、下两手用劲。随呼气，左手自左上方缓缓下落，右手顺势向上，双手翻掌，手心向上，相接于小腹前，如起势。

（4）五劳七伤往后瞧：松静站立如前，先将左手掌劳宫穴贴在小腹下丹田处，右手掌贴左手背上（女性相反），配合顺腹式深呼吸，吸气使小腹充满；随呼气，转头向左肩背后望去，想象内视左足心涌泉穴，并以意领气至左足心；稍停片刻，再吸气，同时将头转向正面，并以意领气，从足心经大腿后面上升至尾间，再到命门穴，随呼气，再转头向右肩背后望去。

（5）摇头摆尾去心火：松静站立如前，左足向前跨一步呈马步，上体正直，二目平视，两手反按膝上部，臂肘做外撑劲；呼气，以意领气由下丹田（小腹）至足心，意守涌泉穴；吸气，同时以腰为轴，将躯干转至左前方，头与左膝呈一垂线，臀部向右下方做撑劲，目视右足尖，右臂绷直，左臂弯曲，以助摇摆，过正中线时开始吸气，意念同上，同时向反方向摇摆。

（6）两手攀足固肾腰：松静站立如前，两腿绷直，两手叉腰，四指向后托肾俞穴。先吸气，同时上身后仰，然后呼气，同时上身前俯，两手顺势从腰部沿膀胱经下摩至足跟，再向前攀足尖，意守涌泉穴，然后直腰，手提至腰两侧叉腰，同时以意引气至腰间，意守命门穴。

（7）攒拳怒目增气力：松静站立如前，吸气，左足横出变马步，两手提至腰间半握拳，拳心向上，两拳相距三拳左右，两臂环抱如半月状，意守下丹田或命门穴；随呼气将攥紧的左拳向左前方冲出，变拳心向后拉，使两臂争力，头顺势稍向左转，瞪目虎视，过左拳凝视远方；稍停片刻，两拳同时收回原味，松开虚拳，随吸气两手向上划弧，经两侧缓缓下落时呼气，收回左足还原为立式。

（8）背后七颠百病消：松静站立如前，膝直足并，两臂下垂，平掌下按，指尖向前，意守丹田。随吸气向上提起足跟，稍停后，随呼气足跟下落着地，手掌下垂，全身放松。提足时，用意念将头向上顶提，使神气贯顶、气贴于背；落地时，使头稍微受到振动。

2. 功效

（1）两手托天理三焦：此式主要是四肢、躯干和脏腑的伸展运动，以调理三焦为主。由于双手交叉上托，使手及颈项部、腰背部的肌肉、骨骼、韧带等得到伸展。因此，此动作对腰背部疼痛、腰背僵硬、颈椎病均有良好的治疗效果。

（2）左右开弓似射雕：此式通过扩胸、屈腿等动作，能够起到宽胸理气的作用。同时通过胸椎、腰椎和颈椎的左右旋转，改善脊柱的血液循环，缓解疲劳。

（3）调理脾胃须单举：此式主要作用于中焦，配合呼吸，可以增加消化功能。

（4）五劳七伤往后瞧：此式主要是通过腰、头颈的运动，增加颈腰部的肌肉弹性，改善脊柱血液循环，防止脊柱疾病。

（5）摇头摆尾去心火：此式强调心平气和，以静制燥，在呼气时以两手拇指掐腰，引气血下行。

（6）两手攀足固肾腰：此式是以腰为主要运动部位的动作，"腰为肾之府"，常练此式可以补肾壮阳，强腰健骨。

（7）攒拳怒目增气力：此式通过四肢肌肉的松紧交替，能够调理全身气机，促进气血运行，增强全身筋骨和肌肉的功能。

（8）背后七颠百病消：此式为全身放松的一个动作，通过两臂上举和下落，配合呼吸，排除身体浊气，畅通气血。

（二）五禽戏

五禽戏是一套运动保健疗法，通过模仿动物的动作和神态达到强身防病的目的。最早记载五禽戏名目的是南北朝陶弘景的《养性延命录》，而将五禽戏整理总结成一种疗法的是我国古代著名医家华佗。它是一种外动内静、动中求静、动静兼备、有刚有柔、刚柔并济、练内练外、内外兼练的仿生功法。

1. 动作要点

五禽戏由 5 种动作组成，分别是熊戏、虎戏、猿戏、鹿戏和鸟戏，每种动作都模仿了相应的动物动作。每种动作都是左右对称地各做一次，并配合气息调理。

（1）熊戏：身体自然站立，两脚平行分开与肩同宽，双臂自然下垂，两眼平视前方。先右腿屈膝，身体微向右转，同时右肩向前下晃动、右臂亦随之下沉、左肩向外舒展、左臂微屈上提。然后左膝屈膝，余动作与上左右相反。

（2）虎戏：脚跟靠拢呈立正姿势，两臂自然下垂，两眼平视前方。左式：两腿屈膝下蹲，重心移至右腿，左脚虚步，脚掌点地，靠于右脚内踝处，同时两掌握拳提至腰两侧，拳心向上，眼看左前方。左脚向左前方斜进一步，右脚随之跟进半步，重心坐于右腿，左脚掌虚步点地，同时两拳沿胸部上抬，拳心向后，抬至口前两拳相对翻转变掌向前按出，高与胸齐，掌心向前，两掌虎口相对，眼看左手。右式：右脚向前迈出半步，左脚随之跟至右脚内踝处，重心坐于左腿，右脚掌虚步点地，两腿屈膝，同时两掌变拳撤至腰两侧，拳心向上，眼看右前方。与左式同，唯左右相反。

（3）猿戏：脚跟靠拢成立正姿势，两臂自然下垂，两眼平视前方。左式：两腿屈膝，左脚向前轻灵迈出，同时左手沿胸前至口水平处向前如取物样探出，将达终点时，手掌撮拢成钩手，手腕自然下垂。右脚向前轻灵迈出，左脚随至右脚内踝处，脚掌虚步点地，同时右手沿胸前至口水平处时向前如取物样探出，将达终点时，手掌撮拢成钩手，左手同时收至左肋下。左脚向后退步，右脚随之退至左脚内踝处，脚掌虚步点地，同时左手沿胸前至口水平处向前如取物样探出，最终成为钩手，右手同时收回至右肋下。右式：动作与左式相同，唯左右相反。

（4）鹿戏：身体自然直立，两臂自然下垂，两眼平视前方。左式：右腿屈膝，身体后坐，左腿前伸，左膝微屈，左脚虚踏；左手前伸，左臂微屈，左手掌心向右，右手置于左肘内侧，右手掌心向左。两臂在身前同时逆时针方向旋转，左手绕环较右手大些，同时要注意腰胯、骶尾部的逆时针方向旋转。久而久之，过渡到以腰胯、骶尾部的旋转带动两臂的旋转。右式：动作与左式相同，唯方向左右相反，绕环旋转方向亦有顺逆不同。

（5）鸟戏：两脚平行站立，两臂自然下垂，两眼平视前方。左式：左脚向前迈进一步，右脚随之跟进半步，脚尖虚点地，同时两臂慢慢从身前抬起，掌心向上，与肩平时两臂向左右侧方举起，随之深吸气。右脚前进与左脚相并，两臂自侧方下落，掌心向下，同时下蹲，两臂在膝下相交，掌心向上，随之深呼气。右式：同左式，唯左右相反。

2. 功效

五禽戏通过模仿虎、鹿、熊、猿、鸟五禽的姿态、习性、动作来疏通经络、调理气血、协调脏腑、平衡阴阳，达到强壮筋骨、增强体质、防病治病的目的。五禽戏共有5戏：

第一戏：虎戏。老虎的特点是勇猛力大、威武刚健，通过虎戏练习能达到疏肝理气、疏通经脉、行气活血、强筋健骨的目的。练习虎戏时模仿虎的动作要有虎威，威生于爪，要力达指尖，神发于目，要虎视眈眈，形似猛虎扑食，可以起到疏肝明目、增强手指的力量和灵活度的作用。

第二戏：鹿戏。鹿喜欢挺身眺望，好角抵，运转尾闾，善于奔走，鹿戏的特点是心静体松、善运尾闾。通过鹿戏练习，能达到益气补肾、壮腰健胃、聪耳明目、舒筋活络、滑利关节的作用；通任、督两脉。

第三戏：熊戏。熊戏的特点是步履沉稳、充满力量。通过熊戏的练习，能调理脾胃，强健肢体，增强体魄。练习熊戏时，动作要松静自然，上步要轻灵，落步要稳重，两手上攀时身体尽量伸展，下落时尽量前屈，要用腰带动身体的晃动，可使三焦气机通畅、脾胃升降和利，四肢强健。

第四戏：猿戏。猿猴生性好动，机智灵敏，善于纵跳，攀枝轻盈，爱好躲闪，喜搓颜面。通过猿戏练习能养心安神、开窍益智。练习猿戏时最好表现出轻灵敏捷和精神宁静的特点，做到动静兼修，久练猿戏能健脑安神、增强肢体的灵活性。

第五戏：鸟戏。鹤鸟的特点是空中飞翔、昂然挺拔、轻盈潇洒、悠然自得。通过鸟戏的练习能补肺宽胸、调畅气机、增强平衡能力。鸟戏主要是上肢的升降开合运动，这些动作可以牵拉肺经，起到疏通肺经气血、提高平衡能力的作用。

通过五禽戏的练习，人体各大系统的功能都得到了很大提高：五禽戏锻炼对运动系统作用明显，其活动部位全面，运动幅度比较大，各种动作涉及全身各大肌肉群，以及脊柱四肢、手指的关节运动，如头颈俯仰、侧屈、耸肩、旋肩、摆臂等动作，运动部位十分全面充分。虎戏的左右跨步下蹲，熊戏的推攀，腰随臀胯部的运动，猿戏的四肢动作，鹿戏的提肩动作，鹤戏的左右伸脚和独立步，这些动作可以改善脊椎骨、肩关节及其他关节的软组织血液循环，有助于保持骨骼、关节的正常结构，预防关节僵硬，增强肌肉力量，延缓骨质疏松症的发生。五禽戏的腰部运动贯穿始终，腰部是人体的枢纽，其运动带动全身，可使相应的骨骼尤其腰椎骨受到多种、多方位足够的运动负荷，从而得到足够的适应性改变，腰椎骨量明显增加，骨密度增强，故起到预防和治疗骨质疏松症的作用。从五禽戏健身操运动强度来看，属于中等运动强度的有氧运动，可以使周身血管舒张，对自主神经进行调整，起到降血压的作用，它还可以降低血液黏稠度，加快血流速度，同时运动使肌肉收缩，增加静脉血回流量，从而增加心脑血管的血流量，促进新陈代谢。

（三）太极拳

"太极拳"，就是以"太极"哲理为依据，以太极图形组编动作的一种拳法。其形在"太极"，意在"太极"，故而得名。它是中华民族宝贵的民族遗产，它姿势优美，动作柔和，男女老幼皆宜，并不受时间和季节的限制。太极拳既能锻炼身体，又能防治疾病，深受世界各国人民的欢迎。

太极拳的种类很多，其中流传较为广泛、特点较为显著的有陈氏太极拳、杨式太极拳、武式太极拳、孙氏太极拳。近年来国家为方便大家练习，改编成为24式、48式、32式简化太极拳。由于其较为普及，故在此不做详细介绍。

六、气功疗法

气功疗法的实质就是人体通过各种内向的自我心身锻炼，调神、调身、调气，有目的地自我调节，来协调人体生物场的"能量流"或平衡阴阳、调和气血来达到防病治病，增强体质，延缓衰老，提高人类整体素质的方法。

1. 颈部疼痛的中医练功法的动作要点

（1）仰天俯地式：适用于颈部的慢性劳损等疾患。患者调整呼吸，站立，两足分开与肩同宽，双手叉腰。深吸气时头颈向后仰，并停留片刻；呼气时头颈向前屈曲。练习时上身保持不动，动作宜轻柔缓慢，仰俯到一定程度即可。如动作太大太急，可能引起头晕等不适。

（2）左顾右盼式：适用于颈部损伤较轻，局部愈合稳定者。患者站立，双足分开与肩同宽，两手叉腰，先调整呼吸稳定情绪，吸气时头向左旋转至最大限度，呼气时颈头部还原。然后再向右旋转，每次练习20～30分钟，每日练习2～3次，或结合仰天俯地式共同练习。

2. 功效

调神、调息和调心是气功的三大要素或称基本方法。调神是指注意体位姿势和全身放松的锻炼；调息是指呼吸及行气的锻炼；调心是指思想入静和守意锻炼。只有三者密切结合，相互协调，才能把气功练好。

第三节　颈肩痛相关疾病术后康复疗法

一、运动疗法

运动疗法是运动在医学中的应用，是以运动科学、生物力学和神经发育学为基础，以达到改善躯体、生理、心理和精神的功能障碍为主要目标，以作用力和反作用力为主要因子的一种治疗方法。

（一）运动疗法的常见分类

1. 按运动方式

（1）主动运动：主动运动是指由患者主动参与或肌肉积极主动收缩的运动锻炼，这是运动疗法的主导方法，更是康复治疗的基础。其主要包括动力性运动和静力性运动，其动力性运动又分为有氧训练和力量耐力训练。

有氧训练是指采用中等强度、大肌肉群、动力性、周期性运动，可广泛应用于各种心血管疾病康复、各种功能障碍和慢性病患者的全身活动能力训练、中老年人的健身以及缺乏体力活动的文职工作者锻炼。其主要是通过反复进行的以有氧代谢为主的运动，产生肌肉和心血管适应，提高全身耐力性运动能力和心肺功能，改善机体代谢。其训练应根据患者的个人兴趣、训练条件和康复治疗目标来选择哪种运动方式，如步行、骑车、登山、游泳以及有氧舞蹈等。但总的控制应该以运动强度、运动时间、运动频率等来制定运动处方作为训练的依据。其强度一般应控制在靶强度（最大代谢当量的 50% ～ 80%），心率应控制在靶心率（最大心率的 70% ～ 80%）。运动时间的安排一般在除去准备活动和整理活动外，靶强度的运动时间为 15 ～ 40 分钟。运动的频率应为每天或隔天 1 次（3 ～ 5 次 / 周）。

（2）被动运动：被动运动是指他人或器械对患者的肢体施加动力，引起关节活动、肌肉、韧带和关节囊牵张等。被动运动用于患者不能主动活动时保持关节活动，维持肢体活动范围；牵伸肌肉、肌腱和韧带，以防治挛缩；保持或改善肢体血液循环，促进静脉血的回流。

在进行关节被动运动时要注意以下原则：关节活动范围的维持训练应包括身体的

各个关节；每个关节必须进行全方位范围的关节活动（如肘关节屈曲、伸展，肩关节的屈曲、伸展、内收、外展、外旋、内旋等）；固定关节时，被动活动远侧肢体关节；运动时动作要缓慢、均匀；每次各方向活动进行 3 ～ 5 遍；必须熟练掌握关节解剖学结构、关节的运动方向、运动平面及其各个关节活动范围的正常值等；每次活动只针对一个关节，固定的位置应尽量接近关节的中心部位；对于跨越两个关节的肌群，应在完成逐个关节的活动后，再对该肌群进行牵张；对于那些活动受限的关节或长期处于内收、屈曲位的关节，要多做被动牵拉运动，如牵拉跟腱维持踝关节的背屈活动、屈曲的肘关节做伸展动作等；患者的体位应舒适，被固定的部位要稳定、牢固；关节的被动活动之前，要对患者做好解释工作，以得到患者的合作；在运动某一关节时，要给予该关节一定的牵拉力，这样可减轻关节面之间的摩擦力，使训练操作容易进行，并能保护关节，防止关节面挤压。

（3）辅助主动运动：是在治疗师帮助或借助器械情况下，由患者通过自己主动的肌肉收缩来完成的运动训练。通常是由治疗师托住患者肢体近端或用滑车重锤悬吊起肢体的远端，抵消肢体本身重量，使患者能进行主动的肢体活动。这种运动形式适用于患者肢体肌肉已能开始收缩，但力量尚不足以抵抗肢体的自重的情况。主动辅助运动的作用主要在于增强肌力和改善肢体功能。这种运动是介乎于主动运动和被动运动之间的一种运动，是从被动运动向主动运动过渡的一种形式。辅助主动运动包括徒手辅助主动运动、悬吊辅助主动运动、滑面上辅助主动运动、滑车重锤的主动运动和浮力辅助主动运动几种方式。

（4）抗阻力运动：是在治疗师用手或利用器械对人体施加阻力的情况下，由患者主动地进行抗阻力的运动。这种运动主要适用于患者肌肉力量不但能够移动肢体，而且还能够对抗其他阻力的情况。抗阻运动的作用主要在于增强肌肉的肌力，包括徒手抗阻力主动运动、重物抗阻力主动运动、重锤滑车抗阻力主动运动、弹簧抗阻力主动运动、摩擦阻力抗阻力主动运动和水中抗阻力主动运动几种方式。

（5）牵伸运动：是用被动或主动的方法，对身体局部进行强力牵拉的活动。被动牵伸时，牵引力由治疗师或器械提供；主动牵伸时，牵引力由拮抗肌群的收缩来提供。这种运动主要适用于软组织病变所致的关节挛缩，以及治疗组织压迫性疾患，缓解疼痛。牵伸运动的作用主要在于恢复或缓解因软组织弹性丧失而引起的肢体活动范围受限；通过牵拉减轻对某些局部组织的压迫。

2. 按肌肉收缩方式分类

（1）等长训练：等长收缩是一种静态的收缩，收缩时关节不活动，肌肉的长度不变，肌肉的张力增加。在日常工作和生活中，等长收缩常用于维持特定体位和姿势。在运动中，等长收缩是增强肌力的有效方法。具体的方法是：全力或接近全力肌肉收缩，维持 3 ～ 10 秒（一般持续 6 秒），训练中要注意取容易用力的体位，如肘关节呈

90°，最容易用力。等长运动不受环境限制，简单易行，是有效的肌力增强的训练方法，特别适用于骨折、关节炎或因疼痛、关节不能活动的情况下进行的肌力增强训练，以延缓和减轻肌肉失用性萎缩。

（2）等张训练：等张收缩是一种动态的收缩，收缩时关节活动，肌肉缩短，但张力保持相对恒定。如用手握哑铃做伸屈肘活动进行的锻炼就是等张收缩。在等张收缩中，根据收缩时肌肉起止点是相互靠近还是相互分开，尚可分为以下两类：向心性收缩和离心性收缩。等张收缩训练：当肌肉收缩时，肌肉的起点与止点之间距离缩短，称为向心性收缩。例如，屈曲肘关节时的肱二头肌收缩，伸膝时的股四头肌收缩。当肌肉收缩时，肌肉起止点之间的距离逐渐加大延长，其主要作用是使动作的快慢或肢体落下的速度得到控制，称为离心性收缩。例如，在太极拳活动中保持肢体姿势的肌肉收缩，下蹲时的股四头肌收缩，负重屈肘时、缓慢放松时的肱二头肌收缩等。

（3）等速训练：等速运动是一种人体不能自然形成的肌肉收缩，需由仪器从外界向肢体提供一种可随收缩过程而变化的阻力，使运动引起的加速度保持一个恒定的数值才能产生的运动。这样的作用由专供等速训练的仪器——持续被动运动仪（CPM机）来提供。等速运动的优点是定量准确，全面地锻炼肌肉，且运动时在关节活动范围的每一点上都遇到"最大"的阻力（阻力最大但不妨碍继续运动），锻炼效果因而最佳。

3. 按治疗作用分类

（1）增加关节活动度训练：关节活动范围是指关节运动时所通过的轨迹。各关节都有其正常活动范围，也就是关节活动度的正常值。关节活动是沿着3个相互垂直的运动轴进行的，主要包括前屈—后伸、内收—外展、内旋—外旋等。用以维持和恢复关节活动范围的练习，亦称关节活动范围练习。常用的训练方法有：①保持肢体良好的体位防止挛缩发生；②体位转换。

（2）增强肌力训练：肌力练习是用来维持及改善肌肉功能的专门性练习。根据"超量恢复"的规律，肌肉或肌群做适当的练习，使肌肉产生适度的疲劳后，在休息过程中，肌肉经过恢复阶段达到超量恢复阶段，然后又回到运动前状态。如在超量恢复阶段进行下一次练习，可保持超量恢复不使消退，并逐步积累，使肌肉肥大，肌力增强。肌肉收缩的强度对肌力练习的效果起决定性影响，以最大收缩强度的40%收缩时，运动单元募集率较低。且主要募集Ⅰ型纤维，对增强肌肉耐力有效；强度增大时募集率增高，2A型2B型纤维依次参与收缩，对增强肌力有效。骨科病人首先要求恢复肌力，而肌肉耐力则在日常生活及工作中也有较多机会得到锻炼，故宜首先重视高收缩强度的练习。

（3）增强耐力训练：训练肌肉进行中等强度较长时间运动的能力为耐力，耐力大小取决于其氧化能力大小。耐力训练可增强其有氧代谢能力或最大耗氧量，有氧代谢能力使其中的氧化酶活性增加。耐力训练使所有类型肌纤维的有氧能力均增加；其中以Ⅰ型纤维的增加最显著，但在间隔式训练时则以Ⅱ型纤维的增加为明显。

肌力是指肌肉收缩时所能释放出的最大力量，而耐力则是指有关肌肉持续进行某项特定任务（作业）的能力。增强肌力和增强耐力的训练有不少共同之处，可统称为力量练习。力量练习常用于训练肌肉萎缩无力的患者，包括因伤病固定肢体或长期卧床、活动少所致的肌肉失用性萎缩和骨关节及周围神经病损所致的肌肉软弱或轻瘫，训练用以发展肌力和耐力，从而恢复运动功能。

（4）增强平衡能力训练：平衡是指当作用于物体的合力为零时物体所处的一种状态。人体保持平衡处于一种稳定状态的能力与人体重心的位置和人体支撑面的面积两方面有关。如果人体重心的重力线落在支撑面之内，人体就是平衡的，否则人体将处于不平衡状态。平衡包括两个方面，一是指人体所处的一种姿势或稳定状态，属于静态平衡；二是指人体在运动或受到外力作用时，能自动地调整并维持姿势的一种能力，属于动态平衡。静态平衡需要肌肉的等长收缩，动态平衡需要肌肉的等张收缩。

（二）运动疗法的治疗机制

1. 运动能促进钙的吸收

运动增加骨皮质血流量，使血钙向骨内输送和破骨细胞向成骨细胞转变增加；运动能促进性激素分泌，增加骨组织对血钙的利用。

2. 运动能增加肌肉力量，提高骨密度

运动能通过肌肉的活动对骨产生应力，骨骼应力的增加使骨产生负压电位，使之易结合阳性钙离子；可使腰椎和髋部骨密度明显增加，促进骨质形成。

3. 运动疗法对缓解疼痛的作用

运动疗法可加快血液的运行，使得血液在肌肉内重新分布，改善肌肉内的血液循环，加快新陈代谢，帮助稀释及带走致痛物质，有助于加快炎症物质的吸收，促进机体的修复，缓解疼痛。国外的相关临床实验证实，运动疗法组改善腰背痛及提高腰背肌力方面明显优于对照组，而且能够降低其复发率。

4. 运动疗法对脊柱稳定系统的作用

运动疗法可以改善脊椎周围组织的功能，纠正脊柱的侧弯，维持脊椎的位置，提高脊柱的内外源的稳定性，从而改善脊柱的整体功能。

5. 运动疗法对组织损伤的作用

运动疗法可加强肌肉的收缩能力，防止肌肉萎缩，可以促进病变周围软组织损伤的修复，增加脊柱的活动能力和抗阻力，增强脊柱的稳定性，促进修复因椎间盘突出而引起的组织损伤，减缓椎间盘退变的进程，达到预防复发的目的。

（三）颈椎病的运动疗法

由于颈脊神经、颈髓、椎动脉和交感神经受到刺激或压迫而出现一系列症状的综合征。可分多种类型，其中以神经根型最为多见，约占 50% ～ 60%，患者主要表现为颈肩痛、上肢放射痛及颈部活动受限等。临床治疗可采用药物、颈椎牵引、理疗、手术等。运动疗法可作为综合治疗手段之一，主要进行颈部活动训练、增强颈部肌力训练、改善体位活动、应用颈托等。

颈椎手术的目的是尽早最大限度的恢复肢体功能，而术后康复护理，指导患者尽早进行康复锻炼是患者功能恢复和提高生活质量的重点。患者麻醉未清醒时可进行被动功能练习，如将肢体至于功能位，定时更换卧位，被动屈伸各关节等。麻醉清醒后改为主动练习，术后当天做手指、腕关节、足趾及踝关节活动；第 1 天可做肢体抬高、关节屈伸，3 ～ 4 次 / 日，15 ～ 30 分钟 / 次，不能主动练习者可由他人帮助进行，逐日增加，逐步独立完成。

（四）运动疗法的注意事项

1. 进行运动疗法之前，必须进行体格检查，明确有无医疗体育禁忌证，是否适宜参加体疗锻炼，根据体格检查结果制定相应的具体运动疗法方案。

2. 必须遵守区别对待原则、循序渐进的原则和全面性等运动疗法的原则。应根据个体具体的身体状况，并充分考虑到疏松骨质的各部分负荷承受情况，循序渐进地实施运动疗法。

3. 引起骨质疏松症的病因是多方面的，其治疗也应采用多方法综合治疗方案，尤其对于继发性骨质疏松症和较为严重的原发性骨质疏松症必须在坚持药物、营养等病因治疗、对症治疗和辅助治疗的前提下进行运动疗法。

4. 在进行运动疗法时必须加强医务监督，避免运动带来的损伤，以免造成骨折或其他疾患。

5. 依据运动对骨的刺激作用特点，健骨运动应尽早进行，以期获得较高的骨峰值，并且必须持之以恒长期坚持进行，才能达到维持较高的骨量或延缓骨量丢失的目的。

二、冷疗法

冷疗法又称寒冷疗法，是以低体温和低周围空气温度的物理因子，刺激人体皮肤或黏膜治疗疾病的方法。冷疗法是根据《黄帝内经》"热者寒之"和"寒因寒用"的治疗原则而创立的，二者具有清热镇痛、疏通经络、流通气血、调节脏腑之功。王孟英《医门法律·虚劳论》认为血结于经络、脏腑之间皆可成为瘀血，"血瘀则荣虚，荣虚则发热"。在此发热之际，《景岳全书·卷之十五性集·杂证谟》有"治热之法，凡微热之气，宜凉以和之，大热之气，宜寒以制之，郁热在经络者，宜疏之、发之"的介绍。故以寒治热，能使瘀血得化，气血经络和畅。常用于冷疗法的物理因子有冷水、冰、冷气体等。

（一）冷疗法概述

1. 冷疗的作用机制

（1）镇痛：冷刺激可使神经末梢的敏感性降低从而减轻疼痛，冷刺激还可使血管收缩从而减轻局部压迫、缓解因神经末梢受压而造成的疼痛。

（2）消肿止血：冷刺激可使毛细血管和小血管收缩，从而减少局部出血量、减少渗出，临床上可用于急性扭挫伤、运动性损伤、表浅外伤等。

（3）消炎：由于冷刺激具有收缩血管、缓解疼痛、减轻肿胀的作用，可用于类风湿关节炎的治疗。冷刺激还使局部温度降低，抑制病原微生物的生长代谢，临床上可用于急性炎症早期的辅助治疗。

（4）解痉：冷疗能有效缓解痛性肌痉挛，可用于治疗落枕、急性损伤等。

2. 冷疗的常见分类

冷疗的应用方法主要分为两大类，一为内服法，二为外用法。

（1）内服法：以新汲井水、腊雪冬霜及夏冰所化之水内服，主要适用于痰热狂证、癫证、热痹关节疼痛、消渴、外感热病后余热未尽者，或热淋、痔漏、急性病后津亏者。中医认为雪、冰、霜水三者疗效最好，今人多以冰箱制备，不受地理、气候条件限制，甚为方便；无冰箱者，仍可采用冷饮法，或清凉饮料，温度应在20℃以下，注意饮食卫生。

（2）外用法

1）冷浴法：冷浴法是置患者于专门用于治疗的水池中进行全身冷浴和局部冷浴的方法。《素问·五常政大论》所谓"气寒气凉，治以寒凉，行水渍之"即指本法。冷浴法的水温应控制在20℃以下，治疗时间选在睡前，洗浴时间以30～60分钟为宜，5～7次为1个疗程。浴后应以毛巾擦干身上的水，然后再入睡。适用于狂证、痹证、情志或其他精神疾患，以及虚损郁热、阳亢眩晕、肌肉筋骨疼痛、烧伤等证。此外，目赤、扁疮可选用冬霜水、腊雪水、冰水外洗外擦；风疮疥癣选用海水冷浴，痔漏可选用坐浴。有严重心、肺、肝、肾疾病者禁用，年老体弱者慎用。

2）冷熨法：冷熨法选用寒冷的石块、金属块外熨病变部位，现代可利用冰箱对所用物进行冷却应用，温即易之。每次20～40分钟，每日1次，10～15次为1个疗程。适用于痹证、冻结肩、头痛、筋骨疼痛、郁热内伏心烦、局部热痛等证。

3）冷敷法：冷敷法是将毛巾或布浸于20℃以下的冷水中浸透，然后拧干敷于病变部位，或用冰块、冰袋外敷于关节灼痛部位，温即易之。每次20～30分钟，3～5次为1个疗程。适用于热痹、鹤膝风和康复对象为急性病变期间所产生的热性病证等。

3. 冷疗的注意事项

（1）冷浴时间不应超过 40 分钟，局部的温度必须维持在 15℃以上，否则有可能造成组织的坏死。

（2）有高血压的患者在冷疗时血压可能会升高，必须在冷疗期间监测血压。

（3）冷疗最明显的危害是冻伤，严重时可导致暂时的或永久性的神经功能障碍。因此，治疗中一旦出现麻木就应终止治疗。

（4）如果在冷疗过程中，患者出现头晕、恶心、面色苍白、血压下降等反应，应立即停止治疗，使患者平卧，并采取提升体温的措施，如对身体其他部位保暖升温、饮用温热饮料等。

（5）在进行冷疗时，应注意对非治疗部位的保暖。

（二）术后康复期冷疗的应用

1. 冷疗在术后康复期应用的原理

据收集到的有关报道等，在创伤恢复期使用的冷疗方法有冷动力学和冷牵张治疗及冰按摩等。冷动力学治疗法是冷疗结合运动的一种治疗方法。这种方法应用于创伤恢复期的原理是冷疗作为一种简易的止痛措施结合主动运动，以达到伤肢早期和功能恢复的目的，而冷牵张治疗使创伤恢复的关键是在无痛的情况下，结合主动与被动练习以达到松解肌肉痉挛的目的。

2. 常见的术后康复期冷疗技术

（1）冷动力学治疗：格兰特（Grant）等提出的冷动力学治疗的方法是指冷疗和主动运动相结合的一种治疗方法。一般在伤后几天后就可使用。常用的冷疗有冰浸泡法、冰棒按摩、冰袋、冰裹法等。冷疗的时间一般持续 10～15 分钟，但也应根据患者的感觉情况来决定其时间长短，一般情况下，初次使用冷疗时，对冷、痛的感觉是很强烈的。这种感觉一般持续 6～8 分钟，然后出现一种温热感，再持续 1 分钟左右，又被一种轻微的抽动或刺激感所取代。最后感觉麻木，但其触觉仍然存在。在伤部出现麻木后开始进行主动活动练习，练习的方法取决于创伤的类型、严重程度和运动项目等。一般麻木感能持续 3～5 分钟，练习时间也同样是 3～5 分钟。然后重新使用冷疗，使伤部再次麻木（第二次麻木，可在冰疗 3～5 分钟内出现），再进行练习，如此反复，每次治疗，一般要求交替做 5 次练习。其练习原则是：①所有练习都必须在无痛情况下，主动地进行活动；②练习必须循序渐进，并以疼痛为界限，如果活动时疼痛，应减少活动量。在创伤愈合后、功能完全恢复后，冷疗也应停止使用。

（2）冷牵张治疗：冷牵张治疗是冷疗和牵张练习相结合的一种方法。在恢复期此法对松解肌痉挛有很好的疗效，常采用的冷疗方法和时间与冷动力学相同，但冷牵张治疗的练习方法与冷动力学治疗是有差别的。冷动力学治疗只做主动练习，而冷牵张治疗是采用主动和被动练习。这种练习是由静力性牵张（被动的）和本体感觉的神经肌肉促进的收缩—放松技术（主动的）相结合组成。这种练习的方法是，在冷疗10～15分钟伤部出现麻木后，开始做20秒的静力性牵张，帮助患者做痉挛肌肉的被动性牵张，直到肌肉发紧或疼痛为止，然后做5秒的静力性肌肉抗阻收缩。开始要慢，最后做全力收缩。要求5秒的静力性收缩和12秒的静力性牵张交替进行。最后肢体放回解剖位，放松休息20秒，然后再把上述练习重复一遍，再进行冷疗3～5分钟，使伤部第二次出现麻木，再接上法进行第二次练习。

（3）冷热交替疗法：冷热交替疗法被认为是慢性损伤非常好的治疗方法。该疗法将冷热作用结合起来，使血管交替舒缩，形成一种泵的作用，它能有效促进渗出液的吸收，刺激血液循环，同时具有止痛作用。采用0℃的冰袋及51℃的热水袋，交替外敷患处，冷8秒后热8秒，再冷8秒，如此交替治疗，每次治疗持续20分钟，每天1次。功能恢复治疗前进行热敷使血流正常，为了控制由治疗所引起的炎症，每天的功能恢复治疗之后必须进行冷敷处理。慢性疼痛经过多次热敷—治疗—冷敷这一过程，疼痛会逐渐减轻。

三、苏氏正骨"吐纳功"

苏氏正骨的练功法源于导引，法于自然，注重术后早期功能活动。张介宾说："导引，谓摇筋骨，动肢节，以行气血。""病在肢节，故用此法也"。借鉴历代有关导引的精华，结合气功的一些内容，尤其是有关呼吸吐纳、静心引意的方法，形成了一套练功法。该法重视发挥肢体的生理功能，如上肢练功以顺应持物摄拿、下肢练功以培养步履行走为主，并配合全身功能活动，增强体质。自然练功法强调早期开展，一般骨折、脱位等经处理后，麻醉复苏即可开始。但在整个治疗过程中练功也应根据损伤性质、恢复程度、个人体质等多方面因素分期进行，逐渐增加活动量和运动幅度。使练养结合、动静结合，使损伤愈合和肢体功能恢复同时进行。

"吐纳功"是苏玉新多年潜心研究所成，最能体现其特色和优势，"吐纳功"呼吸法是借鉴祖国医学中有关导引、气功等养生方法而形成的。其特点是以静为主，辅以默念，同时调畅呼吸，从而达到身松心静、养气强身、祛病延年之目的。

1."吐纳功"的治疗机制

能促进气血的运行，防止离经之血积，有利于肿胀消退、血液流通。通则不痛，减少肢体疼痛，减少患者的痛苦。肺主通调水道，有利于体内水分的分布与代谢，防止尿潴留，减少了泌尿系结石和感染的发生率；"久卧伤肉"，"吐纳功"的肢体运动，防止肌肉萎缩，对恢复肢体的运动功能有较大的作用。颈腰椎手术术后患者多属于气滞血瘀之证，"吐纳功"能调节脏腑功能，特别是心肺功能，促进宗气在全身运行、分布，呼吸有力，增强肺宣发和肃降功能。能增加血液中血氧含量，减少CO_2含量，促进气体交换，有利于组织修复和骨折愈合。故"吐纳功"是治疗骨伤疾病的一种良好的非药物疗法，吐纳呼吸法也可以用于功能锻炼，骨折、脱位等损伤固定。

2."吐纳功"动作要点

（1）姿势要点："吐纳功"分仰卧式、侧卧式、坐式和立式4种姿势，患者可以根据伤情的不同有所选择，以下分别介绍之。仰卧式：即仰卧于木板床上，两手置于身侧，掌心向内，两下肢伸直，脚跟靠拢，脚尖自然分开，两眼轻闭或微露一线之光。侧卧式：侧卧位，头略向前俯，脊柱微后弓，呈收胸弓背之势。通常以右侧位为佳，右上肢自然屈曲，五指舒伸，掌心朝上，置身前枕上距头5～6 cm，左上肢自然伸直，五指舒松，掌心朝下，放于体侧。右下肢自然伸直，左下肢屈髋屈膝，屈髋约80°，屈膝约120°，左膝轻放于右膝上。两眼轻闭或微露一线之光。坐式：端坐于方凳上，头颈正直，下颌微收，收胸拔背，松肩坠肘，两手掌心朝下，十指舒展，置于两大腿膝部。两足平行分开，与肩同宽，小腿与地面垂直，膝关节约屈曲90°，两眼微闭。立式：立于平整之地，双下肢分开，与肩同宽，双上肢自然下垂，双手掌朝前，全身放松，头正颈直，双眼微闭，入静。

（2）功法步骤：以鼻呼吸，先吸足大自然之清气，并以意引气下行至小腹，略停片刻后，再把体内之浊气徐徐呼出。在这一吸一呼过程中，要同时舌轻抵上腭，停止不动，同时足尖上提，收紧肛门，握拳。呼气时，舌放回与下齿平，撒手，松肛，足尖落地（卧位放平或下伸）。如此反复5～10次后，用力剧咳三声，以促胸中阴霾消散。收功时去除意守之念，凝神静养片刻，然后搓手浴面，即觉头清眼亮，周身有力，气血循环流畅。如有可能再反复做，每次约30分钟。

3.颈椎手术术后练功法

（1）意念引颈：该法适应于单纯颈椎损伤者。患者或坐或卧，先以深呼吸调整思想，精神专一后，双目微闭，使气下行引聚于丹田中，再用意念引丹田之气沿督脉上行至颈部，以意引气托头牵引颈部。数分钟后，导气行任脉，下降于丹田。每日可练习1～2次，开始时不易获得感觉，可配合颈部牵引。如患者始终没有气行任督二脉的感觉亦无妨，只要以意念上引颈部即可，不必强求气感。

（2）仰天俯地式：适用颈部损伤稳定，已去除固定者。患者调整呼吸，站立，两足分开与肩同宽，双手叉腰。深吸气时头颈向后仰，并停留片刻；呼气时头颈向前屈曲。练习时上身保持不动，动作宜轻柔缓慢，仰俯到一定程度即可。如动作太大太急，可能引起头晕等不适。本式还可用于治疗颈部的慢性劳损等疾患。

（3）与项争力：该法能够增强颈项部肌肉力量，适用于颈椎术后的各个时期，也可以应用于颈椎的慢性劳损等疾患。患者两脚开立，距离与肩同宽，双手叉腰保持上身稳定，吸气时抬头望天，后缓慢还原；呼气时低头看地，后缓慢还原。

（4）往后观瞧：该法能够增强颈项部肌肉力量，适用于颈椎术后的各个时期，也可以应用于颈椎的慢性劳损等疾患。可以配合"与项争力"一同练习。患者吸气时由双眼视线带动头项向右后方旋转，呼气时缓慢还原；再次吸气向左后方旋转，呼气时缓慢还原。

（5）颈项侧弯：该法能够防治颈椎的侧屈功能障碍。患者吸气时头项向左侧弯，呼气时还原；再次吸气时向右侧弯，呼气时还原。

（6）前伸探海：患者吸气时头项前伸并侧转，向右前下方，眼看前下方似向海底窥探一样，呼气时还原；再次吸气时头项前伸并侧转向左前下方，眼看左前下方，呼气时还原。

（7）回头望月：患者吸气时头项向右后上方尽力转，眼看右后上方，似向天空望月亮一样，呼气时还原；再次吸气时头项转向左后上方，眼看后上方，呼气时还原。本法不适用于椎动脉型颈椎病，且在做本法动作时速度宜慢，注意安全。

（8）颈椎环转：环转头项向左右各环绕一周。术后早期不宜使用该法。